ODONTOLOGIA DO *ESPORTE*
Uma Abordagem Multiprofissional

ODONTOLOGIA DO ESPORTE
Uma Abordagem Multiprofissional

Reinaldo Brito e Dias

Graduado em Odontologia.

Mestre em Clínicas Odontológicas – Prótese Bucomaxilofacial pela FOUSP.

Doutor em Clínicas Odontológicas – Prótese Bucomaxilofacial pela FOUSP.

Livre-Docente do Departamento de Cirurgia, Prótese e Traumatologia Maxilofaciais da FOUSP.

Professor Associado do Departamento de Cirurgia, Prótese e Traumatologia Maxilofaciais da FOUSP.

Professor Titular do Departamento de Cirurgia, Prótese e Traumatologia Maxilofaciais da FOUSP.

Responsável pelas Disciplinas de Prótese Bucomaxilofacial e Odontologia do Esporte da FOUSP.

Coordenador da Área de Concentração de Prótese Bucomaxilofacial do Programa de Pós-Graduação em Ciências Odontológicas da FOUSP.

Membro do Conselho de Gestão da FOUSP.

Presidente da Câmara Técnica de Prótese Bucomaxilofacial do CROSP.

Membro da Comissão de Odontologia do Esporte do CROSP.

Neide Pena Coto

Graduada em Odontologia.

Especialista em Prótese Bucomaxilofacial pela ABENO.

Mestre em Prótese Bucomaxilofacial pela FOUSP.

Doutora em Materiais Dentários pela FOUSP.

Docente do Departamento de Cirurgia, Prótese e Traumatologia Maxilofaciais, Disciplinas de Prótese Bucomaxilofacial e Odontologia do Esporte da FOUSP.

Secretária da Câmara Técnica de Prótese Bucomaxilofacial do CROSP.

Membro da Comissão de Odontologia do Esporte do CROSP.

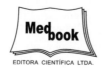

Medbook
EDITORA CIENTÍFICA LTDA.

Odontologia do Esporte – Uma Abordagem Multiprofissional
Direitos exclusivos para a língua portuguesa
Copyright © 2014 by MEDBOOK – Editora Científica Ltda.

NOTA DA EDITORA: Os autores desta obra verificaram cuidadosamente os nomes genéricos e comerciais dos medicamentos mencionados; também conferiram os dados referentes à posologia, objetivando informações acuradas e de acordo com os padrões atualmente aceitos. Entretanto, em função do dinamismo da área da Saúde, os leitores devem prestar atenção às informações fornecidas pelos fabricantes, a fim de se certificarem de que as doses preconizadas ou as contraindicações não sofreram modificações, principalmente em relação a substâncias novas ou prescritas com pouca frequência. Os autores e a Editora não podem ser responsabilizados pelo uso impróprio nem pela aplicação incorreta de produto apresentado nesta obra. Apesar de terem envidado o máximo de esforço para localizar os detentores dos direitos autorais de qualquer material utilizado, os autores e a Editora desta obra estão dispostos a acertos posteriores caso, inadvertidamente, a identificação de algum deles tenha sido omitida.

Editoração Eletrônica: REDB – Produções Gráficas e Editorial Ltda.
Capa: Adielson Anselme

CIP-BRASIL. CATALOGAÇÃO NA PUBLICAÇÃO
SINDICATO NACIONAL DOS EDITORES DE LIVROS, RJ

D534o

    Dias, Reinaldo Brito e
        Odontologia do esporte : uma abordagem multiprofissional / Reinaldo Brito e Dias ; Neide Pena Coto. - 1. ed. - Rio de Janeiro : MedBook, 2014.
        312 p. : il. ; 24 cm.

    ISBN 978-85-8369-002-3

    1. Odontologia. 2. Esportes - Aspectos fisiológicos I. Coto, Neide Pena. II. Título.

14-10627   CDD: 617.6
                                                                                                      CDU: 616.314

24/03/2014   28/03/2014

Reservados todos os direitos. É proibida a duplicação ou reprodução deste volume, no todo ou em parte, sob quaisquer formas ou por quaisquer meios (eletrônico, mecânico, gravação, fotocópia, distribuição na Web, ou outros), sem permissão expressa da Editora.

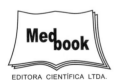

Rua Professora Ester de Melo, 178 – Benfica
20930-010 – Rio de Janeiro – RJ
Telefones: (21) 2502-4438 e 2569-2524
contato@medbookeditora.com.br – medbook@superig.com.br
www.medbookeditora.com.br

Agradecimentos

A DEUS,

À Família,

A todos os colaboradores desta obra,

Aos profissionais e aos estudantes da área de saúde e do esporte.

Colaboradores

Alexandre Moreira
Graduado em Educação Física.
Livre-Docente em Treinamento Esportivo. Professor Associado do Departamento de Esporte da Escola de Educação Física e Esporte, Universidade de São Paulo – EEFE-USP.
Editor-Chefe da *Revista Brasileira de Educação Física e Esporte* – RBEFE.
Coordenador do Curso de Bacharelado em Esporte da EEFE-USP. Orientador do Programa de Pós-Graduação da EEFE-USP – Mestrado e Doutorado.
Coordenador do Grupo de Estudos em Pesquisa em Planejamento e Monitoramento do Treinamento Físico e Esportivo – EEFE-USP.

Ana Paula Gines Geraldo
Graduada em Nutrição.
Mestre em Ciências pela Faculdade de Saúde Pública da Universidade de São Paulo – FSP/USP.
Técnica do Laboratório de Técnica Dietética da FSP/USP.
Docente do Curso de Graduação de Nutrição da Universidade Paulista.

Arnaldo José Hernandez
Graduado em Medicina.
Mestre, Doutor e Livre-Docente em Ortopedia e Traumatologia pela Faculdade de Medicina da Universidade de São Paulo – FMUSP.
Professor Associado da FMUSP.
Chefe do Grupo de Medicina do Esporte do Instituto de Ortopedia e Traumatologia do Hospital das Clínicas da FMUSP e Coordenador do Respectivo Programa de Residência Médica.

Attílio Lopes
Graduado em Odontologia.
Cirurgião e Traumatologista Bucomaxilofacial.
Especialista em Patologia Oral.
Mestre em Clínicas Odontológicas – Semiologia.

Carolina Dizioli Rodrigues de Oliveira

Graduada em Farmácia e Bioquímica.

Mestre e Doutora em Toxicologia e Análises Toxicológicas pela Faculdade de Ciências Farmacêuticas da Universidade de São Paulo – FCF/USP.

Farmacêutica do Centro de Controle de Intoxicações.

Felipe Hardt

Graduado em Medicina.

Residência Médica em Medicina Esportiva pelo Hospital das Clínicas da FMUSP.

Médico Especialista do Laboratório de Determinantes Energéticos do Desempenho Esportivo – EEFE-USP.

Médico Preceptor do Programa de Medicina Esportiva do Hospital da Clínicas da FMUSP em 2012.

Secretário Geral da Sociedade Brasileira de Medicina do Exercício e do Esporte – SBMEE.

Médico da Confederação Brasileira de Atletismo.

Gabriel Puopolo de Almeida

Graduado em Psicologia.

Bacharel em Esporte pela EEFE-USP.

Mestrando em Psicologia da Aprendizagem pelo Instituto de Psicologia da Universidade de São Paulo.

Ivan Onone Gialain

Graduado em Odontologia.

Mestrando em Ciências Odontológicas, Área de Concentração Prótese. Bucomaxilofacial, Faculdade de Odontologia da Universidade de São Paulo – FOUSP.

João Gualberto Cerqueira Luz

Graduado em Odontologia.

Mestre em Clínicas Odontológicas pela FOUSP.

Doutorado em Clínicas Odontológicas pela FOUSP.

Professor Titular do Departamento de Cirurgia, Prótese e Traumatologia da FOUSP.

Kenia Guerra

Graduada em Fisioterapia.
Especialista em Fisioterapia do Esporte pela Universidade Federal de São Paulo.
Especialista em Reeducação Postural Global (RPG®) pelo Instituto Ph. E. Souchard.
Atuação Profissional no Instituto Ortopédico Camanho.

Leandro Lauriti

Graduado em Odontologia.
Especialista em Cirurgia e Traumatologia Bucomaxilofacial.
Mestre em Ciências da Reabilitação.
Professor da Disciplina de Cirurgia Oral da Uninove.

Maria Elisabeth Machado Pinto e Silva

Graduada em Nutrição.
Mestre em Ciência dos Alimentos pela FCF/USP.
Doutora em Saúde Pública pela FSP/USP.
Professora do Departamento de Nutrição da FSP/USP.

Mauricio Yonamine

Graduado em Farmácia e Bioquímica.
Mestre e Doutor em Toxicologia e Análises Toxicológicas pela FCF/USP.
Professor Associado da FCF/USP.
Diretor do Laboratório de Análises Toxicológicas da Universidade de São Paulo – USP.

Neide Pena Coto

Graduada em Odontologia.
Especialista em Prótese Bucomaxilofacial pela ABENO.
Mestre em Prótese Bucomaxilofacial pela FOUSP.
Doutora em Materiais Dentários pela FOUSP.
Docente do Departamento de Cirurgia, Prótese e Traumatologia Maxilofaciais, Disciplinas de Prótese Bucomaxilofacial e Odontologia do Esporte da FOUSP.
Secretária da Câmara Técnica de Prótese Bucomaxilofacial do CROSP.
Membro da Comissão de Odontologia do Esporte do CROSP.

Rafael Menck de Almeida

Graduado em Farmácia e Bioquímica.
Mestre e Doutor em Toxicologia e Análises Toxicológicas pela FCF/USP.

Reinaldo Brito e Dias

Graduado em Odontologia.
Mestre em Clínicas Odontológicas – Prótese Bucomaxilofacial pela FOUSP.
Doutor em Clínicas Odontológicas – Prótese Bucomaxilofacial pela FOUSP.
Livre-Docente do Departamento de Cirurgia, Prótese e Traumatologia Maxilofaciais da FOUSP.
Professor Associado do Departamento de Cirurgia, Prótese e Traumatologia Maxilofaciais da FOUSP.
Professor Titular do Departamento de Cirurgia, Prótese e Traumatologia Maxilofaciais da FOUSP.
Responsável pelas Disciplinas de Prótese Bucomaxilofacial e Odontologia do Esporte da FOUSP.
Coordenador da Área de Concentração de Prótese Bucomaxilofacial do Programa de Pós-Graduação em Ciências Odontológicas da FOUSP.
Membro do Conselho de Gestão da FOUSP.
Presidente da Câmara Técnica de Prótese Bucomaxilofacial do CROSP.
Membro da Comissão de Odontologia do Esporte do CROSP.

Renata Abrão

Graduada em Fonoaudiologia.
Especialista em Motricidade Oral pelo CEFAC/SP.
Especialista em Gestão em Saúde pelo SENAC/SP.

Ricardo Cesar dos Reis

Graduado em Odontologia.
Especialista em Prótese Bucomaxilofacial pela ABENO.
Mestre em Prótese Bucomaxilofacial pela FOUSP.
Doutor em Prótese Bucomaxilofacial pela FOUSP.

Apresentação

Os Professores Doutores Reinaldo Brito e Dias e Neide Pena Coto conseguiram reunir neste livro suas experiências e a dedicação ao ensino na Faculdade de Odontologia da Universidade de São Paulo, seja para alunos de graduação seja para os de pós-graduação, sobre o tema *Odontologia e Esporte*.

Para enriquecer este tema foram chamados colaboradores cujas competências profissionais e contribuições próprias determinam e configuram o estado atual da arte neste assunto.

Com leitura agradável, enriquecedora e esclarecedora, os 14 capítulos de *Odontologia do Esporte – Uma Abordagem Multiprofissional* abrangem desde a história do esporte e as suas relações com a Odontologia, passando por diversos tipos e formas de traumas faciais e os métodos de proteção ao complexo bucomaxilofacial, bem como temas que apresentam as múltiplas facetas da correlação com tópicos específicos – respostas hormonais, alimentação, fonoaudiologia, psicologia, fisioterapia, dopagem e, ainda, informações sobre saúde sistêmica geral e a odontológica no desempenho da prática esportiva.

É uma contribuição importante à Odontologia Brasileira e aos estudiosos sobre a saúde dos que praticam e os que militam no esporte, em todas as suas modalidades.

Congratulo os Professores Reinaldo Brito e Dias e Neide Pena Coto pelo empenho e pela dedicação na preparação deste livro e parabenizo também todos os colaboradores.

Tenho certeza de que a finalidade deste livro será cumprida.

Prof. Dr. Rodney Garcia Rocha
Professor Titular do Departamento de Estomatologia, Disciplina de Clínica Integrada, da Faculdade de Odontologia da Universidade de São Paulo

Diretor da Faculdade de Odontologia da Universidade de São Paulo – Gestão 2009-2013

Prefácio

Odontologia do Esporte – Uma Abordagem Multiprofissional é essencial para aqueles que atuam e pesquisam na área da Odontologia do Esporte não apenas por sua ampla abrangência, amplitude multidisciplinar no plano conceitual, inovação nas estratégias de intervenção, contemporaneidade no domínio do conhecimento, mas também pela tenacidade na discussão de temas importantes e fundamentais, selecionados para as áreas aplicadas à saúde, ao desempenho esportivo e à reabilitação do atleta.

A Odontologia brasileira está de parabéns por mais esta importante iniciativa dos ilustres Professores Doutores Reinaldo Brito e Dias e Neide Pena Coto, que, com determinação, coragem e profundo conhecimento, selecionaram e lideraram uma competente equipe de autores colaboradores para apresentar o novo e contextualizar a inovação no domínio aplicado da Odontologia. Este livro representa a realização de uma histórica meta, que traduz os anseios e uma franca luta, marcada por muito trabalho, de um grupo de idealistas que levou essa tarefa, no contexto de consequentes e produtivas relações de ideais, até essa merecida concretização, que certamente terá lugar de destaque na Odontologia brasileira.

O livro revela uma visão global das tendências atuais da área e da sua importância nos vários ramos do conhecimento aplicado às interpretações das funções científicas e de preparação pedagógica do profissional da Odontologia no mais amplo contexto da saúde do atleta. Estamos seguros de que este documento representa um marco para a Odontologia, pois revela para essa comunidade de profissionais os trabalhos produzidos por importantes investigadores, ao mesmo tempo que destaca resultados de pesquisas originais, dando corpo e conteúdo que justificam uma nova especialidade ou nova área de atuação do cirurgião-dentista.

Fruto da determinação, do entusiasmo e da competência dos organizadores, que tiveram a sabedoria para compor a obra e fomentar o debate, acerca do trinômio Odontologia-Esporte-Saúde, representa, ainda, a concretização de um ideal de uma comunidade acadêmica e de profissionais atuantes, além de caracterizar iniciativa de histórico pioneirismo, que traduz o atual estágio de desenvolvimento da Odontologia, revelando também a excelência e o elevado nível das contribuições para o estabelecimento desta importante obra de referência.

Estamos conscientes do papel formativo deste livro para a área do conhecimento ao viabilizar o aprofundamento de procedimentos e fundamentos para a análise e interpretação da saúde do atleta e, principalmente, no âmbito de consequente transferência de conhecimentos para a Odontologia do Esporte e sua abordagem multiprofissional. Considero, portanto, este livro um marco normativo e referência futura para a Odontologia aplicada ao Esporte, cujo ordenamento e fundamentação conceitual são apresentados em tópicos desenvolvidos nos capítulos por reconhecidos especialistas de notório saber.

Justifica-se a importância deste livro com o seguinte trecho descrito no Capítulo 1: "Na verdade, esse campo de estudo apenas se distancia da Odontologia convencional pelo seu universo, assim como ocorre com a Odontopediatria e com a Odontogeriatria. E, como em qualquer tratamento completo, o trabalho e estudo em conjunto com outros profissionais de saúde (médicos, fisioterapeutas, psicólogos, enfermeiros, massagistas etc.) é de extrema importância. A Odontologia do Esporte nasceu da preocupação de atletas, técnicos e, principalmente, cirurgiões-dentistas com fraturas e lesões à região oral".

Finalmente, com muita alegria e destacada honra que prefacio esta obra e aproveito para, mais uma vez, enfatizar e reiterar a importância deste empreendimento nos aspectos doutrinário, científico-acadêmico e de preparação profissional para a especialidade da Odontologia do Esporte. Este é um marco referencial e estamos seguros do seu sucesso pela contribuição que traz para o crescimento, a valorização e a consolidação da Odontologia, quer no domínio da atuação profissional quer para os esperados avanços científicos investigativos.

Alberto Carlos Amadio
Escola de Educação Física e Esporte
Universidade de São Paulo

Nossa Palavra

Há muito que a famosa frase *O importante é competir*, de Pierre de Frédy, Barão de Coubertin, idealizador do renascimento dos Jogos Olímpicos da era Moderna, no período de 6 a 15 de abril de 1896, faz parte da história romântica do esporte. Passado e presente se uniam depois de um hiato de 1.500 anos.

Nas últimas décadas houve importantes avanços tecnológicos nas pesquisas e estudos no segmento esportivo utilizados para diminuir tempo de recuperação dos atletas, tecidos para aumentar aero e hidrodinâmica em uniformes nas diferentes modalidades, *software* para facilitar a análise de movimentos e correção de postura nas diferentes práticas, identificação de talentos usando a genética, entre outros. Além disso, investiu-se cerca de 1 trilhão de dólares neste segmento, em suas mais diferentes modalidades, o que representa um dos maiores percentuais de crescimento da economia mundial. Assim, a citada frase perdeu seu sentido e deu lugar a atual *O importante é vencer*.

Em função dessa nova realidade, estudos e pesquisas que estão sendo desenvolvidos por nós, na área da biomecânica, com a utilização de ferramentas como o método dos elementos finitos, a identificação de talentos, a interação e aplicabilidade dos biomateriais, os estudos epidemiológicos da saúde bucal do atleta e sua relação com o desempenho estimularam-nos a escrever e organizar esta obra que se propõe a relacionar e analisar o trinômio clínica, prevenção e proteção.

Desse modo, esperamos estar colaborando com a Odontologia do Esporte e com todos aqueles envolvidos nas práticas esportivas, bem como melhorar a qualidade de vida e a saúde da população em geral.

Para tanto, contamos com a colaboração de profissionais, com *expertise* em suas respectivas áreas, que vieram enriquecer o conteúdo de *Odontologia do Esporte – Uma Abordagem Multiprofissional* evidenciando a importância da interdisciplinaridade que hoje se mostra fator relevante nos resultados almejados. A todos, indistintamente, transmitimos aqui o nosso reconhecimento e agradecimento por nos possibilitar alcançar o nosso desiderato. A participação desses colegas proporcionou não apenas a efetiva elaboração deste trabalho, mas o estabelecimento de importantes parcerias.

Os autores

Sumário

Capítulo 1 • Odontologia do Esporte: História e Evolução, 1
Reinaldo Brito e Dias
Neide Pena Coto

Capítulo 2 • Arquitetura da Face: Resistência e Fragilidade, 9
Attílio Lopes

Capítulo 3 • Saúde Geral do Atleta e sua Relação com o Desempenho Físico, 75
Arnaldo José Hernandez
Felipe Hardt

Capítulo 4 • Saúde Bucal do Atleta, sua Relação com a Saúde Geral e Desempenho Fisico, 93
Reinaldo Brito e Dias
Neide Pena Coto

Capítulo 5 • Trauma Facial nos Esportes, 109
Leandro Lauriti
João Gualberto de Cerqueira Luz

Capítulo 6 • Proteção Bucal na Prática do Esporte, 129
Reinaldo Brito e Dias
Neide Pena Coto
Ivan Onone Gialain

Capítulo 7 • Proteção Facial na Prática do Esporte, 147
Reinaldo Brito e Dias
Neide Pena Coto

Capítulo 8 • Respostas Hormonais e Imunológicas no Esporte: a Utilização da Saliva como Meio para o Monitoramento, 161
Alexandre Moreira

Capítulo 9 • Dopagem no Esporte, 187
Rafael Menck de Almeida
Carolina Dizioli Rodrigues de Oliveira
Mauricio Yonamine

Capítulo 10 • Alimentação e sua Importância para a Saúde Bucal do Atleta, 207
Maria Elisabeth Machado Pinto e Silva
Ana Paula Gines Geraldo

Capítulo 11 • Considerações sobre a Fonoaudiologia na Odontologia do Esporte, 217
Renata Abrão
Neide Pena Coto
Reinaldo Brito e Dias

Capítulo 12 • Considerações sobre a Fisioterapia na Odontologia do Esporte, 229
Kenia Guerra
Neide Pena Coto
Reinaldo Brito e Dias

Capítulo 13 • Considerações sobre a Psicologia na Odontologia do Esporte, 249
Gabriel Puopolo de Almeida

Capítulo 14 • Prontuário Clínico para Odontologia do Esporte, 273
Reinaldo Brito e Dias
Neide Pena Coto
Ricardo Cesar dos Reis

Índice remissivo, 287

ODONTOLOGIA DO *ESPORTE*
Uma Abordagem Multiprofissional

Capítulo 1

Odontologia do Esporte: História e Evolução

Reinaldo Brito e Dias
Neide Pena Coto

As primeiras manifestações registradas sobre ações envolvendo Odontologia e Esporte datam de 1891, segundo relato de Reed (1994),[1] com a intenção de proteger os dentes de pugilistas ingleses com o uso de guta-percha entre os arcos dentais, ideia preconizada pelo Dr. Woolf Krause, dentista londrino (Figura 1.1). Esta era uma proteção bimaxilar descartável. Na mesma publicação, o autor relata uma troca de correspondências entre ele e o lutador de boxe Ted "The Kid" Lewis (Figura 1.2), que atribuiu a Philip Krause, filho de Woolf Krause, a criação de seu primeiro protetor bucal. Esse protetor bucal foi confeccionado pelo Dr. Krause, a partir de modelos dos arcos superior e inferior de "The Kid", sendo feita a ceroplastia do dispositivo, inclusão em mufla e prensagem em borracha *velarubber*. Portanto, esse protetor bucal ficou registrado na história como sendo o primeiro protetor bucal individualizado criado.

Apesar de Reed ter apresentado o provável criador dos protetores bucais, os primeiros registros científicos publicados só apareceram em 1930, em uma edição do periódico *Dental Digest*, como comunicação breve na qual três profissionais, Abrams, Hagey e Jacobs, descrevem a confecção de protetores bucais individualizados com modelo em gesso do atleta e prensagem com borracha vulcanizada.[2-4]

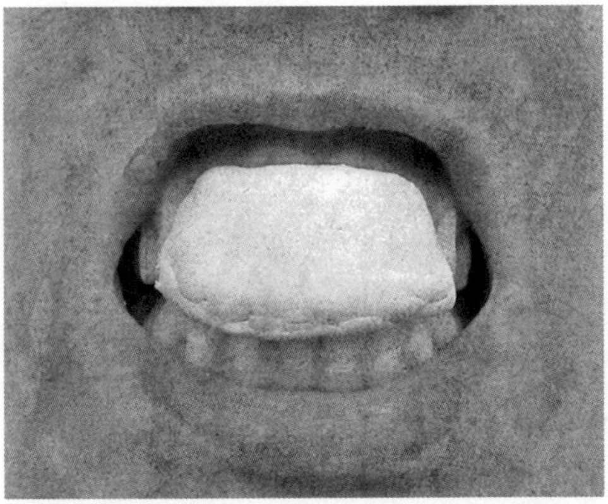

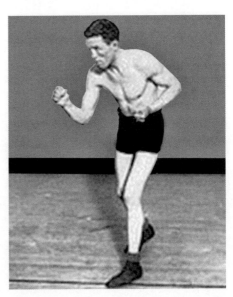

Figura 1.1 Protetor bucal em guta-percha (Fonte: arquivo pessoal dos autores).

Figura 1.2 Boxeador Ted "The Kid" Lewis (Fonte: http://boxrec.com/media/index.php/Ted_(Kid)_Lewis).

Já em 1938, Jacobs[5] descreve dois episódios muito importantes na história dos protetores bucais: o primeiro deles aconteceu no dia 7 de fevereiro de 1921, em uma luta entre o boxeador americano Jack Britton e o inglês Ted Lewis. Ao início do combate, Britton notou que Lewis estava utilizando um protetor bucal e foi até ele exigir que o aparelho fosse retirado, mas Lewis o ignorou. Ao final do segundo assalto, Britton reclamou novamente, porém de forma mais agressiva. A luta foi interrompida, pois degenerou-se em uma acirrada briga entre os dois lutadores e seus assistentes. Após esse episódio, os comissários do boxe decidiram proibir o uso do protetor bucal, pois este não se encaixava no Estatuto Regulador da Prática do Boxe da época, regra de número 5, que regulamentava os dispositivos e vestuário permitidos ao pugilista durante os combates (Figura 1.3).

O segundo episódio ocorreu 6 anos depois, em 1927, marcando a volta definitiva do protetor bucal ao boxe. Foi em um combate entre Jack Sharkey (Figura 1.4) e Mike McTigue (Figura 1.5), em uma luta que duraria 12 assaltos. No 10º assalto, com uma grande vantagem em todo o confronto (Figura 1.6), McTigue sofreu um golpe, tendo então o lábio pressionado contra um dente fraturado, o que lhe causou um grande corte. Por conta do sangramento, McTigue foi impedido de continuar a luta, perdendo por nocaute técnico. Após outra reunião e reavaliação, os comissários decidiram voltar a permitir o uso de protetores bucais no boxe.

Em outra parte de seu artigo, Jacobs descreve como o mercado reagiu a essa decisão: diversas lojas de produtos esportivos começaram a comercializar protetores bucais dos mais diversos materiais (cortiça, esponja, borracha, entre outros), porém não eram individualizados nem confeccionados por um cirurgião-dentista. Em 1933, uma notícia veiculada em um jornal de Ontário, Canadá, descrevia a morte por asfixia do lutador conhecido por Tony Dragon, após aspirar um fragmento de seu protetor bucal, feito de esponja.

Ao ler o artigo publicado por Jacobs, um cirurgião-dentista norte-americano, Thomas Carlos,[6] enviou uma carta à revista afirmando confeccionar protetores bucais desde 1916, sendo estes individualizados sobre modelos dos arcos dentais de atletas. Demonstrava ainda uma preocupação adicional com a saúde do atleta. Acrescentava que seu protetor bucal poderia proteger também a articulação temporomandibular (ATM) do atleta, relatando que já presenciara e reduzira algumas luxações de ATM, além de ter observado que outro lutador sofrera uma fratura no ângulo da mandíbula,

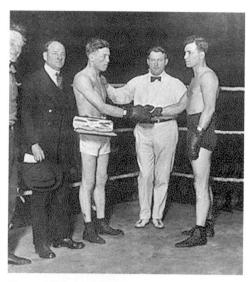

Figura 1.3 Luta entre Ted Lewis e Jack Britton em 1921 (Fonte: http://www.corbisimages.com/stock-photo/rights-managed/42-17611727/ted-kid-lewis-shaking-hands-with-jack).

Capítulo 1 Odontologia do Esporte: História e Evolução

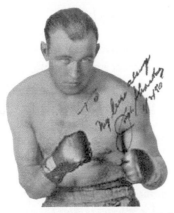

Figura 1.4 Jack Sharkey (Fonte: http://boxrec.com/media/index.php/Jack_Sharkey).

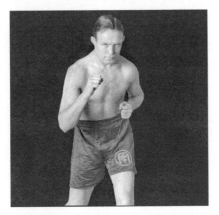

Figura 1.5 Mike McTigue (Fonte: http://www.flickr.com/photos/25210547@N02/2380759548/in/photostream/).

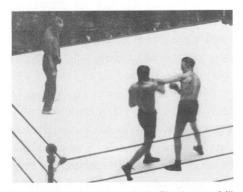

Figura 1.6 Luta entre Jack Sharkey e Mike McTigue Fonte: http://keystoneind.wordpress.com/2013/09/19/the-history-of-athletic-mouthguards/).

onde havia um terceiro molar impactado. Carlos afirmava que esses episódios poderiam ser evitados com a utilização de protetores bucais.

Além dos dentistas mencionados, outros, como E. Allen Frankel, também entraram na luta pela divulgação e confecção de protetores bucais destinados a boxeadores.[1]

Após a Segunda Guerra Mundial, já na década de 1950, o futebol americano passou a ser transmitido pela televisão (na categoria universitária e profissional), aumentando assim a popularidade desse esporte nos EUA. Houve também mudanças nos equipamentos de proteção, como o capacete, antes de couro e depois confeccionado em plástico, material mais leve e que possibilitava a inclusão de uma máscara facial (Figura 1.7A e B). A preocupação com a prevenção de traumas faciais foi notória pelo grande número de estudos realizados na época.[7-9]

Em um deles,[10] foi relatada a incidência de 733 dentes lascados ou fraturados em aproximadamente 4.000 atletas. Em outro estudo, de Cathcart (1951),[11] foi relatado que 50% de todas as lesões no fu-

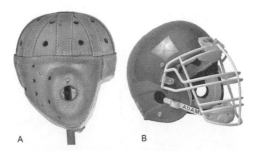

Figura 1.7A e B. Evolução do capacete usado no futebol americano (Fonte A: http://downloads.open4group.com/wallpapers/capacete-de-futebol-americano-49575.jpg. B: http://diarionfl.com/2011/05/10/estudo-revela-que-40-dos--jogadores-da-nfl-usaram-capacete-de-menor--qualidade-em-2010/).

tebol americano colegial aconteciam nas proximidades da região oral. E concluía dizendo que não considerava a máscara facial suficiente para a prevenção de todas as lesões bucais. Na temporada de 1954-1955,[12] o *Handbook* da National Federation of State High School Associations afirmava que as lesões faciais e dentais correspondiam a 53,9% de todas as lesões no esporte. Já em 1955,[12] a Winsconsin Interscholastic Athletic Association testou as máscaras faciais e observou que elas reduziam apenas 61% das lesões faciais e bucais, não sendo totalmente eficazes na prevenção de fraturas dentais decorrentes de impactos sofridos no mento.

Voltando a 1952, a população concentrou sua atenção na gravidade que as lesões orais representavam no esporte quando, em uma reportagem da revista *Life*,[13] os principais jogadores de um time de futebol americano apareciam em fotos com notória falta de seus incisivos (Figura 1.8A e B). Essa atenção popular, junto aos resultados dos diversos estudos até aqui apresentados, levou o comitê organizador, formado por diversas federações e associações que regulamentavam a prática do esporte nos EUA, a criar uma regra que obrigava os atletas da categoria colegial a usar protetores bucais. Alegava, inclusive, que a equipe seria penalizada se algum atleta não estivesse utilizando essa proteção. Entretanto, a National Collegiate Athletic Association (NCAA), que regulamenta a prática do esporte universitário, não aderiu à essa regra.[14]

Em 1962, o comitê discutiu as regras para o futebol americano e não aprovou o uso de protetores bucais em suas competições, alegando que a *performance* e a fonética dos atletas poderiam ser prejudicadas. Demorou até a temporada de 1973-1974 para que o comitê fosse convencido (por meio de estudos) de que um protetor bucal, feito sob medida por um dentista, não afetaria a função de nenhum atleta. Então, finalmente, o uso do protetor bucal foi considerado obrigatório no esporte.

Outros esportes regulamentados pela NCAA também tiveram suas regras alteradas para a inclusão do protetor bucal. Um exemplo é o hóquei no gelo, que, em 1975-1976, pelo esforço do cirurgião-dentista Cosmo R. Castaldi, entre outros, também adotou essa regra. No lacrosse masculino e feminino, também não é permitido entrar em campo sem protetores bucais. Outros dois esportes fecham essa lista: o hóquei de grama feminino e o wrestling (luta greco-romana). Todas as regras ditadas por essa entidade são válidas apenas para o esporte universitário.[14]

No Brasil, na década de 1950, o Dr. Mário Trigo (Figura 1.9) uniu suas duas paixões – futebol e odontologia – trabalhando no Fluminense Futebol Clube, onde desenvolveu inúmeras pesquisas. Dr. Trigo, como era conhecido, chegou a Seleção Brasileira de Futebol pelas mãos do médico Dr. Hilton Gosling, do qual era amigo desde a época da graduação. Os dois ti-

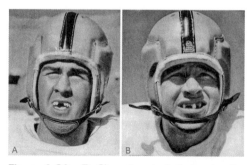

Figura 1.8A e B. Situação odontológica de atletas dos anos 1950 (Fonte: http://two-minute-warning.blogspot.com.br/2011/08/especial--nfl-historia-do-futebol.html).

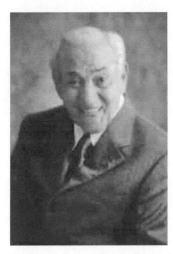

Figura 1.9 Mário Trigo, "Pai da Odontologia do Esporte" (Fonte: http://www.ortoblog.com/2010/06/album-da-copa-2010-dr-mario-trigo.html).

veram o grande desafio de acompanhar a nata do futebol nacional na Copa da Suécia, no ano de 1958. O Dr. Trigo teve como maior desafio a missão de proporcionar saúde bucal aos 33 atletas convocados, sem ao menos ter uma estrutura odontológica necessária para esse fim. Procurou apoio na Universidade do Brasil, hoje Universidade Federal do Rio de Janeiro (UFRJ), que cedeu as instalações necessárias e 15 alunos do curso de Odontologia, responsáveis pelos exames clínicos dos atletas e encaminhamento ao Dr. Trigo para as cirurgias necessárias, as quais totalizaram 118 dentes extraídos. Infelizmente, a extração era o único tratamento viável no curto espaço de tempo antes da Copa do Mundo. Optou por esse tratamento radical devido à sua experiência em vários clubes, tendo percebido que dentes com foco infeccioso causam "repercussão a distância", e afirmava que a bactéria presente no foco dentário, com o passar do tempo, entra no sistema circulatório, "minando" o sistema imunológico, sendo a extração dentária, assim, a única maneira de acelerar a recuperação do atleta lesionado. Dr. Trigo atuou ao lado de Zagallo, tendo sido bicampeões mundiais (Figuras 1.10 e 1.11), e recebeu o título de "Pai da Odontologia do Esporte" (texto do CFO).[15]

Em 1993, o Prof. Dr. Reinaldo Brito e Dias concluiu sua primeira orientação de mestrado na linha de pesquisa de Odontologia do Esporte, e desde 2003 lidera o Grupo de Pesquisa em Odontologia Desportiva do CNPq.

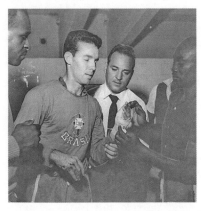

Figura 1.10 Mário Trigo na Seleção Brasileira de Futebol de 1958 (Fonte: http://pme.estadao.com.br/especiais/os-50-anos-da-conquista-da-copa-de-1958,21162.htm).

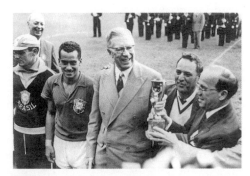

Figura 1.11 Bicampeonato Mundial da Seleção Brasileira (Fonte: http://pme.estadao.com.br/especiais/os-50-anos-da-conquista-da-copa-de-1958,21162.htm).

Em 1983, foi criada a Academia de Odontologia Desportiva, que começou a divulgar com mais ênfase a necessidade de clubes, treinadores, atletas e de qualquer pessoa envolvida em atividades esportivas se preocuparem com a saúde bucal e prevenção de lesões a essa região. Isso possivelmente influenciou confederações de outros esportes a obrigar seus atletas a utilizarem protetores bucais. Dentre eles podemos citar:

- Artes marciais, como:
  - *Mixed Martial Arts* (MMA);
  - *Kickboxing*;
  - *Kung Fu (Wushu Sanshou)*;
  - *Karate (kumite)*;
  - *Muay Thai*;
  - Boxe;
  - *Taekwondo*: nesse esporte, o uso só é obrigatório para atletas que utilizam aparelho ortodôntico fixo.
- *Rugby:* uso de protetor é obrigatório em todas as categorias, na Nova Zelândia.
- *Hóquei no gelo:* em todos os países, o uso é obrigatório até a categoria sub-20, quando, então, recomenda-se o não uso da máscara facial.
- *Lacrosse:* obrigatório para todas as categorias, no naipe feminino, e até a categoria universitária, no masculino.
- *Futebol de campo:* apenas no estado de Massachuttes, nos EUA, o seu uso é obrigatório.
- *Futebol americano:* uso obrigatório para todos os atletas.

Para os autores deste livro, a Odontologia do Esporte pode ser definida como o conjunto de ações que os profissionais de saúde bucal devem tomar, tais como:

- Descobrir quais são os problemas que mais afetam os pacientes atletas (epidemiologia).
- Realizar os tratamentos necessários para restabelecer a saúde do indivíduo.
- Estudar e executar maneiras para prevenir esses problemas.
- Conscientizar o público-alvo da necessidade de manter a saúde bucal.
- Pesquisar de que maneiras a odontologia e seus aparelhos podem ajudar a melhorar o desempenho atlético de seus pacientes.

Na verdade, esse campo de estudo apenas se distancia da Odontologia convencional pelo seu universo, assim como ocorre com a Odontopediatria e com a Odontogeriatria. E, como em qualquer tratamento completo, o trabalho e estudo em conjunto com outros profissionais de saúde (médicos, fisioterapeutas, psicólogos, enfermeiros, massagistas etc.) é de extrema importância.

A Odontologia do Esporte nasceu da preocupação de atletas, técnicos e, principalmente, cirurgiões-dentistas com fraturas e lesões à região oral. Como foi demonstrado neste capítulo, as primeiras evidências que temos sobre esse tipo de proteção datam da década de 1890, e foram se aprimorando cada vez mais. Hoje contamos com tecnologia bastante avançada tanto para a confecção de protetores bucais como para descobrir em quais partes mais o cirurgião-dentista pode ajudar a prevenir e solucionar problemas de saúde bucal, e, ainda, como um bom tratamento bucal pode auxiliar na recuperação e na prevenção de lesões distantes do complexo oral, ou até mesmo melhorar o desempenho atlético do indivíduo.

Assim, na Faculdade de Odontologia da Universidade de São Paulo, em função dessa interdisciplinaridade, esse tema é apresentado na disciplina de Odontologia do Esporte (ODC0321), que é ministrada em caráter optativo. É integrante do currículo da FOUSP como uma das disciplinas do Departamento de Cirurgia, Prótese e Traumatologia Maxilofaciais pelo envolvimento dessas especialidades com o tema.

Nos capítulos seguintes serão abordados assuntos sobre o universo da Odontologia do Esporte, incluindo também informações sobre o histórico recente de cada um deles e como se processou a evolução até o que é possível alcançar atualmente.

Referências Bibliográficas

1. Reed RV. Origin and early history of the dental mouthpiece. *Br Dent J*, 1994; 176: 478-80.
2. Abrams AM. Boxer's appliance. *Dental Digest*, 1930; 36:200-1.
3. Hagey JW. Boxer's appliance. *Dental Digest*, 1930; 36:201-2.
4. Jacobs WH. Boxer's appliance. *Dental Digest*, 1930; 36:202-3.
5. Jacobs WH. Dentistry gave boxing the mouthpiece. *Oral Hyg*, 1938; 28:1148-53.
6. Carlos TA. The Mouthguard in Use. *Oral Hyg*, 1938; 28:1580-1.
7. Watts G, Woolard A, Singer CE. Functional mouth protectors for contact sports. *JADA*, 1954; 49:7-11.
8. Dukes HH. Football mouthpieces reduce tooth injuries to zero. *J Kans State Dent Assoc*, 1955; 39:65-6.
9. Cohen A, Borish AL. Mouth protectors project for football players in Philadelphia high schools. *JADA*, 1958; 56:863-4.
10. Vanet R. Gridiron challenge. *Dental Survey*, 1951; 27:1258-9.
11. Cathcart J. Mothguard protection for contact sports. *Dental Digest*, 1951; 57:346-8.
12. Mouth protectors. Report of the Joint Committee of the American Association for Health, Physical Education and Recreation and the American Dental Association. Chicago, 1962.
13. The fighting Irish look tough again. *Life Magazine*, 1952; 33:60-3.
14. Johnsen DC, Winters JE. Prevention of intraoral trauma in sports. *Dent Clin of North Am*, 1991; 35(4):657-65.
15. Quando a odontologia entra em campo. *J CFO*, 2006; 14(70-71):4-5.

Capítulo 2

Arquitetura da Face: Resistência e Fragilidade

Attílio Lopes

A palavra *esporte* pode ser conceituada como "conjunto dos exercícios físicos praticados metodicamente na forma de certames individuais ou em grupos ou em equipes com uma estrita observação de regras específicas e sem uma utilidade imediata, tendo como objetivo principal melhorar a força muscular, a agilidade, a destreza, a coragem, a harmonia do conjunto e a competitividade". Existem, além disso, outras definições, dependendo do fim a que se destina cada definição e de quem a enuncia.

Os esportes atualmente cultivados são praticados em recintos cobertos ou ao ar livre, chamados estes de "esportes de quadras".

Não se sabe a partir de que época ou período essa prática começou a ser desenvolvida, ou se somente em um único lugar e em que data precisa. Sabe-se, entretanto, que, na Grécia Clássica, o culto da beleza física culminava nos jogos atléticos realizados solenemente em Olímpia, de 4 em 4 anos, dando origem às modernas *Olimpíadas* (por volta de 2.500 a.C., realizou-se a Primeira Olimpíada). Com a dominação dos gregos pelos romanos, o esporte passou também a dar destaque à preparação militar.

Sabe-se, entrementes, que Hipócrates ("Pai da Medicina"; Cós, 460 a.C.–Tessália, 370 a.C.), há mais de 25 séculos, até os tempos atuais, postulou os princípios básicos do tratamento dos ossos fraturados resultantes de acidentes esportivos. Esses princípios quase não sofreram alterações e consistem em redução do elemento fraturado e imobilização durante o período de recuperação do osso (tempo para nova neoformação osteogênica na linha da fratura).

Os métodos de tratamento chamados fechados podem ser atualmente utilizados no tratamento de muitas fraturas embora nas lesões mais sérias seja mais recomendável utilizar a redução aberta e a fixação direta. Estas exigem menor esforço do traumatologista e proporcionam maior grau de conforto ao paciente, culminando, geralmente, em melhores resultados.

Para Leonardo da Vinci (1452-1519), que foi o maior pintor do período renascentista, a face seria mais equitativamente dividida em quatro segmentos iguais, exibindo o que chamaríamos de uma *face harmoniosa*: a primeira parte seria definida por uma linha horizontal tangenciando os arcos superciliares até o sulco que marca a parte inferior do músculo orbicular do olho; a segunda parte iria desde essa linha horizontal até a columela; uma terceira iria desde essa linha horizontal até o sulco mentolabial; e uma quarta, uma

---

As figuras deste capítulo estão nas páginas 40 a 73.

linha horizontal que passaria tangente à protuberância mentual, na sua margem inferior, próximo ao flóculo do cerebelo.

Essa divisão da face em quatro segmentos horizontais foram utilizados pelos gregos durante o Período Clássico (Fídias, Scopas, Plaxíteles e outros), mas não foram considerados pelos artistas da Renascença, principalmente por escultores como Michelangelo – o maior escultor desse período áureo –, que passaram a dividir a face em três segmentos iguais definidos por linhas horizontais, como vemos na Figura 2.1B.

O segmento superior não pertence à face, e deve-se levar em conta a existência ou não do ponto cefalométrico chamado *trichion* ou ponto de implantação dos cabelos.

Considerando-se a divisão da face e levando-se em conta linhas verticais, a classificação dos tipos morfológicos faciais torna-se mais complexa e numerosa, devido a grande quantidade de variações individuais. Não existe nenhum cânone universalmente aceito, mas podemos citar apenas alguns, formulados ainda na Renascença e conhecidos e aceitos atualmente como *Leis da Harmonia Facial de Leonardo da Vinci*.

Da Vinci deixou um amplo estudo das proporções da face, alguns válidos até hoje, e outros, num total de 12, desprezados pelos estetas modernos pós-renascentistas. Citaremos alguns, todos de autoria de da Vinci:

- *Distância interpupilar*: "distância que vai da comissura medial das pálpebras até o ângulo lateral de cada olho é a distância do ângulo interno das pálpebras de cada olho". O aumento dessa distância implica um *hipertelorismo orbital*. Das três ilustrações da Figura 2.2, a mais aceitável é a A.
- *Rima da boca e rimas das pálpebras*: "distância entre as rimas da boca fechada é 1,5 vez a distância das rimas das pálpebras com os olhos fechados" (Figura 2.3A).
- *Relação entre as distâncias do ápice do nariz aos ângulos laterais dos olhos*: se forem traçadas duas retas verticais oblíquas, passando pelo ângulo lateral de cada olho até o ápice do nariz, formar-se-á um ângulo de pelo menos 85° (Figura 2.4A e B).

Esses postulados são os mais aceitos pelos estetas na atualidade, porém existem pelo menos mais 9, legados por Leonardo e que são suscetíveis de severas discordâncias entre os estetas.

Uma definição mais abrangente e de compreensão geral é aquela que consta no *Dicionário do Houaiss*: "Face é a região delimitada pelo couro cabeludo, as orelhas e o pescoço, incluindo ainda a testa, os olhos, o nariz, a boca o queixo e as bochechas."

A promulgação do Ato Médico (provisória), de 13 de abril de 2010, Art. 15, deixou ficar entendido, pela maioria dos médicos e cirurgiões-dentistas, que a prática dos procedimentos de cada especialista em "zonas limítrofes", como a região frontal, orelha externa etc., deve ser feita por aqueles *que se sentirem competentes para isso*, e, se possível, em equipes médico-odontológicas.

Como as fraturas dos ossos da face podem alterar, temporária ou definitivamente, a anatomia de exteriores do complexo facial, é útil saber algumas noções de proporcionalidade da face. A divisão mais utilizada em Medicina Forense, e a mais comumente compreendida, divide a face em três segmentos definidos por três linhas horizontais que classificariam a face humana em três grupos bem caracterizados e que podem ser reconhecidos e catalogados imediatamente, por isso utilizados pela polícia.

No primeiro grupo seriam classificados os indivíduos *cerebrais*, com o terço superior maior do que os outros dois; o segundo grupo, com o terço intermediário maior, configuraria os tipos *respiratórios*; e o terceiro grupo, com o segmento inferior maior, caracterizaria os indivíduos *digestivos*. Essa classificação foi proposta já na estatuária grega, segundo o escultor F. Füller, e mantida por Gerdy. A Figura 2.3 mostra três faces femininas, em que a B representa as proporções faciais ideais, embora as outras também sejam harmoniosas.

Em 1881, o cirurgião norte-americano Robert Henry Ivy, da Universidade de Pennsylvania, foi o pioneiro a receber o título de *Doctor of Science* e *Professor Emeritus* dessa Universidade, justamente em virtude do seu pioneirismo no tratamento das fraturas expostas, principalmente as da face.

A evolução das osteossínteses e a restauração complementar das funções pelos modernos protesistas bucomaxilares e fisioterapeutas têm progredido rapidamente, sobretudo durante as duas Grandes Guerras do século XX e, com mais ênfase, neste início do século XXI.

Considerando particularmente, vários fatores determinam a forma de tratamento das fraturas dos ossos da face, entre as quais salientamos: a localização da fratura, a gravidade, a idade, o estado geral do paciente e outros fatores sistêmicos ou locais. Com efeito, o que diferencia uma redução de fratura de um braço ou perna, por exemplo, de uma fratura de um ou mais ossos da face é o fato de que aquela pode receber imediatamente uma goteira, ou imobilização provisória, o que não é possível no tratamento de fraturas localizadas nos ossos da face, para as quais foram desenvolvidas técnicas de contenção maxilomandibulares especiais.

Fatores já mencionados, como o tamanho, a forma, a densidade das estruturas ósseas, além da relação do osso lesionado com as outras estruturas anatômicas vicinais, principalmente com o neurocrânio, cavidades nasais, seios paranasais e cavidade oral, determinam o tipo e a extensão de uma fratura, bem como o tipo de tratamento a ser encetado. O impacto de um soco em uma briga ou em eventos esportivos, assim como a força de colisão de um automóvel ou de um ferimento a bala resultam em diferentes fraturas dos ossos faciais e, por conseguinte, em tratamentos diferentes.

Embora todas as partes do corpo humano estejam expostas a lesões decorrentes das atividades esportivas, dependendo do tipo de atividade competitiva, do número de participantes, do tipo de certame, do espaço maior ou menor onde o esporte se desenvolve e de outros fatores, a face é a parte do corpo mais vulnerável, sujeita a lesões quer recreativas, quer de outra natureza, em virtude de sua localização (parte mais alta e anterior do soma).

Os atletas, de um modo geral, em quase todos os esportes que requerem movimentos rápidos e intensos, são vitimados por lesões, não só de pequena monta, mas também graves, nas articulações móveis, principalmente nas dos joelhos (as articulações móveis maiores do corpo), e também da coxa, tornozelos, punhos, cotovelos, ombros e outras menores, não esquecendo de mencionar a articulação temporomandibular.

Segundo estatísticas mais recentes, citadas por Salgado, sobretudo os fatores socioeconômicos, juntamente com um número significativo de causas, podem resultar em fratura na face. Acidentes automotores, quedas acidentais, traumas devidos à prática esportiva, violências interpessoais (brigas) e mesmo acidentes de trabalho acham-se fortemente relacionados à incidência das fraturas faciais e lesões associadas. Uma grande porcentagem dessas ocorre por conta de golpes, como socos ou por armas, nessas faixas populacionais mais baixas envolvendo desde pequenas lesões aos dentes até traumatismos importantíssimos e graves à pele, músculos, ossos e nervos, sobretudo os do VII par craniano (nervo facial ou VII par).

O álcool encontra-se presente em mais de 50% dos acidentes automobilísticos, e cerca de 72,1% das vítimas desse tipo de acidente sofrem lesões nas estruturas faciais, envolvendo, em sua maioria, os tecidos moles, porém muitas delas com fraturas dos ossos da face. Segundo estudos efetuados, assegura ainda Salgado, a maioria das fraturas faciais ocorre nas idades entre 15 e 40 anos.

Os assim chamados *esportes radicais* (Siqueira et al., 2005), como *mountain bike*, *motocross, hockey inline, patins inline, skate* e outros, assim como a maior parte das artes marciais, como o *judô, jiu-jítsu, caratê* e certas lutas, como a *greco-romana* e o *sumô*, acrescendo-se vários outros esportes de quadra, como o *voleibol, handebol, futebol de salão* e outros menos populares, são os que mais expõem os atletas a fraturas dos ossos da face. Nesses esportes, o risco de sofrer contusões orofaciais durante a sua prática varia de 33 a 56% por se tratarem de esportes de contato e de grande competitividade.

Além desses certames esportivos, podemos citar mais alguns, embora menos difundidos pelo mundo e, por isso mesmo, menos sujeitos a regras rígidas e, consequentemente, mais propensos a traumas de todos os tipos, sobretudo afetando a cabeça e a face.

O *futebol* é o esporte mais difundido no mundo e o que causa mais fraturas faciais, sobretudo decorrentes de cabeçadas entre dois jogadores, segundo concluiu a Societad Española de Cirugia Oral y Maxilar (SECOM) após analisar a literatura científica sobre fraturas nos ossos da face. O presidente da SECOM, Dr. Arturo Bilbao, afirmou que o futebol é um esporte com muito contato físico e que pouca proteção é utilizada pelos jogadores. Acrescentou que, no momento em que os jogadores colidem em grande velocidade para assumir o controle da bola, suas cabeças ficam muito expostas a uma fratura pelo impacto dos pés, do cotovelo ou da cabeça de outro jogador.

Estima-se que 39% das fraturas na face resultam das práticas esportivas, e a maior parte delas (6 em cada grupo de 10 jogadores) é causada por acidentes durante as partidas de futebol.

Estudos estatísticos levados a efeito em pacientes internados em serviços de cirurgia e traumatologia oral e maxilar, na Alemanha e na Itália, concluíram que os ossos mais afetados são os localizados na parte central da face, sobretudo o nariz e os arcos dentais maxilares, incluindo os dentes implantados na maxila.

Concluiu-se também que as chuteiras para uso nas partidas de futebol (Figura 2.5) são dimensionadas para evitar escorregões na grama, mas apresentam dispositivos salientes que, muitas vezes, podem agir como armas perfurantes e agressivas.

O *boxe* é um esporte competitivo, considerado luta marcial, em que tomam parte dois jogadores (ou melhor, lutadores). Trata-se de um esporte olímpico.

Do ponto de vista da traumatologia de fraturas da face, é o que mais provoca ferimentos faciais (na parte superior da cabeça até as regiões supraorbital e frontal).

Para vencer uma luta de boxe, o lutador deve golpear mais e melhor do que seu adversário nos *rounds* estipulados. As luvas utilizadas nesse esporte pesam entre 170 e 340 g (Figura 2.6).

As lutas duram entre 4 e 12 *rounds* de 3 min cada. Nos jogos olímpicos, as lutas são disputadas em apenas 4 *rounds* de 2 min. Cada luta profissional tem um grupo de 5 jurados.

De todos os esportes classificados como olímpicos, é o que soma maior número de sequelas de fraturas de ossos da face, incluindo os ossos nasais, zigomáticos e, menos frequentemente, a margem supraorbital da escama frontal do osso frontal. Embora esse osso não pertença anatomicamente à face, mas ao neurocrânio, é considerado osso da face na anatomia das superfícies.

A Figura 2.7 mostra os ossos e cartilagens do nariz e sua projeção para fora em relação às outras estruturas faciais (exceto a projeção do mento), sendo, por isso, obviamente alvo de constantes lesões mecânicas, com ou sem luvas protetoras. Mostra também as cartilagens alares maiores e menores do nariz, completando a forma peculiar desse apêndice facial.

Essa figura é um desenho semiesquemático de um crânio (exceto a mandíbula), mostrando o osso nasal direito com as cartilagens maiores e menores formando a silhueta do nariz desde o ápice até a sua base (*s, r, g, d, e, a*).

As Figuras 2.8 e 2.25 são de preparados anatômicos ósseos; no primeiro desenho, para mostrar a solução de continuidade que existe entre as fossas nasais e os seios frontais, em um corte na altura da concha nasal média, e no segundo preparo (Figura 2.25), a relação entre a cavidade orbital (parede distal) e os seios maxilares.

O *jiu-jítsu*, classificado como luta marcial, tem como uma das principais características a utilização da força e do peso do próprio adversário contra ele mesmo. Isso possibilita a um combatente bem menor do que seu oponente vencê-lo. É uma luta que utiliza muitas técnicas no chão, incluindo graves ferimentos faciais com fraturas ósseas, entre elas dos ossos do nariz e afundamento do malar (nome comumente dado à fratura do zigomático) ou disjunção desse osso, entre outras fraturas da face. Essa intrusão do osso zigomático também é conhecida por "afundamento do malar" e é a forma oposta de fratura com extrusão desse osso, como vemos na Figura 2.9 (ver também a Figura 2.15B – o osso malar desenhado isoladamente).

A Figura 2.10 mostra uma maxila direita destacando a região com que faz a sutura zigomaticomaxilar e a sutura frontozigomática, nasal ipsolateral (Figura 2.11). Esse tipo de *disjunção* pode ser consequência de uma queda brusca, com a face violentamente projetada contra um piso duro ou resultante de uma violenta agressão com barra de ferro, com uma das extremidades retorcidas em forma de gancho (p. ex., daquelas utilizadas em levantamento de macaco hidráulico de pneus automotivos). O tratamento se faz com amarrias dentais após a fixação dos dentes em normoclusão, com fixação do osso por meio de fios de aço especiais.

Essas fraturas faciais podem ser resultantes de agressões nas lutas de boxe e, em menor frequência, causadas por brigas.

As fraturas dos ossos nasais, entretanto, são muito mais frequentes no boxe e damos um exemplo de fraturas cominutivas dos ossos nasais e estruturas ósseas vizinhas, exemplo típico da forma mais constante de fratura dos ossos nasais (Figura 2.12 A). À direita da mesma figura, vemos a face edemaciada e com equimoses, que vão aumentando rapidamente se não houver tratamento adequado imediato.

Embaixo da figura do lutador, podemos ver um método simples de contenção dos fragmentos dos ossos nasais, e, ao lado da mesma figura, representamos o vômer fraturado "em galho verde", com discreto desvio.

A Figura 2.13 é um exemplo de fratura do esqueleto fixo da face (EFF) até a face mesial do primeiro molar maxilar ipsolateral, aproveitando a fragilidade da sutura intermaxilar, do forame incisivo e o meio do osso da maxila, do mesmo lado, com protrusão dos incisivos central e lateral e dos dois pré-molares. Observa-se uma fratura unilateral da maxila, desde o soalho direito da cavidade nasal, incluindo o osso incisivo. É um exemplo de fratura que pode ser decorrente de um lance esportivo, tanto no futebol, no boxe como em outro esporte violento (ver também a Figura 2.15C, representando a maxila direita com todos os dentes).

A Figura 2.14 mostra uma grave fratura cominutiva dos ossos do nariz com desvio do vômer e abaulamento do limite distal à direita das fossas nasais (ver também a Figura 2.15). A parte inferior da figura mostra desenhos esquemáticos dos diversos tipos de tratamento de fraturas cominutivas da face.

O *judô* é também uma modalidade esportiva que prioriza os valores morais e éticos. É, ao mesmo tempo, a utilização global, racional e utilitária da energia do corpo e do espírito. Trata-se de uma prática esportiva que diz respeito à importância da solidariedade humana para a melhoria do bem individual e universal. O judô faz parte dos jogos olímpicos e, de todos os certames de luta corporal, é o que menos apresenta acidentes decorrentes da sua prática.

O *rúgbi* (*rugby*), por exemplo, permite que qualquer jogador possa agarrar, empurrar ou segurar o adversário que estiver portando a bola, e qualquer participante do jogo pode cair em cima desta, não importando a violência com que esse procedimento se desenvolva, incluindo a cabeça e a face do antagonista, havendo lances cheios de contato físico intenso. No *maul*, pelo menos três jogadores participam do lance: aquele que segura a bola e mais dois, rodeando-o, em contato físico direto, ficando para o detentor da bola saber como se defender das agressões faciais. Considera-se também o *ruck*, quando a bola ainda está no chão e forma-se um aglomerado de jogadores em volta do detentor da "redonda".

O beisebol é uma modalidade de esporte de quadra (campo no formato de um quarto de círculo) que consiste no arremesso de uma bola (de pequeno tamanho) por meio de um pequeno bastão achatado, a qual deve ser capturada por um jogador antagonista. Esse tipo de esporte é relativamente não sujeito a agressões faciais, a não ser que o jogador receba a bola com violência na face e que o seu sistema de defesa tenha falhado. Nesse tipo de esporte, o jogador somente pode usar as mãos, tendo sido esporte olímpico no período de 1992 a 2008.

O *polo aquático* é a versão (como diz o nome) aquática do rúgbi. Os participantes podem também se agarrar, empurrar-se ou imobilizar o adversário. Os defensores desse tipo de esporte afirmam que, hoje em dia, ele é menos violento porque o tempo máximo de posse da bola diminuiu para 35 s. Mas sabe-se que existem agressões por baixo da água impossíveis de serem detectadas pelos juízes, e detratores desse tipo de jogo afirmam que alguns jogadores deixam crescer as unhas para arranhar a pele dos antagonistas.

O *futebol americano* consiste essencialmente em a defesa impedir o ataque de avançar, derrubando o oponente. É permitido empurrar até cabeça e face, além do pescoço, para conseguir roubar a bola. A jogada é considerada encerrada quando os dois joelhos do atacante tocam o chão, não sendo permitido agarrar o detentor da bola abaixo da linha da cintura, e, entre os atacantes, somente o jogador com a posse da bola pode valer-se dos braços e das mãos. Esse tipo de jogo é tão violento que os jogadores procuram usar dispositivos defensivos para não terminarem o jogo machucados, preferencialmente na cabeça e, sobretudo, na face.

Fraturas do osso zigomático e do processo zigomático do osso temporal não são raras.

O *hóquei no gelo* consiste, basicamente, na mistura de alta velocidade sobre patins e um taco na mão. Trata-se de um esporte explosivo e perigoso, sobretudo para a cabeça e, obviamente, para a face. Os jogadores devem usar equipamentos de proteção para toda a cabeça e, principalmente, para a face, mais sujeita a lesões, incluindo fraturas ósseas, uma vez que esses tacos são feitos de material especial bastante resistente e ofensivo, o *keviar*, o mesmo material feito nos coletes à prova de bala.

Como as regras do que é permitido e do que não é permitido são frouxas e pouco claras, a marcação de jogador para seu antagonista é pesada, tanto com o taco como com o corpo.

O *futebol irlandês*, modalidade esportiva também conhecida como *futebol gaélico*, nada mais é do que uma mistura de futebol e rúgbi. Da mesma forma que o futebol, o objetivo principal é marcar gols, sendo a bola conduzida com chutes e socos – naturalmente na bola, e não no adversário. Como as regras para essa modalidade esportiva são elásticas, a exemplo do hóquei no gelo, muitos participantes (em número de 15 para cada lado) tiram proveito para exercitar manobras violentas, inclusive contra a cabeça e a face do jogador oponente.

O *taekwondo* é um esporte olímpico (a partir de 2000), muito difundido na Coreia, também grafado como *tae knon do*, *taekwon do* ou TKD, tratando-se de uma luta marcial que evolui para o esporte de combate. Atualmente é praticado no mundo inteiro.

Outras modalidades de jogos com potencial probabilidade de morte, incluindo eventuais fraturas de ossos da face:

- *Wing walking*: consiste em mover-se sobre as asas de um avião durante o voo.
- *Big wave surf*: é uma modalidade de surfe em que o surfista é rebocado ou pula de helicóptero no meio do oceano, onde se formam ondas gigantes.
- *Free style motocross*: não é propriamente uma corrida (conhecida como FMX), mas antes um torneio de saltos ornamentais, em que os motoqueiros fazem manobras para a apreciação de um júri.
- *Street luge*: trata-se de uma corrida ladeira abaixo, com um *skate* gigante. Pode-se imaginar os riscos que correm seus praticantes, a maioria muito jovens.
- *Hell-skling*: um esquiador é levado por um helicóptero até o topo inacessível de uma montanha.
- *Base jump*: consiste em saltar de um ponto estático muito alto – prédios, pontes ou montanhas.
- *Sky surfing*: semelhante ao paraquedismo, com a vantagem de que o sujeito tem uma prancha, menor do que a de *surf*, presa aos pés, realizando acrobacias arrojadas.
- *Montaria em touro*: é a maior atração dos rodeios, mas o peão precisa ficar pelo menos 8 s montado no considerado o "mais perigoso dos esportes".
- *Paraquedismo*: trata-se de pular de um avião, ficar um tempo experimentando a queda livre e abrir o paraquedas em tempo hábil.
- *Rafting*: é um passatempo comum em todas as cidades que têm corredeiras; trata-se de descer um rio em um bote.

Essa pequena relação não inclui as atividades esportivas sobre rodas, como *motocross*, automobilismo e outras modalidades esportivas que exigem aparatologia mecânica.

Existem ainda vários outros esportes (ou jogos ou disputas) mas que não são citados aqui pelo fato de serem restritos e pouco praticados. Da relação supracitada, pelo menos três ocupam espaço nas estatísticas: o *wing walking*, com aproximadamente 200 praticantes no mundo inteiro e cerca de 5 mortos em cada grupo de 1.000 atletas; o *big wave surf*, com aproximadamente 1.000 praticantes e 3 mortos em cada grupo de 1.000; e o *free style motocross*, com cerca de 6.000 praticantes conhecidos e 1,8 aficcionado morto conhecido.

▶ **FACE**

A face humana, considerada isoladamente, é a parte do corpo que concentra um maior número de estruturas anatômicas, incluindo as sinartroses (articulações fixas), sendo aí localizados três sentidos naturais: visão, olfação e parte inicial do sistema digestório (boca). O sentido da audição pertence ao neurocrânio (Figuras 2.16 a 2.18).

São os seguintes as cartilagens e os ossos responsáveis pela forma do nariz: conforme mostrado na Figura 2.7, vemos em *j* as cartilagens alares maiores, pares; em *k*, a tela subcutânea da pele que completa a conformação das narinas; em *h*, as cartilagens alares maiores pares; em *f*, a cartilagem que sustenta a ponta do nariz e a cartilagem do septo nasal; *g* e *r* sustentam o septo nasal; *g* é a cartilagem do septo nasal, ímpar e mediana; *e* e *a* formam, de cada lado, a sutura frontonasal; e *c* e *d* são os ossos do nariz.

Na casuística esportiva, o nariz é alvo de agressões constantes, sobretudo no boxe, que confere um traumatismo relativamente leve, mas sempre com fraturas dos corpos dos ossos nasais, a partir da junção desses ossos com as cartilagens alares laterais do nariz. As fraturas cominutivas e as disjunções com os processos frontais do osso frontal são sempre resultantes de agressões graves, mas raras nas atividades esportivas, excetuando-se aquelas decorrentes de atividades esportivas automotivas, como se pode observar na Figura 2.12.

O esqueleto completo de um homem adulto tem 206 ossos, se excluirmos os *sesamoides*, que podem não existir em algumas pessoas. Desse total, 22 ossos estão no crânio, incluindo o neurocrânio e o viscerocrânio. A Figura 2.17 mostra um crânio visto em norma frontal, com a região mental um pouco elevada.

A Figura 2.18 mostra o que se pretende chamar de esqueleto da face, sem entrarmos em considerações acadêmicas, uma vez que ainda existem divergências em relação aos limites dessa parte do corpo. Preferimos utilizar então a abreviação EFF ou esqueleto fixo da face, embora a mandíbula, pertencente à face, seja o único osso móvel de todo o esqueleto.

▶ **ESQUELETO FIXO DA FACE**

Do ponto de vista de acidentes, seja em consequência da prática de esportes, de infortunística ou de outras causas fortuitas, a maxila é menos sujeita a lesões ósseas do que a mandíbula. A grafia *maxilar* é a forma adjetivada dos dois ossos simétricos e especulares formados pelas duas maxilas: uma à direita do plano sagital mediano e outra à esquerda.

O que os traumatologistas chamam de EFF consiste em um complexo ósseo formado, juntamente com os ossos zigomático, palatino, vômer e nasais, pelo: corpo da maxila; processo frontal; processo zigomático; processo palatino; e processo alveolar.

Comparado com todo o esqueleto humano, o EFF é dotado de uma arquitetura essencialmente cavitária, como bem podemos ver nas duas representações da Figura 2.19 (A e B) e da Figura 2.20.

Para uma melhor compreensão das zonas de fragilidade e daquelas de resistência, é útil compreendermos a distribuição das regiões ou pilares de ossos compactos e de zonas de fragilidade de ossos esponjosos.

A Figura 2.21 mostra o osso frontal que, para alguns efeitos, incluindo os relacionados à estética (artes plásticas), exerce poderosos resultados na *harmonia de conjunto do semblante* do indivíduo; entretanto, do ponto de vista da traumatologia, é de interesse dos cirurgiões ortopedistas. A Figura 2.22 nos faz lembrar a natureza cavitária e, consequentemente, frágil do teço médio da face (EFF).

A *maxila* (Figuras 2.15C e 2.17), formada por dois ossos simétricos, abriga, em sua extremidade inferior, os arcos dentais maxilares, formados por 16 dentes, sendo 8 em cada lado, separados pela sutura intermaxilar, pelo osso palatino e pela espinha nasal anterior, externamente pelos ossos nasais, pequenos e delgados, e pelos ossos, também pares e simétricos, que delimitam a parte inferior das cavidades orbitais: são os ossos zigomáticos (Figura 2.17). Internamente, nas fossas nasais, existe um osso delgado, ligeiramente sinuoso e curto: é o vômer, que divide as fossas nasais em duas partes, as quais alojam estruturas ósseas delgadas e romboides: são as conchas superior, média e inferior, muito internas nas cavidades nasais ósseas (Figura 2.19). Essas estruturas ósseas, que constituem o terço médio da face, são formadas pelos ossos mais expostos de toda a face.

Uma outra observação importante, do ponto de vista do estudo das fraturas ósseas da face, é a distribuição de lâminas ósseas, formando cavidades, estendendo sua fragilidade à implantação dos dentes maxilares (Figura 2.19), sobretudo a partir dos pré-molares, ampliando-se cada vez mais para trás em direção ao túber.

A Figura 2.19, que mostra um corte do crânio em plano frontal (ou coronal), na altura dos primeiros molares maxilares, apresenta, com mais detalhes, esse emaranhado de cavidades e lâminas ósseas delgadas e, em baixo, o osso vômer. Essa região da face constitui, por essa razão, uma zona de fragilidade do EFF. Depois da eminência mental, esses ossos são os mais sujeitos a fraturas, disjunções e traumatismos mecânicos.

O osso esfenoide, embora não faça parte tipicamente do EFF, atua protegendo, por meio da asa maior, o limite parietal das cavidades orbitais (Figura 2.20). Esse osso somente recebe fraturas ou abalos quando um traumatismo craniano é muito grave. Da mesma forma, o vômer (Figuras 2.20 e 2.23), um osso pequeno e achatado cuja função parece ser de separar as duas cavidades nasais, não resiste a qualquer abalo frontal no nariz.

Postos lado a lado os crânios A e B da Figura 2.19, verificamos com facilidade que, em A, externamente, e em B, em corte frontal, o EFF é essencialmente de formação cavitária, com quatro grandes zonas de fragilidade, tais como as duas cavidades orbitais, a cavidade nasal e a cavidade oral.

O osso zigomático, estrutura de forma compacta e maciça que se articula com o osso temporal por meio da sutura temporozigomática e com a maxila por meio da sutura zigomaticomaxilar, formando uma massa saliente e exposta a fraturas, como se vê nas Figuras 2.17 e 2.18. Esse osso protege verdadeiramente os soalhos das cavidades orbitais contra impactos mecânicos, mas o vômer, pequena lâmina delgada situada no plano sagital mediano (Figura 2.23), serve somente como separação de três cavidades que formam praticamente todo o terço médio da face: é o primeiro plano interno do terço médio da face a sofrer fraturas ou deslocamento diante de uma lesão nasal.

O terço inferior da face é preenchido, quase que totalmente, pelas raízes dos dentes, tanto maxilares como mandibulares, de sorte que pode se tornar área de fragilidade em resposta a uma lesão mecânica, como podemos ver nitidamente na Figura 2.24, que mostra um crânio parcialmente decorticado, enquanto a Figura 2.20 mostra um crânio preparado, serrado no plano sagital mediano para salientar zonas de resistência e de fragilidade.

A Figura 2.11 mostra uma fratura do zigomático, com marcada disjunção das suturas frontozigomática, zigomaticomaxilar e temporozigomática. A Figura 2.24 mostra como os dentes maxilares e mandibulares ocupam todo o terço inferior da face, classificando essa parte da face como zona de fragilidade, justamente uma zona muito exposta a agressões mecânicas ou quedas.

A Figura 2.25 mostra um corte de serra através do meio da órbita, em vista medial, esclarecendo a solução de continuidade do soalho da órbita com o seio maxilar, exemplo de zonas de fragilidade do viscerocrânio.

As zonas de resistência mais notáveis, no sentido horário, são: o osso occipital, a calvária, o osso frontal, a *crista galli* e o osso esfenoide (Figura 2.20), no neurocrânio, e o processo palatino da maxila e a porção basilar da mandíbula com a linha milo-hióidea são as partes mandibulares mais evidentes (Figura 2.20).

Por ser uma nomenclatura já consagrada, o termo *fratura do malar* (do latim malus, maçã) deveria ser substituído por *fratura do osso* zigomático (do grego *zigomai*, trava de reforço) (Figuras 2.9 e 2.11).

▶ **MÚSCULOS DA FACE**

Não é possível compreender uma ou mais fraturas de um ou mais ossos da face sem que sejam envolvidas as estruturas moles que revestem a parte anterior da cabeça. Essas partes são, sobretudo, os *músculos da face*, mas também vasos sanguíneos, nervos, aponeuroses, linfonodos etc.

O estudo da miologia facial é, por isso, complexo e requer alguns conhecimentos prévios e/ou pelo menos concisos. Inicialmente, lembramos que esses músculos são, em seu conjunto, comandados por sua inervação e por sua embriogênese distintas, sendo divididos em dois grupos, levando-se em conta principalmente a inervação e a função. Assim, apresentamos um resumo, de modo bastante didático, mas nem por isso impreciso: o primeiro grupo é inervado pelo *V par craniano* ou *nervo trigêmeo*, que, por sua vez, se ramifica, a partir do *gânglio trigeminal*, com suas raízes sensitiva e motora: *nervo oftálmico* (V1), *nervo maxilar* (V2) e *nervo mandibular* (V3); o segundo grupo é inervado pelo nervo facial (VII), mais superficial, que, depois de contornar o lóbulo da orelha vindo do forame estilomastóideo, espalha-se pela face como uma mão espalmada (Figura 2.30).

O masseter, por exemplo, com inserção na parte externa do ângulo da mandíbula, é o músculo inervado pelo VII par, e é o músculo mais potente que existe, seguido pelos músculos pterigóideos medial e lateral (Figuras 2.26 e 2.27). Desempenha uma função *agonista* ou mais forte, enquanto o pterigóideo medial exerce uma força *antagonista*, ou de menor expressão cinética. Todos os músculos esqueléticos trabalham dessa forma.

Embora o gônio seja uma região de fragilidade da mandíbula, a proteção do músculo masseter é eficaz. Se compararmos o potencial de resistência dos ossos inseridos na maxila ou na mandíbula, podemos ver que os músculos da mastigação são mais robustos do que os da mímica, ao mesmo tempo em que os músculos inervados pelo V par são mais robustos do que aqueles inervados pelo sétimo par, ou nervo facial.

O nervo facial (V par) e o sétimo par (VII) são responsáveis pela inervação de quase todos os músculos do viscerocrânio. Entretanto, o V par é um nervo misto, responsável pelos atos da mastigação e pelas expressões faciais. A embriogênese do V e VII pares é distinta: enquanto o V par se forma de precursores do *I arco branquial* ou *arco mandibular*, o VII tem origem a partir do *II arco branquial* ou *arco hioide*. Uma lesão provocada na face abrangendo e seccionando um ramo do nervo facial resulta em sequelas desastrosas e quase sempre impossíveis de tratamento: paralisia de parte ou de toda a hemiface envolvida (prosoplegia e/ou prosoptose).

A Figura 2.23 mostra com mais detalhes a maxila, sua relação com a sutura zigomaticomaxilar e as cavidades orbitais. Notar também a posição do osso vômer e suas relações com o soalho da cavidade nasal e os ossos nasais.

São os seguintes os principais músculos da face sujeitos antecipadamente a traumatismos direcionados à face.

Cumpre lembrar que a musculatura da face, nos seres humanos, é bem desenvolvida (Figuras 2.26 e 2.27), o que possibilita uma complexa gama de expressões faciais, utilizadas como meio de expressão, comunicação social e sentimentos.

O *músculo epicrânico*, embora não faça parte da face, enruga a testa e movimenta o couro cabeludo. Não é um músculo da face, mas sim da expressão facial; o *músculo frontal*, da mesma forma que o anterior, pertence ao neurocrânio, mas sua função de contração é, além de enrugar a testa, levantar a sobrancelha; o *músculo corrugador dos supercílios* puxa as sobrancelhas para a linha mediana; o *músculo orbicular do olho* fecha os olhos; o *músculo nasal* divide-se em duas partes: uma parte alarga as narinas, quando estamos ofegantes, e outra parte abaixa as cartilagens nasais e comprime as narinas. O *músculo orbicular da boca* fecha e enruga os lábios; o *músculo levantador do lábio superior*, como diz o nome, levanta o lábio superior; o *músculo levantador do ângulo da boca* levanta, também, o lábio superior; o *músculo zigomático menor* levanta, porém discretamente, o ângulo da boca; os zigomáticos são, portanto, dois músculos que funcionam paralelamente, levantando o canto da boca, em maior ou menor intensidade oferecendo expressões também diferentes; o *músculo risório* distende o ângulo da boca lateralmente (é o músculo do sorriso franco); o *músculo abaixador do ângulo da boca* abaixa o canto da boca; o *músculo abaixador do lábio inferior* baixa o lábio inferior; o *músculo mentual* protrai o lábio inferior; o *platisma* abaixa a mandíbula e o lábio inferior; e o *músculo bucinador* comprime ou estende a bochecha, como quando sugamos ou assopramos.

Todos esses músculos são inervados pelo nervo facial (Figura 2.30).

São os seguintes os músculos da mastigação (Figura 2.27): *músculo temporal*, cuja função é levantar a mandíbula; *músculo masseter*, também levantador da mandíbula; *músculo pterigóideo medial*, que levanta e abaixa a mandíbula e a movimenta lateralmente, e também a protrui.

A Figura 2.28 mostra esquematicamente a dinâmica dos músculos mastigadores: quando um funciona contraindo (no caso o masseter, músculo antagonista), o outro atua como agonista, distendendo-se.

O músculo pterigóideo lateral também protrai a mandíbula. Lembrar que os músculos da mastigação são inervados pelo *nervo mandibular*, o ramo mais caudal do nervo trigêmeo.

Além dos músculos da expressão e dos mastigadores existem os chamados músculos do adito da órbita com as pálpebras, sujeitos também a lesões graves e, às vezes, irreversíveis, em decorrência de acidentes esportivos ou de outra natureza.

O músculo levantador da pálpebra superior, por exemplo, pode sofrer danos graves em consequência de lutas de boxe e de outras em que há contato físico entre os jogadores. Na Figura 2.29, vemos o ádito da órbita com as pálpebras, e, internamente, embaixo, o músculo oblíquo inferior. Ambos estão sujeitos a traumatismos durante uma luta, assim como a rompimento do ligamento palpebral medial ou do ligamento palpebral lateral.

▶ INERVAÇÃO DA FACE

Em razão da complexidade das ramificações dos V e VII pares cranianos, e por escapar aos objetivos principais deste capítulo, limitamo-nos a traçar um esquema sumário das áreas de abrangência dos dois citados pares cranianos. A embriogênese do V par craniano, como já citado antes sobre o V par, forma-se de precursores do I arco branquial ou arco mandibular, e o VII par tem origem a partir do II arco branquial ou arco hioide. Tanto o V par craniano como o VII são responsáveis pela inervação do complicado mecanismo motor (expressão) e da mastigação (Figura 2.30).

Nota-se que o V par, a partir da base do cérebro (nervo mandibular), espalha-se por toda a hemiface, inervando desde os músculos supraorbitais até o nervo mandibular, com o aspecto de mão espalmada.

É difícil imaginarmos um traumatismo facial abrangendo as estruturas desses músculos da face sem comprometer também um dos ramos do trigêmeo ou um de seus subsidiários.

A representação esquemática da inervação corresponde ao nervo trigêmeo. Emergindo da região pré-auricular, o nervo trigêmeo se espalha por toda a face e pela parte retroauricular e couro cabeludo, como se fosse uma mão espalmada. Trata-se do nervo da mímica; é ele essencialmente motor e ramifica-se em três ramos principais (Figura 2.30).

O *nervo trigêmeo* (V) subdivide-se em *nervo oftálmico* (V1), *nervo maxilar* (V2) e *nervo mandibular* (V3). O *nervo facial* tem uma variante chamada *nervo intermédio* e o nervo vestibulococlear (VIII) subdivide-se em *nervo vestibular* e *nervo coclear*. Existem ainda os nervos terminais, possivelmente relacionados ao nervo olfatório, e o já mencionado nervo intermédio, intimamente relacionado ao nervo facial.

A Figura 2.30 mostra, de forma concisa, as áreas de distribuição do V e VII pares cranianos, do maior interesse para o estudo da traumatologia dos ossos da face. Ressalte-se que cada hemiface é inervada separadamente, ocorrendo, se houver, poucas anastomoses de terminações nervosas da direita para a esquerda, e vice-versa.

▶ VASCULARIZAÇÃO ARTERIAL E VENOSA DA FACE

Artérias, veias e linfonodos vascularizam a face com irrigações em menor volume do que as regiões do neurocrânio, seja superficialmente ou mais internamente. A irrigação arterial se faz sobretudo à custa da artéria facial, uma importante subsidiária da artéria carótida comum, e, quando isso acontece, a hemostasia por compressão torna-se imperativa, uma vez que a pressão intra-arterial dessa artéria é considerável. Dificilmente uma lesão com ferimento aberto no corpo da mandíbula não ocorre nos acidentes esportivos envolvendo a face.

A nutrição de todas as estruturas da cabeça e do pescoço, inclusive da face (logicamente), é garantida pelo sangue que sai do tronco braquiocefálico, originado da aorta à direita e que se bifurca nas artérias subclávia e carótida comum ipsolaterais, e da artéria carótida comum esquerda, esta originada diretamente da aorta. As *artérias carótidas comuns direita e esquerda* dão origem, então, às *artérias carótidas interna e externa*, como se vê nas Figuras 2.31 e 2.32.

Por conseguinte, as *artérias carótidas*, em número de duas, originam-se à direita do tronco arterial braquicefálico e à esquerda do arco da aorta, e, finalmente, na parte superior da cartilagem tireoide e de dois ramos terminais, a *carótida interna* e a *carótida externa*. É desnecessário afirmar que a pressão arterial nesse nível é alta. Da *artéria carótida externa*, originam-se as *artérias tireóidea superior*, a *artéria lingual* e, principalmente, a *artéria facial*, voltada para a face e contornando o corpo da mandíbula, seguindo, depois, para cima, até a sutura nasofrontal (Figura 2.32). De todas, a artéria que percorre a face em sua maior extensão é a *artéria angular* (Figura 2.31). Trata-se do vaso arterial mais exposto a lesões durante um traumatismo facial e que causa mais hemorragias nos traumatismos faciais.

Com relação à vascularização venosa da face, consideramos o seguinte: a circulação de retorno do encéfalo se dá a expensas de dois sistemas vasculares venosos: um *superficial* e outro *profundo*, intimamente interligados e que escoam para os seios venosos da *dura-máter*.

De um modo geral, as veias cerebrais são mais numerosas e mais calibrosas do que as artérias, não apresentam válvulas e suas paredes flácidas são praticamente desprovidas de musculatura lisa.

No que respeita à vascularização venosa da face, o sistema superficial é representado pela *veia facial*, principalmente, que, originando-se na parte lateral da cavidade orbital, percorre a face inclinando-se para trás e para baixo, até se unir à *veia retromandibular* (Figura 2.33). A região mentual também é aliviada pelas *veias submentual, acompanhante do nervo hipoglosso* e *veia tireóidea superior*.

Outras artérias que irrigam profusamente o terço médio da face são: a *artéria mentual*, a *artéria alveolar superior posterior*, a *artéria meníngea* média, a *artéria zigomático-orbital* e a *artéria facial transversa*. Todas são envolvidas em um acidente cruento da face, sendo necessária a hemostasia mecânica.

Além desses principais troncos arteriais que mencionamos somente para a face, existem pequenas artérias e capilares que mantêm a vascularização adequada dos músculos do V e VII pares cranianos.

O aporte de sangue venoso vindo de todo o organismo para o pescoço e a cabeça chega pela veia cava superior que logo se bifurca em três principais troncos: a já citada *veia cava superior*, que segue pescoço acima; para a frente se desdobra no *tronco venoso braquicefálico esquerdo* e, para trás, na *veia subclávia*. As outras ramificações a partir dessas três veias de lúmen maior são vasos de lúmen bem menor (Figura 2.34).

A distribuição das *veias faciais profundas* se faz principalmente pelo ramo profundo da veia facial, considerando antes a veia labial inferior, veia sublingual, *veia lingual* plexo pterigóideo e, formando a veia frontal consideramos as veias nasofrontal, veia angular e a veia supraorbital. A vascularização venosa interna da cabeça é, por conseguinte, mais complicada do que a arterial (ver a Figura 2.35).

Com relação aos linfonodos e respectivas cadeias linfonodais da face, podemos mencionar: os linfonodos linguais, os cervicais inferiores profundos, os pré-auriculares, parotídeos profundos, cervicais laterais, submentuais, pertencentes às cadeias que drenam a face, a região supra-hióidea e parte do pescoço.

As veias do pescoço mais perceptíveis são a *veia jugular interna*, uma de cada lado do pescoço, percorrendo-o inteiramente, desde a clavícula até a margem inferior do corpo da mandíbula; a *veia facial*, que corre junto com a *artéria facial*; a *veia submentual*, as *veias sublinguais* e a *veia jugular anterior*, entre outras de menor importância. Essas veias podem ser lesadas em um acidente que envolva a face. Além disso, existe o *seio cavernoso*: um conglomerado de veias de pequeno calibre, situado bem na base do crânio e atrás da faringe, e que, em consequência de um traumatismo facial, pode evoluir para uma *trombose do seio cavernoso*, complicação bastante grave.

▶ **LIMITES ANATÔMICOS ATUAIS DA FACE**

Já foi mencionado que desde muitos séculos existe a tentativa de descrever a face pelos anatomistas e pelos artistas. Nos dias atuais, considera-se a face como uma parte integrante da cabeça, que se divide em duas partes nitidamente distintas, mas unas: o *neurocrânio* e o *viscerocrânio*. O primeiro é inteiramente neurológico, e o segundo, visceral, porém com estrutura óssea notoriamente mais complicada.

De acordo com estudos modernos de anatomia (sobretudo da *anatomia das superfícies*), fisiologia, antropologia e ciências correlatas, o neurocrânio pertence ao âmbito da Neurologia, especialidade médica, e o viscerocrânio pertence aos interesses tanto da Medicina como da Odontologia, fazendo-se lembrar que a *oclusão*, situada no terço inferior da face, é assunto predominantemente odontológico.

Com relação às divisões da face, têm sido postuladas diversas classificações em diferentes épocas, traçando-se planos ora horizontais (os mais frequentes), ora verticais (Figuras 2.1 e 2.2). Todos são ossos resistentes e se localizam na parte lateroposteroinferior da cabeça, unindo-se enérgica e progressivamente pelas suturas coronal, escamosa, occipitomastóidea, temporozigomática, parietomastóidea e lambdoide.

O estudo mais abrangente do neurocrânio escapa aos interesses deste capítulo.

▶ **ARQUITETURA ÓSSEA DA FACE**

A parte anterossuperior do viscerocrânio é cavitária e formada por estruturas ósseas frequentemente papiráceas, que podem romper-se a uma simples compressão digital, como acontece com a lâmina perpendicular do osso etmoide.

Diferente da mandíbula, entretanto, osso único e ímpar, o segmento médio da face é formado por uma série de cavidades, separadas por pequenas lâminas ósseas, circundando os bulbos dos olhos, os seios frontais, os seios maxilares, o processo palatino da maxila, todos pares, e o vômer, osso ímpar, situado na linha mediana da face, descendo desde a lâmina perpendicular do osso etmoide até o processo palatino da maxila (Figura 2.19A).

A Figura 2.19B mostra a articulação atlanto-occipital, deixando ver a 1ª vértebra (atlas) da forma como se articula com a parte dos côndilos occipitais. O movimento da cabeça é, por isso, limitado, tanto para lateralidade como para anteroposterior. Todas as vértebras do corpo são, aliás, de movimentos limitados e contidos graças a um sistema de vigorosas cartilagens e ligamentos.

▶ ZONAS DE DEBILIDADE E ZONAS DE RESISTÊNCIA DA FACE

As fraturas dos ossos da face seguem sempre um padrão ditado pela conformação óssea do local da lesão, dando lugar a *zonas de debilidade* e *zonas de resistência*. A participação da maxila na constituição de importantes regiões cavitárias vizinhas, como a boca, o seio frontal, as cavidades orbitais e fossas nasais, e a estreita vinculação que guarda com a parte cerebral do osso esfenoide justificam as complicações que essas lesões podem desencadear (Figura 2.21).

A maxila deve ser vista, portanto, pelos traumatologistas como um osso fixo, escavado, ricamente vascularizado, sem inserções musculares importantes, características anatômicas que estabelecem nítidas diferenças com a mandíbula. Para interpretar o mecanismo da direção e o trajeto que seguem as linhas de fraturas da maxila, deve-se, antes de tudo, estudar e compreender as denominadas *linhas ou zonas de debilidade* e as *vigas de resistência* do maciço facial (Figura 2.24).

As linhas de debilidade preconizadas por René Le Fort em 1910 são em número de três (Figura 2.36): (I) uma linha superior, determinada pela união do crânio com o maciço facial; (II) uma linha média, que parte dos ossos próprios do nariz, contorna o osso zigomático em sua parte inferior e termina na apófise pterigóide; e (III) uma que se estende desde a parte inferior da sutura nasal até a apófise pterigoide.

As linhas de resistência (ou vigas) foram estabelecidas pelo cirurgião Louis Ombrédanne no início do século XIX. Tanto Le Fort como Ombrédanne utilizaram cadáveres para praticar fraturas faciais induzidas por instrumentos contundentes, verificando, depois, os locais das fraturas para, assim, estabelecer uma relação de causa e efeito. É o que vemos na Figura 2.37, relação de linhas proposta por Ombrédanne, aliás muito parecida com a proposta por Le Fort, anos antes, como se vê na Figura 2.36.

As *linhas* ou *pilares* de resistência de Ombrédanne também são três: (I) a primeira ou principal é composta pela união da abóbada palatina com o corpo da maxila; (II) a segunda apresenta-se constituída pelo maciço ósseo que forma o vértice da pirâmide maxilar (articulação maxilozigomática); e (III) apresenta-se formada pelas apófises do processo orbital da maxila (excetuando-se sua extremidade superior) e a metade inferior dos ossos nasais (Figura 2.37).

As fraturas *Le Fort I* são também chamadas de *fraturas horizontais;* as fraturas *Le*

Fort II são também referidas como *fraturas piramidais*; e as *Le Fort III* também são conhecidas como *disjunções craniofaciais*. Essa classificação, entretanto, relaciona-se exclusivamente com as *fraturas horizontais completas da face* (Figura 2.36).

São consideradas Le Fort quando se situam no terço médio da face, na maxila, e os traços das fraturas deverão ser completos.

Disjunção é o nome que se dá à separação de uma sutura ou articulação fixa, enquanto *fratura* é termo reservado para a quebra de um osso fora de uma articulação.

Acrescente-se a isso que as saliências ósseas, como o osso nasal, o maciço incisivo superior e a protuberância mental, situada na linha média além das apófises orbitárias, zigomáticos e ângulos com os ramos da mandíbula nas partes laterais, desempenham o papel de protetores naturais do piso médio da face. *É impossível descrever separadamente as fraturas envolvendo as maxilas sem falar das fraturas dos outros ossos do maciço facial*, sustentava Le Fort.

▶ PRINCIPAIS RAZÕES PELAS QUAIS EXISTEM AS REGIÕES DE FRAGILIDADE E DE RESISTÊNCIA

Na Maxila

- O osso alveolar da maxila difere estruturalmente daquele da mandíbula. As raízes dos dentes maxilares são implantadas vigorosamente no processo alveolar, em toda a sua extensão, o que os torna mais firmes e mais espessos à medida que se distanciam do ápice de cada dente; os processos alveolares maxilares vão se aproximando cada vez mais de estruturas luminais (sem osso), como os seios maxilares (Figura 2.38).
- Os dentes maxilares (do incisivo central até o primeiro molar, variando) podem ser desprovidos de osso esponjoso, de modo que, frequentemente, os dentes maxilares posteriores podem ter seus ápices até mesmo dentro do espaço luminal dos seios paranasais (Figura 2.38).
- Ainda mais evidente é o que se percebe na Figura 2.39, em que a mandíbula foi serrada em cada face de um dente em um hemiarco. O resultado está ilustrado na Figura 2.40.
- O vômer é um osso frágil que divide as duas fossas nasais em duas partes mas cuja função de resistência é mínima (Figura 2.23).
- O seio frontal, que varia em cada indivíduo, pode exercer uma função duvidosa em relação aos ossos nasais (Figura 2.20).
- As suturas frontozigomática e temporozigomática exercem influência duvidosa na proteção do osso zigomático, mas protegem a maxila, tornando-a menos sujeita a lesões mecânicas (Figura 2.24).
- Na mandíbula ou na maxila, a presença de todos os dentes, ou ausência de pelos menos dois ou três elementos, é também fator importante nas áreas de resistência ou fragilidade do complexo maxilomandibular.

A Figura 2.41 mostra o desenho esquemático de duas mandíbulas: a primeira é o que chamamos raramente de mandíbula edêntula (desdentada).

Com relação à casuística dessas fraturas no âmbito esportivo, que devem ser consideradas *fraturas horizontais completas da face,* pode-se afirmar que, com exceção das fraturas horizontais, não raras no boxe mal arbitrado e no futebol, as outras, piramidal e disjunção craniofacial, são raras e resultam de quedas violentas, com paradas bruscas, quer por disputas automotivas, agressões interpessoais, por uso de bicicletas ou motocicletas, quer por meio de outras disputas que exigem grande velocidade.

Na Mandíbula

Esse osso, de forma encurvada, apresenta duas partes com respeito a zonas de resistência e de fragilidade:

- A primeira é o processo alveolar, onde estariam implantados firmemente todos os dentes mandibulares, cujas raízes são circundadas, em toda a sua extensão, pela lâmina dura, que é formada por osso compacto e pouco resistente a abalos mecânicos, como um soco não muito forte de um boxeador ou queda da própria altura (Figura 2.39).
- A segunda é a parte basilar do osso, que, embora não pareça, e graças ao reforço da linha milo-hióidea, par lingual, além da sínfise da mandíbula, mostra as características anatômicas da mandíbula que conferem a esse osso surpreendente resistência a lesões mecânicas (Figura 2.40).
- A porção basilar da mandíbula vai se espessando à medida que se aproxima do gônio (Figura 2.41).
- Essa constatação é feita quando seccionamos o corpo da mandíbula em cada face mesial de cada dente mandibular, como vemos na Figura 2.40.

As fraturas horizontais, por sua vez, são acompanhadas de fratura do processo alveolar das maxilas, com esfoliação de alguns dentes ou de todos eles, de tuberosidade a tuberosidade.

▶ CLASSIFICAÇÃO DAS FRATURAS SEGUNDO KAZANJIAN (1879-1974)

Kazanjian, médico armênio-norte americano, propôs, em meados do século passado, uma classificação levando em conta a presença ou ausência de dentes, parcial ou total, na maxila ou na mandíbula ou em ambos os arcos, em relação ao traço da fratura. Dessa forma, ele nomeou três classes ou grupos de fraturas: grupo I, em que há ambos os dentes em ambos os lados da linha da fratura; grupo II, em que há dentes presentes em um dos lados da fratura; e grupo III no qual os fragmentos estão edêntulos, não havendo, assim, elementos remanescentes para a imobilização. Essas três classes podem ser divididas em *fraturas típicas* e *fraturas atípicas.*

As *fraturas típicas,* segundo a sua amplitude, podem ser totais, parciais e incompletas, incluindo-se aí as chamadas *fraturas em galho verde.* Podem ser, da mesma forma, totais ou parciais. Um exemplo de fratura típica é o da Figura 2.42, em que se pode ver uma fratura do corpo da mandíbula, com perda do 1º pré-molar, desoclusão (mordida aberta) e rotação da cabeça da mandíbula do lado oposto ao da fratura. Esse é o mais comum dos tipos de fraturas simples da mandíbula e também o de mais fácil tratamento.

O tratamento pode ser feito ou por uso de miniplacas, ou, mais modernamente, pelo *método de Ilizarov,* conhecido como método "minimamente invasivo". Cuidados especiais devem ser tomados na perfuração com os pinos metálicos para que a sua introdução ultrapasse ligeiramente a cortical oposta. "Os pinos de titânio devem atravessar a primeira cortical até atingir a segunda, do lado oposto" (Figura 2.43).

As fraturas parciais e incompletas, ainda segundo a classificação de Kazanjian, são de tratamento mais fácil, e as chamadas "em galho verde" são típicas de crianças.

Quando há dentes em pelo menos um dos lados do arco mandibular, este poderá suportar um *arco vestibular de Erich*, controlando adequadamente a oclusão (Figura 2.43, parte superior).

As *fraturas atípicas* são aquelas que fogem às classificações costumeiramente estabelecidas.

Considerando o número de traços que apresentam, as fraturas, sobretudo as localizadas na mandíbula, podem ser simples, duplas e cominutivas. São assim chamadas as fraturas ósseas fragmentadas, como se vê na Figura 2.44. Como se trata de fratura com poucos fragmentos e considerada favorável, o *método de Ilizarov* é o mais indicado. Se a fratura fosse cominutiva mas estilhaçada, o tratamento seria mais demorado e exigiria mais trabalho, como acontece na fratura cominutiva dos ossos do nariz (Figura 2.14).

As fraturas compostas da mandíbula, como a que se vê na Figura 2.45, indica tratamentos separados, com miniplacas e parafusos e complementada com o *arco de Erich* após a otimização da normoclusão (Figura 2.45). Fraturas duplas, simétricas do corpo da mandíbula, são chamadas também de fraturas parassinfisiárias bilaterais (Figura 2.43).

A Figura 2.45B mostra um tipo de fratura cominutiva do corpo de uma mandíbula, sem perda de substância, mas que exige um tratamento mais elaborado. Algumas vezes, quando os fragmentos da fratura são poucos, a fixação das partes fraturadas se faz pelo uso do *método de Ilizarov*, como mostrado na Figura 2.44, dispensando a necessidade de imobilização com aparelhos de gesso ou goteiras, otimizando o acompanhamento clínico e melhorando a higiene.

O *aparelho de Ilizarov* que se vê na Figura 2.44 pode ser utilizado tanto em fraturas simples como em compostas (cominutivas). Cuidados especiais devem ser tomados na fixação das hastes intraósseas: as extremidades introduzidas devem ultrapassar ligeiramente a cortical situada na mesma direção da penetração das hastes, como se vê à esquerda da Figura 2.44.

▶ **FRATURA DOS OSSOS DO NARIZ**

A silhueta do nariz, vista com atenção, muitas vezes define a identificação do indivíduo, e é constituída por duas partes: a superior ou ápice nasal, formada por ossos delgados e em pares de disposição simétrica; e o terço inferior, que é formado por cartilagens não justapostas. A parte superior se articula com os processos frontais da maxila, lateralmente, e com a espinha nasal do osso frontal, superiormente (Figura 2.7).

Esses ossos articulam-se uns com os outros na linha mediana e são responsáveis pela forma exterior anatômica do nariz, na anatomia de superfícies, desempenhando importante papel na aparência dos traços fisionômicos do indivíduo. Esses ossos nasais são mais espessos na articulação em seu terço superior, e vão se adelgaçando até serem substituídos por cartilagens, que ditam a conformação final do nariz, coincidentemente, na parte mais sujeita a traumas e fraturas. O nome de cada um desses constituintes do nariz se encontra na Figura 2.7.

Pela sua importância, compensa repetirmos alguns pormenores do nariz. O septo nasal ósseo, formado pelo osso vômer, o etmoide e sua extensão intracranial, do ponto de vista da traumatologia também é incluído no estudo da etiologia das fraturas do nariz; o apêndice nasal se articula com as superfícies internas e age como um pilar, acrescentando suporte adicional para o dorso do nariz. Visto de baixo para cima, o nariz é dividido em dois orifícios guarnecidos de pelos ou *vibriças*. Esse pilar define um importante ponto de referência cefalométrico chamado *columela* (em latim, pequena coluna) (Figura 2.7).

Na casuística esportiva, o nariz é alvo de agressões constantes e prioritárias, sobretudo no boxe, que confere costumeiramente um traumatismo relativamente leve, mas sempre com fraturas dos corpos dos ossos nasais, a partir da junção desses ossos com as cartilagens alares laterais do nariz. As fraturas cominutivas dos ossos nasais e disjunções com os processos frontais do osso frontal são sempre resultantes de agressões graves, muito raras nas atividades esportivas, excetuando-se aquelas decorrentes de atividades esportivas automotivas.

Além da importante fratura cominutiva do nariz, podemos ver também uma fratura menor na Figura 2.12, envolvendo o vômer com edema facial e presença de equimoses decorrentes da demora no atendimento do paciente. O tratamento das fraturas dos ossos do nariz, incluindo a sua reconstrução morfológica, é relativamente simples e amiúde negligenciado, deixando, não obstante, o sinal da agressão, que consiste na deformação da linha do contorno do dorso do nariz. Quanto mais cedo for atendido o paciente (questão de 3 a 4 dias), melhor será o resultado, sem deixar nenhum tipo de sequela (Figura 2.12).

Entretanto, o tratamento postergado fica difícil, demorado e deixa sequelas antiestéticas, sendo necessário que o traumatologista inspecione também o vômer, que, na maioria dos casos, também é incluído no resultado da agressão (Figura 2.28, em cima). O inchaço da pele, resultante do edema, poderá causar fragmentação das cartilagens nasais e obstrução da cavidade nasal.

Acidentes dessa magnitude, entretanto, estão quase sempre fora do âmbito esportivo, como raras exceções nas competições automobilísticas, com veículos de duas rodas, ou mesmo em quedas da própria altura.

▶ MANDÍBULA

Por tratar-se de um osso ímpar, além de ser alvo preferencial das agressões intencionais ou acidentais, e considerado o maior osso da face, estando ligado ao crânio por uma articulação *sui generis*, chamada *temporomandibular*, e por ser o único osso móvel do crânio, discorreremos assim um pouco mais sobre a mandíbula.

Vista de frente em posição laterofrontal (Figura 2.45), a mandíbula tem a forma de uma ferradura, e suas partes laterais formam o *corpo da mandíbula*, estendendo-

-se para trás e verticalmente inclinada; temos, em seguida ao corpo, o ângulo da mandíbula (gônio), graças ao qual o osso sobe, formando o *ramo da mandíbula* (sempre bilateralmente).

A extremidade do ramo termina com um ligeiro estreitamento, chamado *colo da mandíbula*; este culmina com um alargamento, formando a *cabeça da mandíbula*, guarnecida por uma formação horizontal chamada *processo condilar*. Esse processo se encaixa, com mobilidade sustentada, o *processo articular* do ramo, que, por sua vez, se encaixa na face articular da fossa mandibular, formando, em conjunto e bilateralmente, a articulação temporomandibular (Figura 2.45).

A Figura 2.51 mostra uma hemimandíbula convenientemente decorticada para mostrar as diferentes arquiteturas constituintes do osso: a parte externa, chamada *cortiça*, tem pouco mais de 1 mm de espessura em toda a sua extensão, e recobre inteiramente o osso em toda a sua extensão. É verdadeiramente o sustentáculo do osso, garantindo-lhe excepcional resistência, e a parte interna, trabecular, esponjosa, é chamada também de medular. Trata-se, na verdade de um padrão arquitetônico de todos os ossos do esqueleto somático.

A Figura 2.53 mostra uma sequência (esquemática) do processo de neoformação óssea na regeneração de uma fratura do corpo do osso. Em A, vemos o sangue escoando dos vasos sanguíneos rompidos e a formação de um hematoma; em B, inicia-se a formação de osso esponjoso próximo aos vasos sanguíneos, no início de uma angiogênese; a fibrocartilagem forma-se em regiões mais distantes; em C, a fibrocartilagem é substituída por um calo ósseo; e em D, osteoclastos removem o tecido ósseo em excesso, fazendo do novo osso uma estrutura muito semelhante, mas bem mais resistente do que a original.

A Figura 2.41 mostra duas mandíbulas em ângulos diferentes: a primeira é uma mandíbula edêntula (desdentada), justamente a parte mais resistente do osso (osso compacto, ebúrneo). A mandíbula ao lado, vista em corte sagital mediano, sugere como ficaria a espessura do corpo da mandíbula se ela tivesse todos os dentes, plenamente erupcionados; teria uma espessura mais de 2 vezes a do desdentado. Conclui-se que a parte alveolar de um osso, tanto na maxila como na mandíbula, depende da presença ou não de dente, da falta de um ou de todos os dentes. A Figura 2.41 ilustra uma mandíbula edêntula "com rebordo alveolar raso" e uma mandíbula e uma maxila com a silhueta dos dentes em oclusão, com as partes correspondentes às raízes parcialmente decorticadas, ocupando toda a parte alveolar do osso.

A Figura 2.52 representa desenhos de duas mandíbulas: a primeira é uma hemimandíbula serrada no plano sagital mediano, passando pela sínfise e a outra mandíbula é vista no sentido posteroanterior; ambas são demarcadas em vermelho e, percentualmente, temos as prováveis incidências de fraturas do osso que estamos analisando, podendo-se calcular as *zonas de fragilidade e de resistência* de cada segmento da mandíbula. Conclui-se, facilmente que o colo é a parte mais frágil de todo o osso. Se algum lugar tiver de ser fraturado, na mandíbula, esse será o primeiro. *A parte do colo da mandíbula é uma zona crítica para as fraturas uni ou bilaterais da mandíbula* (Figura 2.52A e B). Conclui-

-se que o corpo da mandíbula, do ponto de vista morfológico e de resistência a lesões mecânicas, divide-se em duas partes, durante toda a sua extensão: a parte superior, chamada de *porção alveolar*, uma zona de fragilidade, e uma *parte basilar*, mais resistente. A parte alveolar somente existe com a presença de dentes: o indivíduo edêntulo não tem a parte alveolar. Portanto, essa parte alveolar é uma região de fragilidade, e a parte basilar é uma região de resistência.

Pelo simples estudo desses desenhos, pode-se prever ou evitar traumatismos e fraturas incompletas ou completas de qualquer região do osso.

A Figura 2.51 é uma hemimandíbula serrada no sentido anteroposterior, passando pela sínfise. A peça foi preparada decorticando delicadamente a cortical em quase toda a extensão da face lateral do corpo e do ramo, deixando ver as diferenças entre a parte externa, cortical, e a interna do osso ou esponjosa. Entre o longo eixo dos pré-molares, foram respeitadas as corticais que envolvem o forame mentual.

▶ **MÚSCULOS COM INSERÇÃO EM DIFERENTES PARTES DA MANDÍBULA**

Considerando a Figura 2.46, que representa uma mandíbula vista pela face lateral observamos as regiões de inserção muscular principalmente no ramo, em que se nota a extensa área ocupada pela fixação do músculo masseter, principal músculo da mastigação. Sua inserção se espalha por quase todo o ramo, incluindo o gônio, justificando a importância primordial desse músculo.

▶ **PRINCIPAIS INSERÇÕES MUSCULARES EM TODA A MANDÍBULA**

As Figuras 2.47 e 2.48 ilustram áreas de inserção (sentido horário), músculo temporal, músculo masseter, músculo genioglosso, músculo gênio-hióideo, músculo digástrico, músculo milo-hióideo, músculo constritor superior da faringe e músculo pterigoideo medial (Figura 2.48).

Músculo temporal, músculo pterigóideo medial, músculo masseter, platisma, músculo abaixador do lábio inferior, músculo transverso do mento e músculo mentual (Figura 2.47).

Músculo pterigóideo medial, músculo masseter, platisma, músculo abaixador do lábio infeior, músculo transverso do mento e músculo mentual (Figura 2.46).

▶ **DIFERENTES TIPOS E DISTÂNCIAS BIGONÍACAS**

Como todos os ossos do corpo humano e dos vertebrados, não existem dois ossos exatamente iguais. A forma externa dos gônios, ou melhor, a distância gônio-gônio interessa de tal maneira aos antropólogos e legistas que tem merecido estudos especiais por parte dos especialistas em identificação.

Das quatro mandíbulas da Figura 2.49, vista caudal, notamos uma exposição desvantajosa da mandíbula 2, por causa do ângulo mais aberto e mais exposto a agressões, tornando os pontos 12 e 13 zonas de fragilidade do osso. Para comparação, os gônios da mandíbula 3, com ângulo suave, são mais protegidos pela margem inferior e posterior da mandíbula. Outra consequência das mandíbulas muito largas é que conferem ao indivíduo um contorno facial retangular, nem sempre em harmonia com o padrão ovoide, comum aos leptoprósopos (Figura 2.49).

O crescimento da mandíbula ocorre desde os primeiros dias de vida até a idade plena (mais ou menos 25 anos).

A Figura 2.50 compara seis mandíbulas durante todo o processo auxológico. Desde o nascimento até a idade adulta plena, a mandíbula cresce em comprimento e em volume 4 vezes maior. Em A, vemos a mandíbula de um recém-nascido; em B, a mandíbula de uma criança de 3 anos com todos os dentes decíduos erupcionados; em C, a mandíbula de uma criança de 6 anos, em que se nota a erupção de todos os dentes decíduos; em D, a mandíbula de uma criança de 8 anos, na fase de dentição mista; em E, finalmente, a erupção de todos os dentes permanentes (menos os terceiros molares, que assim mesmo aparecem no desenho; e em F, a mandíbula de um indivíduo senil, edêntulo, em que se nota somente a base do corpo da mandíbula. Observe que o forame mental está voltado para cima.

▶ FRATURAS DA MANDÍBULA E O CONTEXTO ESPORTIVO

A mandíbula, diferentemente da maxila, é um osso dotado de certos movimentos, fato que minimiza os impactos mecânicos provenientes de uma disputa esportiva. Essa *mobilidade*, bastante restrita e repetitiva, resulta da ação combinada, sinérgica e antagônica dos grupos musculares que nela se inserem. Essa vantagem é observada principalmente nas lutas de boxe. Não obstante, com exceção do nariz, a região mentual é a preferida para os golpes dos antagonistas quando se lhes aparecem oportunidades.

Para Krueger, faz-se difícil uma avaliação quantitativa das lesões no queixo do agredido porque seria necessária, além de uma avaliação quantitativa das ofensas, uma outra, mais importante, qualitativa, da força com que o impacto da luva (ou luvas) se faz sobre a região da eminência mentual.

Segundo dados estatísticos disponíveis e publicados por Dingman e Natvig (1962), mas que atualmente foram drasticamente alterados em virtude do grande aumento de acidentes automotivos e crescente interesse por esportes violentos, seriam as seguintes as porcentagens de fraturas da mandíbula, segundo diferentes regiões do osso: (1) região da sínfise: 14%; (2) região do corpo: 21%; (3) região do processo alveolar: 3%; (4) região do ângulo: 20%; (5) região do ramo: 3%; (6) região do processo coronoide: 2%; (7) e região do processo condilar: 35% (Figura 2.52).

Dessas porcentagens pode-se inferir quais são as regiões de fragilidade e de resistência da mandíbula. Note-se que a região mentual, embora mais proeminente e por isso mais sujeita a traumatismos, é uma região de resistência devido ao fato de que existe um espessamento da cortical resultante da presença da sínfise da mandíbula e da espinha mentual (voltadas para a face lingual do osso), coincidente com o plano sagital mediano (Figura 2.52).

De qualquer modo, existem dados estatísticos mais ou menos confiáveis que podem dar uma ideia das regiões de maior incidência de fraturas (zonas de fragilidade) e das que escapam aos traumas esportivos ou de outra natureza. A Figura 2.52 mostra, como já foi visto na Figura 2.45A, em uma vista geral, em traçados vermelhos, as regiões mais sujeitas a fraturas da mandíbula, quer de natureza esportiva, quer de outras etiologias, por sinal inúmeras.

A maloclusão se faz presente imediatamente após a ocorrência da(s) fratura(s). Se não ocorresse a fratura do côndilo, poderia haver a possibilidade de intrusão do processo condilar (ou condílico) na fossa mandibular e destruição do côndilo e ulterior anquilose da ATM.

A Figura 2.49 mostra uma mandíbula em vista caudal, vendo-se claramente, em quatro mandíbulas, a razão de ser da zona de resistência da sínfise da mandíbula: a linha milo-hióidea e o forame lingual.

A Figura 2.51 mostra o lado medial de cortes de cada osso da mandíbula para explicar por que a parte basilar do osso é, em toda a sua extensão, menos sujeita a traumatismos do que a parte alveolar, principalmente no seu aspecto lingual. A avulsão de um dente mandibular nunca deve ser realizada no sentido lingual, mas sempre vestibular, para evitar fratura do processo alveolar.

Fraturas mandibulares são relativamente comuns em várias modalidades esportivas, incluindo-se, como não poderia deixar de ser, o boxe, principalmente em decorrência de sérias agressões com o cotovelo (atualmente permitidas) e durante as disputas futebolísticas, que quase sempre alteram os ânimos dos jogadores, ou simplesmente por acidentes não vingativos.

▶ ARQUITETURA DOS MÚSCULOS DA EXPRESSÃO

Do ponto de vista biocinético a face é dotada de uma *arquitetura orificial* por excelência. As regiões oral, nasal e orbitais formam como que centros da dinâmica muscular, e é necessário considerar esse fato para uma perfeita compreensão do mecanismo da dinâmica muscular no decurso da expressão facial.

Por conseguinte, devemos eleger esses pontos logicamente como os mais importantes e naturais, se quisermos fazer uma classificação dos agrupamentos musculares faciais mais importantes para o nosso estudo.

Consideram-se músculos da expressão facial os seguintes: (1) músculos da abóbada cranial (não inervados pelo VII para craniano); (2) músculos da mastigação; (3) músculos externos dos bulbos dos olhos; (4) músculos dos ossículos da orelha; (5) músculos da língua; e (6) músculos do palato e das fauces. Para o estudo das expressões faciais, costuma-se considerar os três primeiros grupos.

▶ FRATURAS DA MAXILA

A *maxila* é formada por dois ossos que se unem na linha mediana para formar o *arco dental maxilar* (Figura 2.23). Os incisivos, caninos, pré-molares e molares ficam implantados nos *alvéolos dentais* no interior dos *processos alveolares da maxila*. O *processo palatino*, uma lâmina horizontal da maxila, forma a maior parte do *palato duro* ou teto da boca. O *forame* incisivo está localizado na região anterior do palato duro, atrás dos incisivos. Um *forame orbital* se localiza embaixo de cada órbita e serve como passagem para o *nervo* e a *artéria infraorbitais* em direção ao nariz.

A abertura final da maxila é a *fissura orbital inferior*, que se localiza entre a maxila e a asa maior do esfenoide (Figura 2.11);

é a abertura externa para a passagem do *nervo maxilar*, ramo do *nervo trigêmeo* (ou V par craniano) e *vasos infraorbitais* (Figuras 2.30 e 2.31). O *grande seio maxilar* localiza-se no interior da maxila, e é um dos quatro *seios paranasais*. Esse complexo anatomofisiopatológico poucas vezes é acometido de uma noxa isolada, costumando, por isso, ser denominado *complexo maxilar*. Uma fratura da maxila pode levar a uma disjunção zigomaticomaxilar ou do processo palatino.

As oito ilustrações da Figura 2.38 mostram cortes verticais do corpo da maxila correspondentes à face mesial de cada dente maxilar, a forma e espessura do osso alveolar e as relações das raízes dos molares com o soalho dos seios maxilares.

Pode-se perceber, comparando-se a implantação dos dentes maxilares com a dos dentes mandibulares, algumas diferenças: primeira, os dentes mandibulares são revestidos por osso esponjoso desde o colo até o ápice, sendo envolvidos pelo cemento e pela lâmina dura em toda a sua extensão; e segunda, a relação de proximidade do nervo mandibular, que percorre toda a parte basilar do osso, com exceção dos caninos e incisivos, de modo que, à medida que os dentes maxilares vão para trás do arco dental maxilar, vão se aproximando do soalho da cavidade sinusal maxilar, algumas vezes adentrando o antro, razão pela qual é comum, após uma avulsão de molares maxilares, surgir as chamadas comunicações bucoantrais e até sinusopatias odontogênicas (Figura 2.24).

▶ **FRATURAS DO ZIGOMA**

Atualmente denominado **zigoma**, é um osso par, de forma romboidal, ubicado na parte superior e lateral da face, formando as chamadas "maçãs do rosto". Por cima e por fora, esse osso faz sutura com a maxila, formando a sutura zigomaticomaxilar; por baixo do frontal e para a frente, espalha-se até a face lateral do processo temporal (face lateral), onde aflora o forame zigomaticofacial. Apresenta duas faces: uma externa, côncava e lisa, e outra interna, côncava transversalmente e lisa. Forma parte da fossa temporal, em cima, fazendo parte também, embaixo, da fossa zigomática, e, na frente, da disjunção da sutura zigomaticomaxilar (Figuras 2.17 e 2.24).

Esse osso, do ponto de vista traumatológico, é difícil de ser fraturado, mas pode sofrer disjunções atrás, no processo zigomático e na frente.

A posição e conformação do osso zigomático, que anteriormente era referido como malar, resulta em uma alta possibilidade de receber lesões mecânicas, fortuitas ou deliberadas, principalmente no boxe, mas não unicamente. Esse osso articula-se com o osso frontal, a maxila, o temporal e com as grandes asas do osso esfenoide. O zigoma, graças a seus ossos vizinhos, com os quais se articula por meio de sinostoses, garante uma firme fixação entre a maxila e o crânio. Participa também da formação da maior parte da parede lateral da órbita e, em alguns indivíduos, forma a parede lateral superior do seio maxilar.

Sua superfície recebe inserções de importantes músculos da face, dentre os quais citamos o masseter, o temporal e os zigomáticos maior e menor.

Por causa dessa posição bem resguardada, uma "fratura do osso zigomático" pode provocar dúvidas para o clínico em relação à nomenclatura, extensão e limites desse tipo de traumatismo da face.

Embora possam ocorrer fraturas envolvendo o osso zigomático *per se*, as fraturas nessa região da face podem ser designadas como uma entidade clínica sem limites precisos, melhor denominadas "fraturas da região malar".

As fraturas da região malar são pouco frequentes na casuística esportiva: esse osso fica como que "encaixado" na maxila, medialmente, e na sutura temporozigomática, distalmente. Há dúvidas se uma luta de boxe possa causar *disjunção* do osso zigomático, em virtude da necessidade de um impacto muito forte e pela forma compactada do osso. Essa ocorrência seria mais provável se aplicado um golpe com um taco de golfe (Figura 2.54), ou no caso de uma queda com a face voltada para um objeto contundente.

O diagnóstico da disjunção do osso zigomático se faz, com relativa facilidade, calculando-se a simetria facial por meio da avaliação da horizontalidade da linha bipupilar.

O tratamento é simples, não invasivo, e consiste em aplicar o método de Caldwell-Luc utilizando-se alavancas homônimas, introduzidas no antro da fossa canina e tracionando para fora o osso lesado. Outro tipo de tratamento, preconizado por Kazanjian, é o da fixação transesquelética (método de Ilizarov) (Figura 2.44), para garantir o suporte dos compostos fraturados do osso zigomático.

O que vemos na Figura 2.9 é uma fratura do zigomático estendendo-se para as órbitas e suturas zigomaticofrontal e zigomaticomaxilar (Figura 2.11).

A mandíbula é um osso dotado de muitas peculiaridades, entre as quais altos índices de fraturas craniofaciais. Constitui o "esqueleto móvel da face", sendo atingido principalmente nas práticas esportivas, amadoras ou profissionais.

A hemimandíbula da Figura 2.52, vista pela face interna do osso, mostra, conforme um estudo de Dingman & Natvig, na década de 1980, os diferentes setores desse osso, segundo a porcentagem de acidentes computados até então. Digno de observação é o baixo índice de fraturas no processo coronoide (2%) e na linha milo-hióidea (2%), por se constituírem, ambos, em zonas de resistência; mas, em contrapartida, o processo condilar é o mais atingido, funcionando como uma espécie de "válvula de segurança".

Como acontece com todas as partes do corpo humano e dos seres vivos em geral, não existem duas mandíbulas exatamente iguais. A Figura 2.49 apresenta 4 mandíbulas, em vista caudal, mostrando gônios de diferentes formas e, consequentemente, de diferentes resultados ante uma lesão mecânica, como mostra a Figura 2.44.

A Figura 2.51 apresenta a arquitetura óssea de uma mandíbula, em vista lateral, parcialmente decorticada, mostrando a parte externa ou cortical e a parte interna ou medular, deixando evidente que a mandíbula, como todos os ossos do esqueleto, segue a mesma formação arquitetônica.

A Figura 2.50 mostra o desenvolvimento auxológico de uma mandíbula desde o nascimento do indivíduo até a morte.

O primeiro arco branquial, ou *arco mandibular*, relaciona-se intimamente com o processo de desenvolvimento da face. Esse primeiro arco forma duas elevações, chamadas, respectivamente, de *saliência mandibular* e *saliência maxilar*. A saliência mandibular desenvolve-se para formar a mandíbula, um osso único, enquanto a saliência maxilar forma um complexo anatomofisiológico funcional chamado *maxila*, do qual fazem parte os ossos *maxilares* (D e E), os ossos *zigomáticos* (D e E), os ossos *palatinos* (D e E) e os ossos *nasais* (D e E).

Esse osso único é formado pela: base da mandíbula (onde se encontra a sínfise da mandíbula), protuberância mentual, linha oblíqua, fossa digástrica, espinhas genianas superior e inferior, linha milo--hióidea, fóvea sublingual, fóvea submandibular e *parte alveolar*. Nessa parte da mandíbula se encontram: o arco alveolar mandibular, os arcos dentais mandibulares, os alvéolos dentais, os septos interalveolares, os septos inter-radiculares, as eminências alveolares, o trígono e a fossa retromolares.

O ramo da mandíbula é formado pelas seguintes partes: ângulo da mandíbula (tuberosidades massetérica e pterigóidea), forame da mandíbula, com a língula e o canal da mandíbula, sulco milo-hióideo, processo coronoide, crista temporal, incisura da mandíbula e processo condilar (com a cabeça da mandíbula, o corpo da mandíbula e a fóvea pterigóidea).

A Figura 2.35 mostra as partes constituintes desse osso singular.

Variações Morfológicas da Distância Gônio-Gônio

É muito significativa a variação de forma, tamanho e largura da base da mandíbula, com marcada repercussão nos contornos faciais, vista como um todo, mais do que a parte alveolar desse osso, onde se implantam os dentes. Podemos ter mandíbulas com ângulos largos, como a de nº 2 da Figura 2.49; mandíbulas de ângulos suaves, como a de nº 3; e mandíbulas com ângulos marcantes, ásperos, como se vê no nº 4. Essas variações anatômicas têm forte presença no contexto geral da forma e aparência da face, sobretudo no terço inferior, até porque são os pontos de inserção do músculo masseter que, embora não seja um músculo da mímica, se apresenta visível na observação do semblante do indivíduo.

A Figura 2.48 mostra as áreas de inserção na face medial da mandíbula, desenhada em norma lateral oblíqua. São os seguintes os músculos considerados: músculo gênio-hióideo, músculo genioglosso, músculo digástrico, ventre anterior do músculo milo-hióideo, músculos pterigóideos lateral e medial, músculo temporal e músculo constritor superior da faringe.

A Figura 2.48 mostra uma hemimandíbula com as zonas de inserção muscular respectivas: músculo mentual, músculo transverso do mento, músculo abaixador do lábio inferior, platisma, músculo masseter (que chega, às vezes, a contornar o ângulo do osso), músculo pterigóideo medial e músculo temporal.

A Figura 2.53, adaptada de van der Graaff, mostra a sequência da regeneração de fratura de um osso longo que foi adaptada para o corpo de uma mandíbula: o sangue escoa dos vasos sanguíneos rompidos, formando um hematoma; forma-se um osso esponjoso nas proximidades dos vasos sanguíneos em processo de angiogênese; a fibrocartilagem se forma em regiões mais distantes; a fibrocartilagem é então substituída por um calo ósseo; e os osteoclastos removem o tecido ósseo em excesso, fazendo do novo osso uma estrutura muito semelhante ao osso original.

▶ FRATURAS DA MANDÍBULA MAIS COMUNS NO ÂMBITO ESPORTIVO

Fratura Unilateral do Corpo da Mandíbula

Esse tipo de fratura, não tão raro em certames futebolísticos, pode ser resultante de um vigoroso pontapé na região do corpo da mandíbula. A parte do lado fraturado sofre um desvio para dentro e para cima, em virtude da ação vigorosa de contração do músculo pterigóideo lateral complementado pela ação, também de contração, do músculo pterigóideo medial.

O tratamento só pode ser feito pela redução do traço e fratura e fixação com miniplacas, fios de aço com quatro perfurações em forma de X ou pelo uso do método de fixação esquelética extraoral.

Fratura Bilateral da Mandíbula Desfavorável na Altura dos Processos Condilares

Esse tipo de fratura da mandíbula, não tão raro como possa parecer, resulta de lesão violenta frontal na direção da proeminência mentual, no sentido anteroposterior. Pode ser decorrente de atividade esportiva muito rápida, além dos limites aceitáveis.

Chama-se *desfavorável* porque os fragmentos do processo condilar (ou condílico), em ambos os lados, ficam deslocados para dentro, em relação aos ramos, em virtude da contração dos músculos pterigóideos laterais. Uma fratura é tida como *favorável* quando não há desvio das partes do traço da fratura, não havendo necessidade de redução nem de alinhamento.

A consequência imediata desse acidente é a impossibilidade de fechar a boca, em oclusão cêntrica, como vemos na Figura 2.19A. A região interna do processo condilar é considerada "nobre" porque é percorrida vicinal e internamente pela artéria maxilar interna, importante subsidiária da artéria temporal superficial.

Não obstante, o tratamento desse tipo de fratura dupla em um mesmo osso é seguro: faz-se por meio do restabelecimento da oclusão, manualmente, firme fixação dos arcos dentários e controle radiográfico.

Observa-se que, em consequência do "encavalamento" do colo da mandíbula e dos processos condilares, o paciente não consegue fechar a boca, podendo fazê-lo após a redução de ambas as partes fraturadas.

Fraturas Bilaterais Parassinfisárias do Corpo da Mandíbula

Como a região da sínfise mandibular é uma área de resistência, existe a possibilidade, embora menos comum, de ocorrer duas fraturas simétricas no corpo da mandíbula.

Essa possibilidade, conquanto menos comum, decorre de uma ofensa mais intensa e frontal na região mentual, com direção inclinada ligeiramente de cima para baixo, afetando os processos alveolares mandibulares anteriores, cujos dentes labiais são esfoliados.

O reparo do traumatismo se faz, como no caso anterior, pelo uso de miniplacas, fixação dos elementos remanescentes com arcos intermaxilares pré-fabricados e otimização da oclusão, desde que os dentes não avulsionados o permitam (Figura 2.43).

Uma outra opção é a utilização da fixação esquelética extraoral com aparatologia de fixação esquelética (método de Ilizarov).

Embora teoricamente possível, a ocorrência desse tipo de acidente em algum lugar, durante um certame esportivo, é rara e pouco difundida pela literatura especializada.

Fraturas Mandibulares Bilaterais Assimétricas

Esses tipos de pacientes, que podem ser classificados como *politraumatizados*, são extremamente raros, mas podem acontecer, principalmente no âmbito automobilístico, em que a velocidade e a ousadia são imperativas.

As mandíbulas com múltiplas fraturas são tratadas e levam o paciente à recuperação, a não ser nos casos de envolvimento do neurocrânio, que costumam deixar sequelas graves, incluindo a invalidez permanente.

Fraturas Cominutivas da Mandíbula

Cominuir quer dizer partir em pedaços, fragmentar, esmigalhar. Efetivamente, as fraturas cominutivas têm esse aspecto: apresentam-se sempre em fragmentos e ocorrem, sobretudo, nos ossos longos, como os dos membros (fêmur, úmero etc.). Quando incidem nos ossos da face, aparecem geralmente no corpo da mandíbula, como se vê na Figura 2.44.

São também características as *fraturas balísticas*, muitas vezes com perdas de fragmentos ósseos. No âmbito esportivo são raras por causa da necessidade de forte impactação do elemento causador. Entretanto, pelo menos teoricamente, o bastão de *cricket*, o bastão de golfe ou a chuteira de um jogador de futebol (Figura 2.5) podem provocar uma fratura cominutiva do corpo da mandíbula, como também os acidentes automotivos ou as quedas de ultraleves.

Em razão da complexidade das localizações e inexatidão dos limites dos fragmentos (Figura 2.44A), esses traumatismos escapam de uma descrição geral, mas, mesmo assim, Lebedinsky e Virenque preconizaram cinco formas clínicas desse traumatismo ósseo composto: lesões centrais; lesões externas ou orbitotemporozigomáticas; lesões internas ou maxilonasais, lesões inferiores ou maxilopalatorais; e destruição total do maciço facial.

Quando as condições do paciente não permitem uma operação dentro de 1 semana ou 10 dias, os ossos da face poderão unir-se em má posição. Algumas fraturas do zigomático podem não ser devidamente diagnosticadas ou não reconhecidas, sobretudo após certames esportivos amadorísticos; assim, após semanas ou meses, surgem edema, deformidades, diplopia, maloclusão, e dificuldade de mastigação pode manifestar-se.

A traumatologia bucomaxilar no estágio atual tem experimentado grandes progressos no tratamento e reconstituição dessas sempre complicadas fraturas, utilizando-se de enxertos ósseos, implantes de elementos dentários envolvidos e restabelecimento da oclusão aceitável.

O tratamento dessas fraturas é sempre trabalhoso, mas, como no caso da Figura 2.44B, há a possibilidade de um tratamento eficaz com o uso do aparelho de Ilizarov ou com a combinação desse dispositivo e uma osteossíntese com fios metálicos em forma de X na fratura do ângulo.

Forma parte das cavidades orbitais, das fossas nasais, pterigomaxilares, zigomáticas, pterigoides e temporais. Não se consegue imaginar uma fratura grave do terço médio da face que não inclua também parte desse osso.

▶ ALGUNS DISPOSITIVOS DE PROTEÇÃO DA FACE

Existem disponíveis, no mercado especializado, inúmeros dispositivos e aparelhos protetores para a face de um esportista, seja ele amador ou profissional.

No futebol existem protetores para a parte externa da coxa, joelheiras, caneleiras, tornozeleiras e chuteiras dimensionadas individualmente para cada jogador. Além disso, existem chuteiras com dupla função de evitar escorregões mas que podem agir com pontas sobre a face de um jogador deitado (Figura 2.5).

No boxe, cujo alvo principal é a face e cuja prática é excepcionalmente violenta, dispõe-se de protetores bastante eficazes, como os que vemos nas Figuras 2.55 a 2.57.

O chamado "capacete de boxe" (Figura 2.55) é obrigatório durante as sessões de treinamento ou nas disputas oficiais de títulos olímpicos e amadores. Esse dispositivo protetor ajusta-se na região frontal e estende-se pelo terço inferior da face, mas deixa o nariz e o mento desprotegidos.

Por ser o boxe um esporte de eliminação do antagonista, os cuidados de proteção física dos participantes são redobrados, o que justifica o uso dos dispositivos de proteção conhecidos como *helmets*, cuja eficácia é mais abrangente e podem ser utilizados profusamente no futebol americano (Figuras 2.56 e 2.57).

Outros apetrechos esportivos que podem causar sérias fraturas na face são os tacos de golfe (Figura 2.54), cuja forma anatômica e o material de que são feitos podem ser a causa de graves traumatismos na face, se forem usados impetuosamente.

As Figuras 2.56 e 2.57 mostram protetores faciais complementares feitos de um metal bastante resistente e usados no futebol americano e no rúgbi, principalmente.

A Figura 2.59 mostra tipos de protetores de queixo com as devidas amarrações para impedir que se soltem durante as disputas; são conhecidos como protetores de queixo 4PT com taça dura (*Deep Cut*). A Figura 2.60 mostra como se utilizam esses protetores para complementar a proteção do usuário.

Yamada *et al.*, em estudos desenvolvidos a partir de 1998, analisaram a ocorrência de traumatismos bucais e dentais relacionados à prática esportiva, e um índice de apenas 0,8% ocorreu em atletas usuários de protetores intraorais. Outros autores, entretanto, dentre os quais Sane e Ylipaavalniemi (1988), encontraram um índice de 4,3% de traumatismos no grupo usuário de proteção.

Esses mesmos autores, em estudos posteriores em outros grupos de atletas, encontraram resultados divergentes, como, por exemplo, 9,7% nos jogadores de handebol e 9,7% nos jogadores praticantes de basquete. Esse trabalho, entretanto, como acrescentam os autores, não se relaciona com o uso dos protetores bucais nem com a prática dos mencionados esportes.

▶ PROTETORES BUCAIS (PROTETORES INTRAORAIS) (FIGURA 2.58)

Um protetor bucal é um aparelho que se encaixa nos dentes para protegê-los contra qualquer tipo de impacto. Deve ser usado sempre que a pessoa participa de atividades esportivas que envolvam a possibilidade de quedas, contatos físicos bruscos ou choques com objetos voadores ou de saltos, como o futebol, basquete, beisebol, rúgbi, hóquei, skates, ginástica, ciclismo ou qualquer atividade que possa produzir ferimentos na cavidade oral estendendo-se para os periodontos, tanto por via vestibular como lingual ou palatina.

Esses protetores devem ser feitos de material extrarresistente, possivelmente de um acrílico termopolimerizável e transparente, e reforçados por barras de aço internamente. Existem disponíveis para os arcos dentais maxilares e para os mandibulares, além de poderem ser confeccionados em diferentes cores transparentes.

A *facemask* (ou máscara facial) (Figura 2.57) é um dispositivo em forma de grade, bastante resistente, ajustado a um capacete e garantindo uma proteção adicional às estruturas que compõem a face do lutador.

Esse dispositivo, conhecido como *chin strap* (Figuras 2.60) é usado como proteção do *queixo*, sendo utilizado para prender todo o *helmet* na cabeça do jogador, quando esta está solta, provocando a queda do *helmet* quando solto. Protege também a maxila e os dentes contra contatos de bruxismos durante as lutas. Esse material é, atualmente, de uso obrigatório.

Ilustrações a bico de pena feitas pelo Prof. Attílio Lopes.

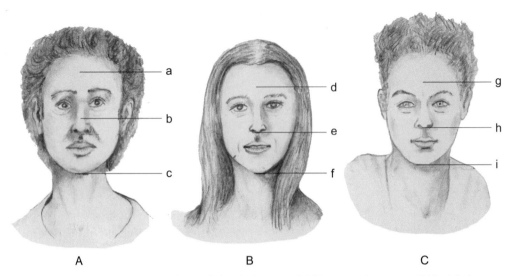

Figura 2.1 Essas três faces desenhadas lado a lado estão divididas em três partes. O ideal de harmonia está nos três segmentos iguais: o superior é chamado de cerebral, o intermediário de respiratório e o inferior de segmento digestório (ou digestivo).

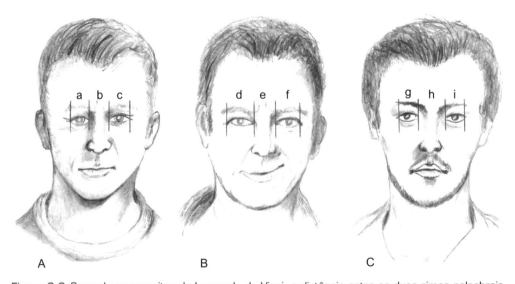

Figura 2.2 Segundo os preceitos de Leonardo da Vinci, a distância entre as duas rimas palpebrais, com os olhos fechados deve ser igual à distância entre os ângulos mediais dos olhos, formando três segmentos iguais, como se vê em A (a = b = c).

Capítulo 2　Arquitetura da Face: Resistência e Fragilidade

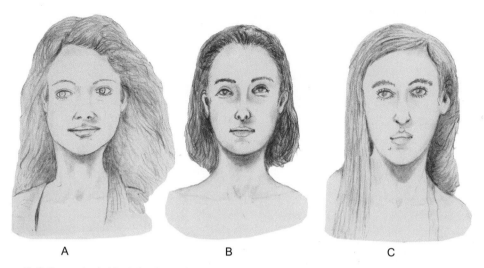

A　　　　　　　　　　B　　　　　　　　　　C

Figura 2.3 Segundo da Vinci, "a distância entre as rimas da boca fechada é uma vez e meia a distância das rimas das pálpebras com os olhos fechados".

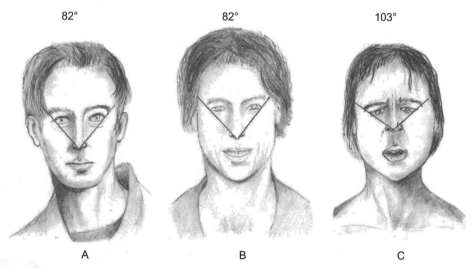

A　　　　　　　　　　B　　　　　　　　　　C

Figura 2.4 Se traçarmos duas retas verticais oblíquas a partir do ápice do nariz tangenciando o ângulo externo de cada olho, deveremos obter um ângulo de aproximadamente 85°.

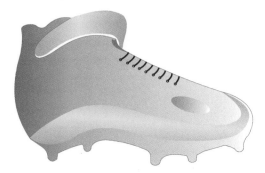

Figura 2.5 Uma chuteira de jogador de futebol que serve para evitar derrapagens e proporcionar melhor pisada durante os jogos.

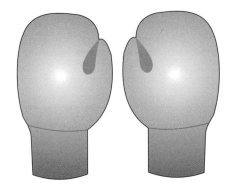

Figura 2.6 Luvas de boxeador dimensionadas para minimizar o impacto do soco na face do oponente.

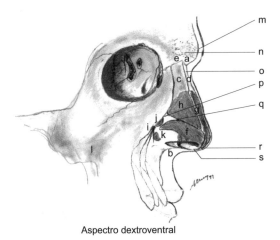

Aspectro dextroventral

Figura 2.7 Vista das cartilagens do nariz e alguns reparos anatômicos do órgão mais saliente da face (*a*: sutura frontonasal [osso frontal]; *b*: cartilagem do septo nasal; *c* e *d*: osso nasal; *e*: sutura frontonasal; *f*: cartilagem alar maior; *g*: dorso do nariz; *h*: cartilagens nasais laterais; *i*: nervo infraorbital; *j*: cartilagens alares maiores; *k*: cartilagens alares menores; *l*: maxila; *m*: margem supraorbital; *n*: glabela [sutura frontonasal]; *o*: sutura internasal; *p*: preenchimento adiposo; *q*: junção entre as cartilagens nasais lateral e alar maior; *r*: cartilagem alar maior, ramo lateral; *s*: cartilagem alar menor, ramo medial).

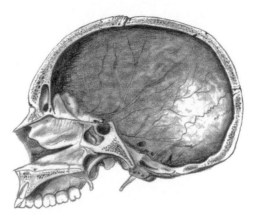

Figura 2.8 Crânio serrado no plano sagital mediano mostrando o extenso lúmen ocupado pelo encéfalo e a forma irregular e cavitária da parte anterior do crânio.

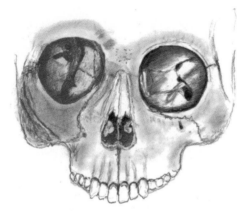

Figura 2.9 Parte do crânio (terço médio, principalmente, mostrando um "afundamento de malar") com disjunção das suturas zigomaticofrontal e zigomaticomaxilar.

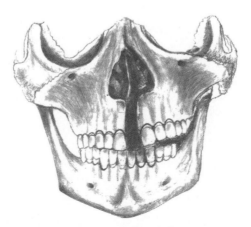

Figura 2.10 Disjunção do processo palatino da maxila direita com disjunção da sutura zigomaticofrontal.

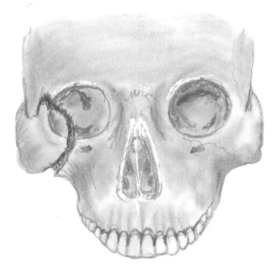

Figura 2.11 Fratura do malar (disjunção zigomaticomalar) com comprometimento da cavidade orbital e do ádito.

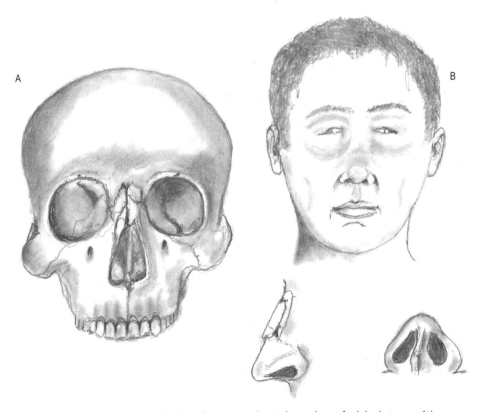

Figura 2.12 Fratura cominutiva dos ossos do nariz e edema facial pós-traumático.

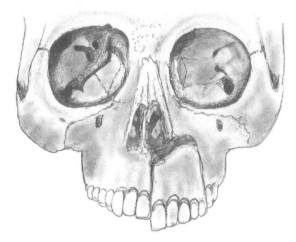

Figura 2.13 Fratura da maxila com destruição do soalho da cavidade nasal à esquerda e deslocamento do processo alveolar maxilar entre a sutura intermaxilar, forame e osso incisivo e a abertura piriforme da maxila.

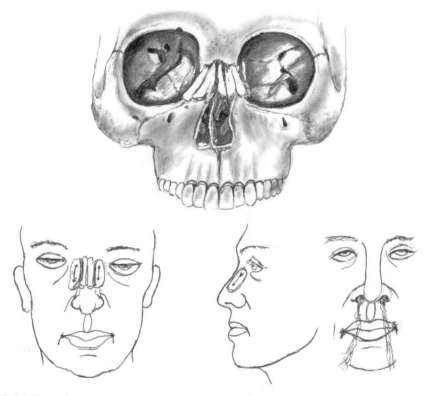

Figura 2.14 Grave fratura cominutiva dos ossos nasais com afundamento do osso lacrimal e comprometimento da face orbital de ambas as cavidades orbitais.

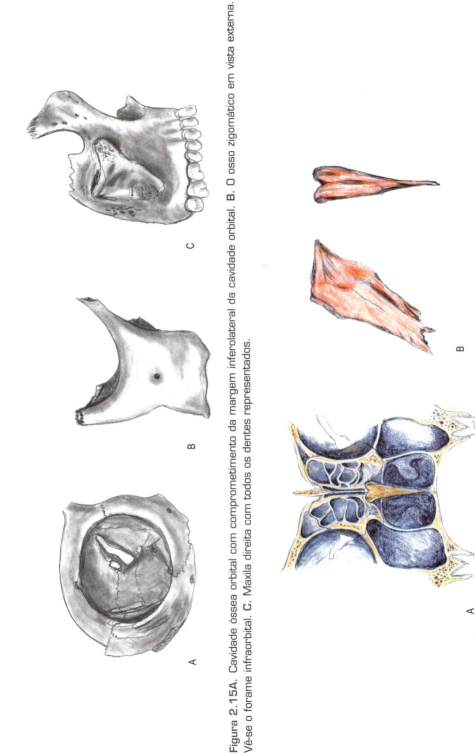

Figura 2.15A. Cavidade óssea orbital com comprometimento da margem inferolateral da cavidade orbital. B. O osso zigomático em vista externa. Vê-se o forame infraorbital. C. Maxila direita com todos os dentes representados.

Figura 2.16A. O osso etmoide (lâmina perpendicular) divide as fossas nasais em duas cavidades contíguas. B. O osso considerado visto de frente e de lado.

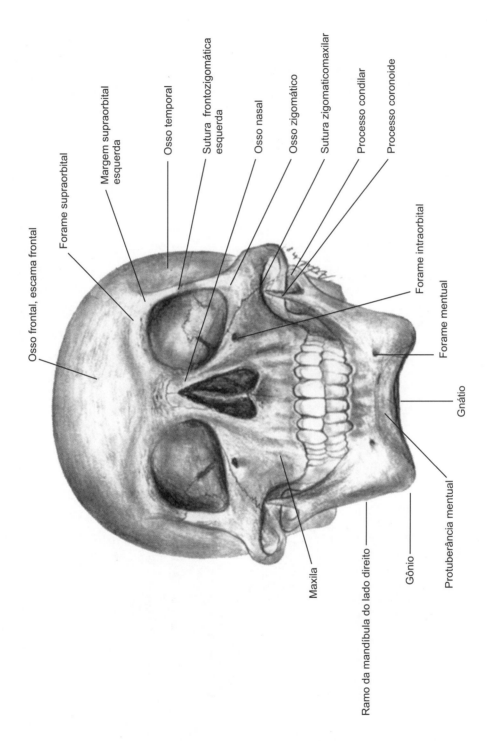

Figura 2.17 Crânio em vista frontal com o mento ligeiramente levantado para mostrar as principais referências anatômicas ósseas da face.

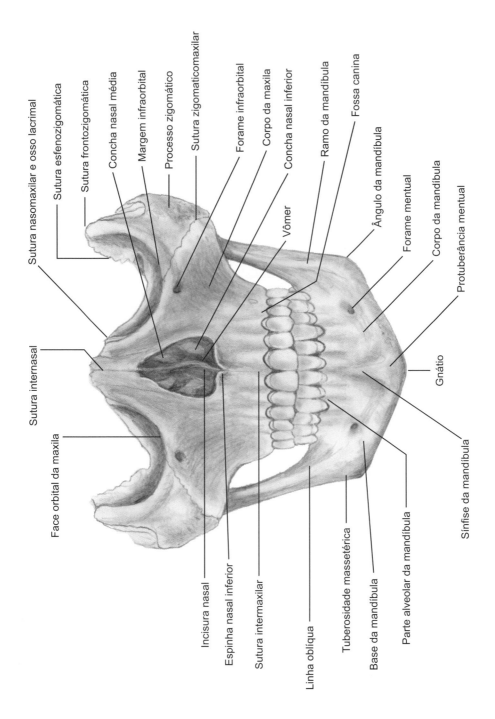

Figura 2.18 EFF, do mento até a sutura frontointernasal, e suturas frontozigomáticas.

Capítulo 2 Arquitetura da Face: Resistência e Fragilidade 49

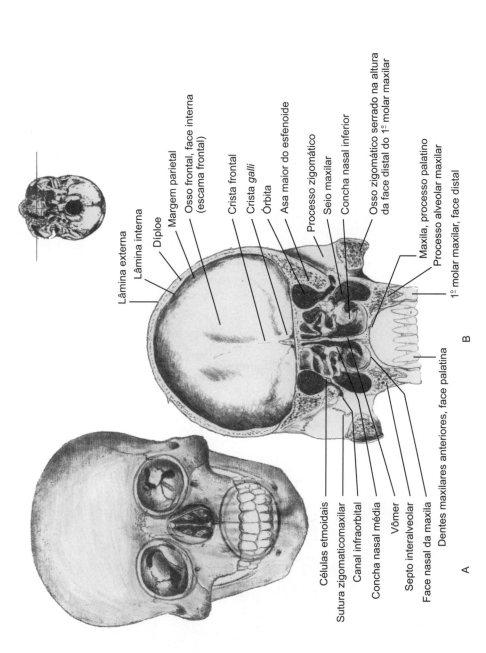

Figura 2.19A. Sítios da face com as estruturas cavitárias. **B.** Corte de um crânio (sem a mandíbula) na altura indicada no destaque em cima, à direita.

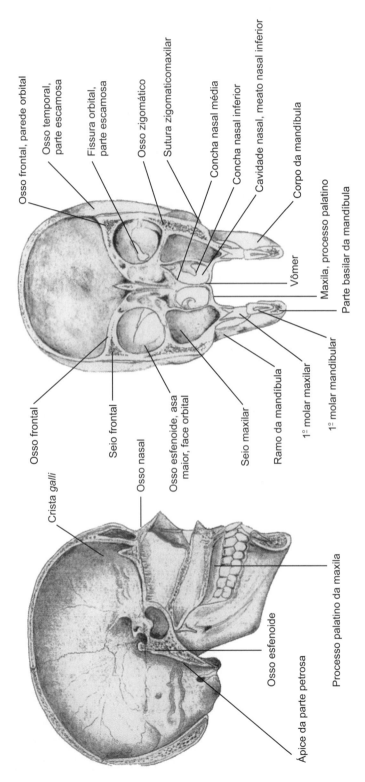

Figura 2.20 Preparados anatômicos de crânios secos, à esquerda, pelo plano sagital mediano e, à direita, pelo plano frontal.

Capítulo 2 Arquitetura da Face: Resistência e Fragilidade

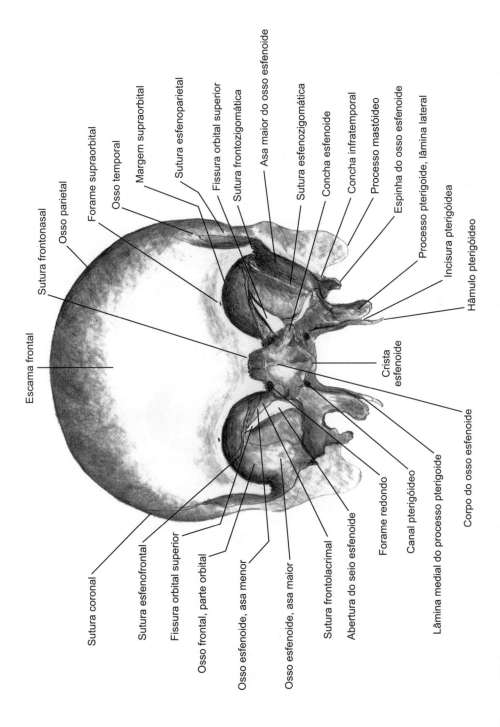

Figura 2.21 Osso frontal e estruturas ósseas pertencentes ao neurocrânio, incluindo o hâmulo pterigóideo – a parte mais caudal do neurocrânio.

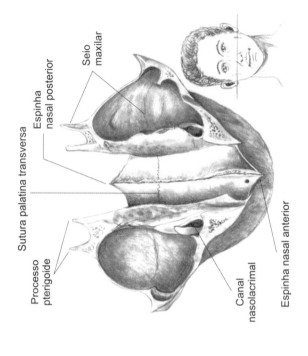

Figura 2.22 Corte, em plano transversal, na altura da região nasal, como visto no destaque à direita, para mostrar a solução de contiguidade entre os seios paranasais e o soalho da cavidade nasal.

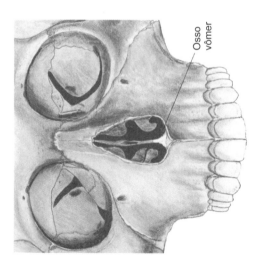

Figura 2.23 Relação do vômer com o soalho da cavidade nasal e a sutura internasal.

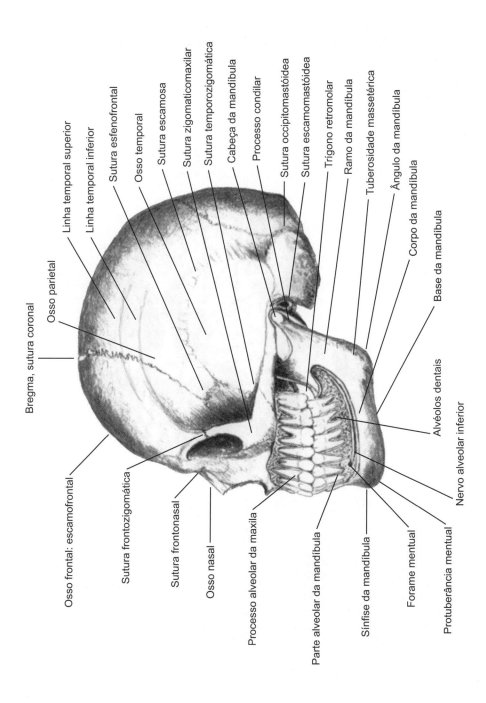

Figura 2.24 A figura mostra, parcialmente decorticado, quase todo o terço médio da face e o espaço ocupado pelos dentes (coroas e raízes).

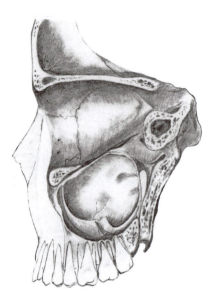

Figura 2.25 A solução de íntima vizinhança das cavidades da face é responsável pelas zonas de fragilidade do terço médio da face. Aqui vemos o seio paranasal direito e a cavidade orbital ipsolateral.

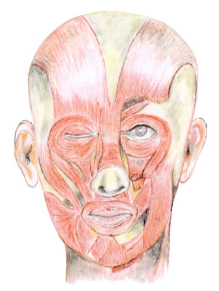

Figura 2.26 Vista frontal dos principais músculos da face, os primeiros a serem afetados diante de um trauma facial, esportivo ou não. O músculo do epicrânio, ou músculo occipitofrontal (ventre frontal), não pertence à face, mas ao neurocrânio.

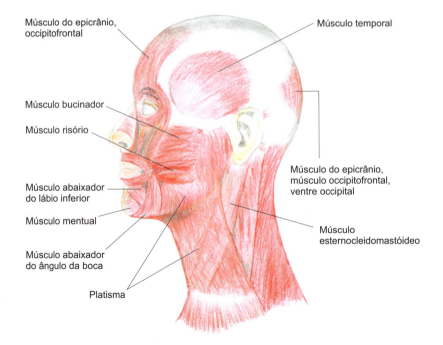

Figura 2.27 Vista lateral dos músculos da face.

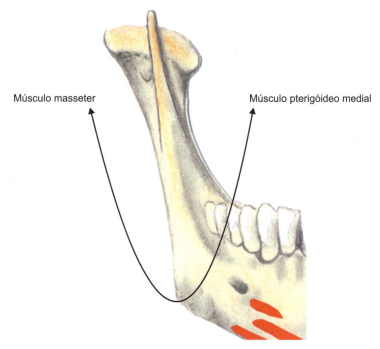

Figura 2.28 Representação esquemática da ação agônica (músculo masseter) e antagônica dos músculos masseter e pterigóideo medial (antagônico).

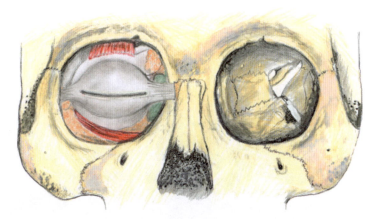

Figura 2.29 Áditos dos bulbos dos olhos com estruturas complementares. Todas podem ser afetadas por uma lesão mecânica na face.

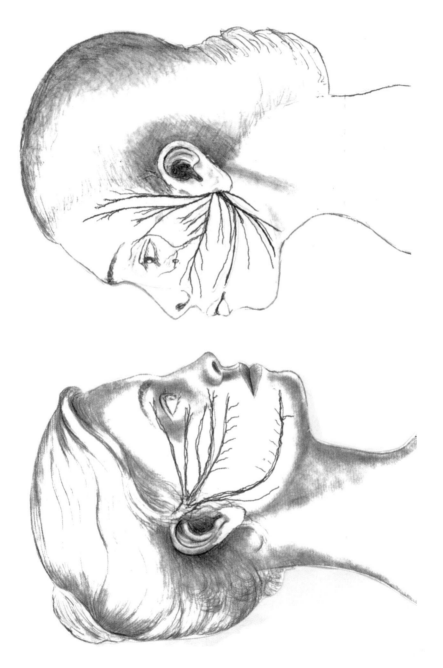

Figura 2.30 Representação concisa das zonas de ação do V (à esquerda) e do VII pares cranianos.

Capítulo 2 Arquitetura da Face: Resistência e Fragilidade

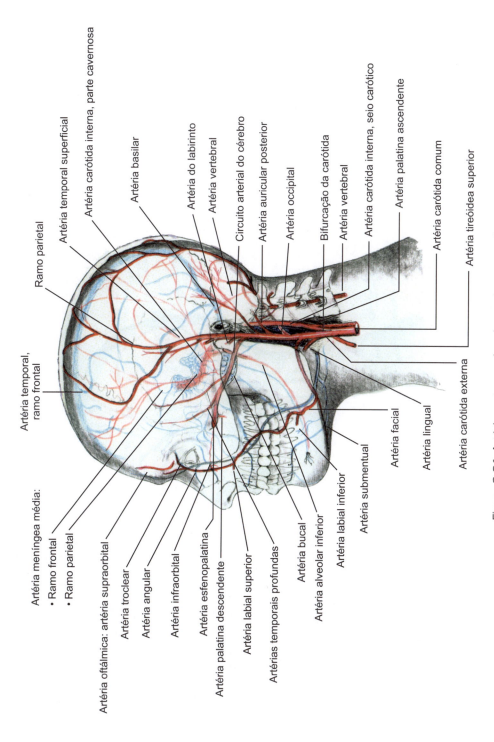

Figura 2.31 Artérias externas da cabeça, vista esquerda.

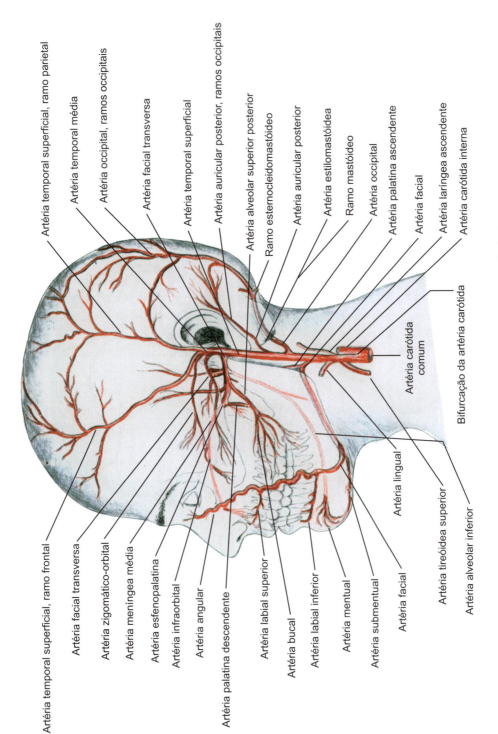

Figura 2.32 Vista lateral da artéria carótida externa e seus principais ramos.

Capítulo 2 Arquitetura da Face: Resistência e Fragilidade

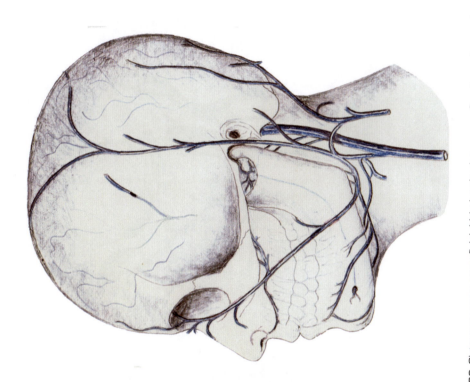

Figura 2.33 Sistema venoso superficial. Veia jugular interna e afluentes extracranianos.

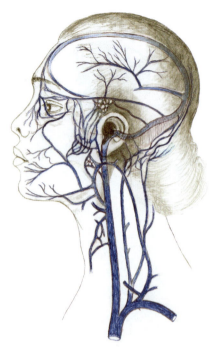

Figura 2.34 Veias jugulares interna e externa, veias sublinguais, veias mentuais, plexo pterigóideo (seio cavernoso) e veias tireóideas.

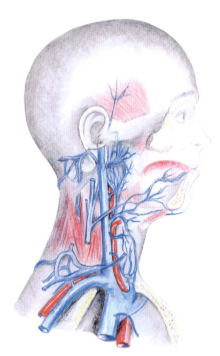

Figura 2.35 Sistema venoso profundo e veias jugulares externa e interna.

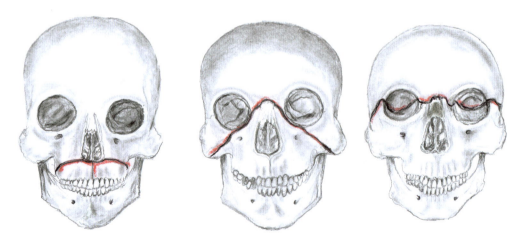

Figura 2.36 Zonas de fratura transversa completa dos osso da face segundo Le Fort. Da esquerda para a direita: Le Fort I ou fratura de Guérin; Le Fort II ou fratura piramidal; e Le Fort III ou disjunção craniofacial.

Capítulo 2   Arquitetura da Face: Resistência e Fragilidade

61

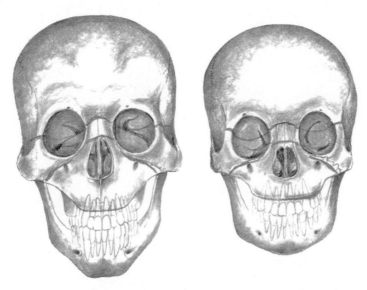

Figura 2.37 Linhas ou pilares de resistência de Ombrédanne, independentemente da forma do crânio.

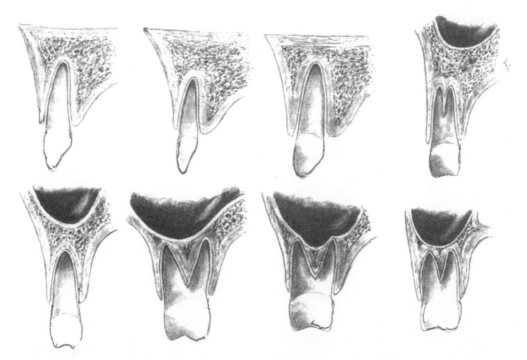

Figura 2.38 A proximidade da raiz (ou raízes) é um fator importante no contexto da fragilidade ou resistência de uma região da face. Nessa sequência de desenhos podemos ver que, à medida que os dentes se distanciam do plano mediano, vão se aproximando de zonas orificiais – no caso, dos soalhos dos seios paranasais.

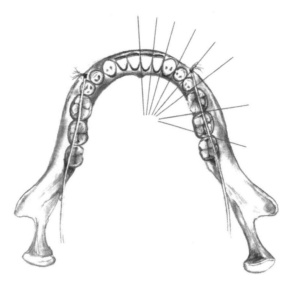

Figura 2.39 Cortes tangentes às faces mesiais dos dentes mandibulares mostram diferentes comportamentos em relação à fragilidade ou à resistência dos ossos basilares da mandíbula.

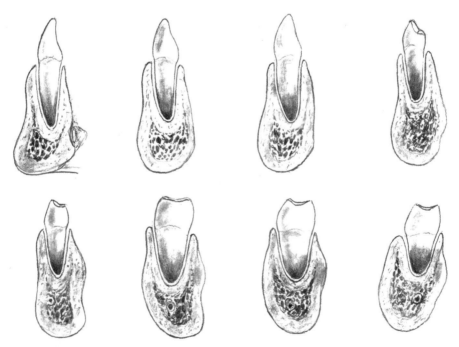

Figura 2.40 Os cortes ilustrados na Figura 2.39 mostram diferentes espessuras do osso basilar e, consequentemente, de resistência de cada parte do corpo da mandíbula.

Capítulo 2   Arquitetura da Face: Resistência e Fragilidade

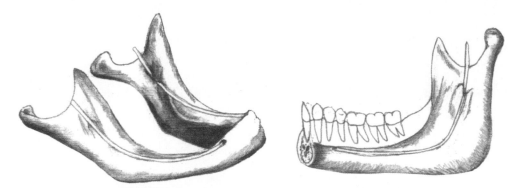

Figura 2.41 As duas mandíbulas da figura mostram que a presença de dentes determina a existência de uma mandíbula dotada de resposta positiva à agressão, mas o que faz a força desse osso é a parte basilar.

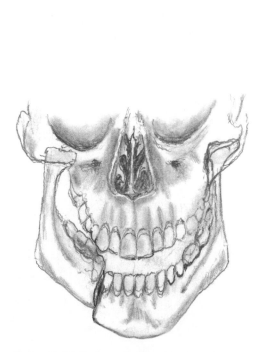

Figura 2.42 Fratura simples de corpo da mandíbula, região de I e II pré-molares. Pode ser resolvida com o uso de miniplanas, aplicação do arco de Erich ou pelo método de Ilizarov.

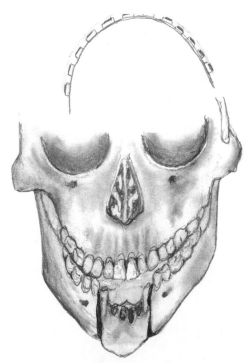

Figura 2.43 Fratura bilateral, parassinfisiária. Pode ser tratada como primeira opção com a aplicação do arco de Erich em ambos os arcos, mas com a correção prévia da oclusão.

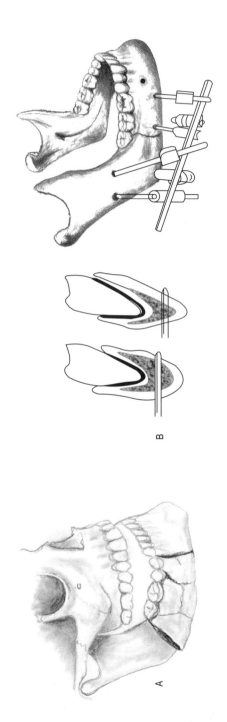

Figura 2.44A. Essa fratura composta e cominutiva do corpo da mandíbula, até o gônio, pode ser tratada com (a) aplicação do arco de Erich em ambos os arcos e (b) colocação de dispositivo de Ilizarov. **B.** Dispositivo de Ilizarov com seus acessórios móveis. Notar que a extremidade dos pinos deve ultrapassar 0,5 mm a cortical oposta do osso.

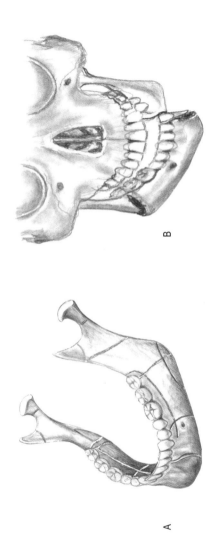

Figura 2.45A. O desenho dessa mandíbula mostra, em linhas contínuas, as diversas zonas de fragilidade do corpo, do ângulo e do ramo da mandíbula. **B.** Fratura do corpo da mandíbula.

Capítulo 2 Arquitetura da Face: Resistência e Fragilidade

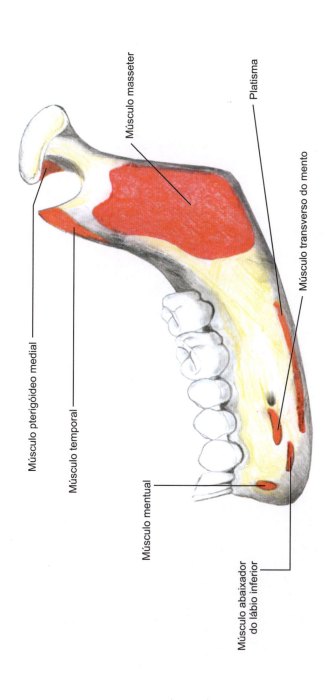

Figura 2.46 Representação esquemática de uma mandíbula com as regiões de inserção dos músculos que movimentam a mandíbula (músculos mastigadores).

66 Odontologia do Esporte – Uma Abordagem Multiprofissional

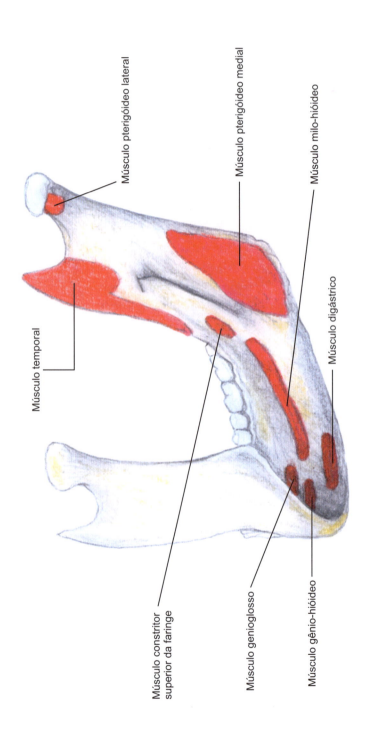

Figura 2.47 Vista posterior da mandíbula com os mesmos músculos apontados na Figura 2.46 e suas áreas de inserção no corpo e no ramo do osso.

Capítulo 2   Arquitetura da Face: Resistência e Fragilidade

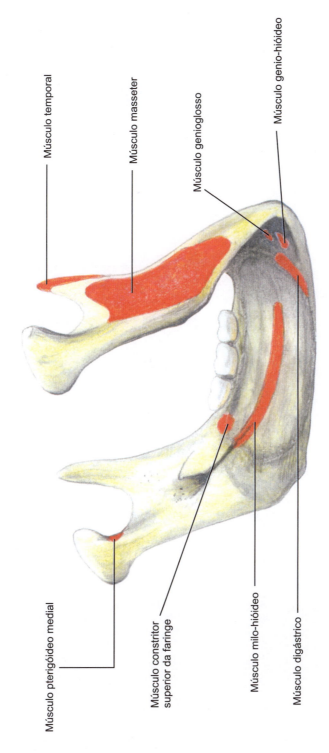

Figura 2.48 Vista posterolateral das áreas de inserção do músculo milo-hióideo e do músculo masseter.

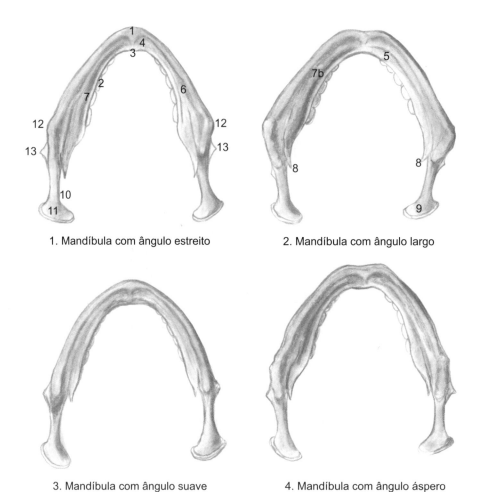

Figura 2.49 Vista caudal de quatro mandíbulas mostrando as diferenças morfológicas entre elas. A mandíbula 2 é considerada de "ângulo largo" e, assim, propicia a exposição a traumatismos ósseos da face.

Capítulo 2 Arquitetura da Face: Resistência e Fragilidade

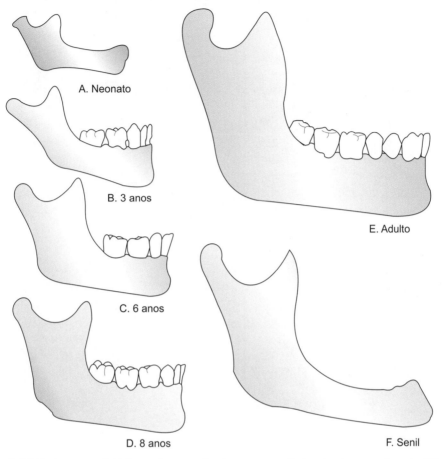

Figura 2.50 Evolução morfológica e de tamanho de uma mandíbula, desde o nascimento (A) até a senilidade (F). Durante esse período de vida do indivíduo, a mandíbula aumenta 4 vezes em volume.

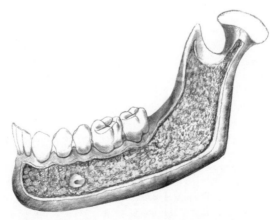

Figura 2.51 Nesse preparado anatômico de uma hemimandíbula, vista pela face lateral, observa-se uma ampla área de decorticação, mostrando que todos os ossos seguem esse mesmo padrão arquitetônico: uma parte (externa) cortical e outra (interna) esponjosa.

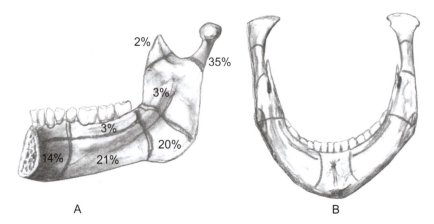

Figura 2.52 A. Vista média: porcentagem de ocorrência de fraturas em cada parte do osso. B. Vista posteroanterior: porcentagens de ocorrência de fraturas em cada setor da mandíbula.

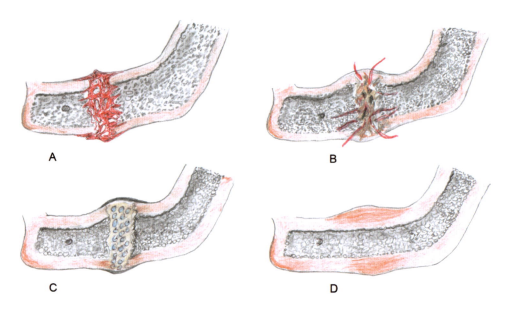

Figura 2.53 A a D. Sequência da regeneração de uma fratura de um osso longo (no caso, do corpo de uma mandíbula, segundo van de Graaff. A. O sangue escoa dos vasos sanguíneos rompidos, formando um hematoma. B. Forma-se osso esponjoso nas regiões próximas aos vasos sanguíneos em desenvolvimento, e a fibrocartilagem forma-se em regiões mais distantes. C. A fibrocartilagem é substituída por um novo osso. D. Os osteoclastos removem o tecido ósseo em excesso, fazendo um novo osso com estrutura muito semelhante à original.

Capítulo 2   Arquitetura da Face: Resistência e Fragilidade   **71**

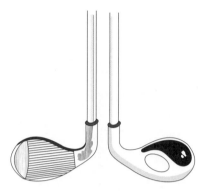

Figura 2.54 Os tacos de golfe, assim como os tacos de beisebol, são virtuais causadores de traumatismos faciais se não forem utilizados por mãos treinadas.

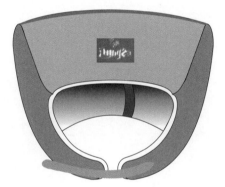

Figura 2.55 Esse *helmet* (elmo) é utilizado obrigatoriamente pelos boxeadores durante os treinos e, principalmente, nas disputas oficiais. Protege o nariz, a boca, a face e as orelhas.

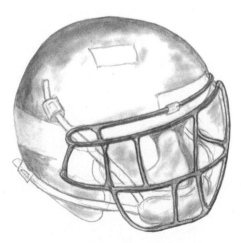

Figura 2.56 Protetores faciais complementares feitos de aço rígido para a proteção prioritária da face.

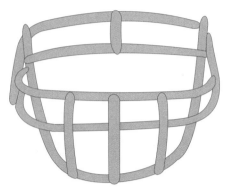

Figura 2.57 Protetor facial usado nas disputas de futebol americano, como complemento do *helmet*.

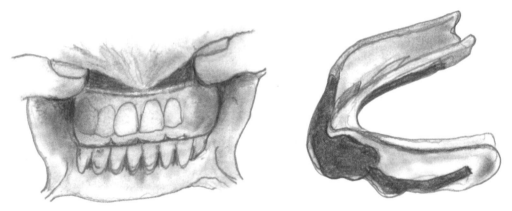

Figura 2.58 Protetores bucais (ou intraorais) usados pelos lutadores com contatos corporais muito próximos. Existem em diferentes modelos e cores, e são confeccionados sob medida. Quanto melhor for o ajuste nos arcos dentais maior será a proteção. À esquerda, o desenho de um protetor transparente maxilar e, à direita, um protetor bucal mandibular.

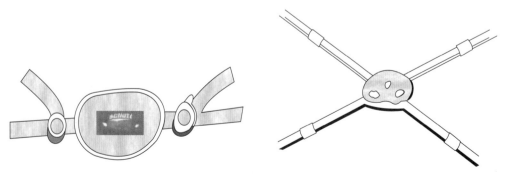

Figura 2.59 Protetores de queixo ou ION HC taça dura, com a taça exterior feita de policarbonato. As correias são para uma melhor fixação no capacete, como se vê na figura.

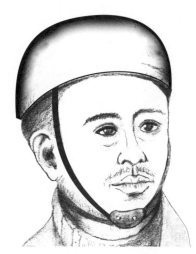

Figura 2.60 Um *chin strap* (protetor de queixo) colocado para melhor fixação no protetor da cabeça, qualquer que seja o modelo utilizado pelo lutador.

Bibliografia

Alsop D, Kennett K. Skull and Facial Trauma. *In:* Nahum AM, Melvin J. *Accidental Injury: Biomechanics and Prevention.* Berlim: Springer, 2002: 24-258.

Amaral EA, Baldan CM. O atleta e o apertamento dental relacionado a ocupações esportivas. *Anais Eletrônicos do 35º Congresso Internacional de Odontologia de São Paulo.* CIOSP, 2007.

Aprile H, Figún H. *Anatomia Odontologica,* 3ª ed. Buenos Aires: Editorial Atheneu, 1965.

Artigo Editorial Bibliomed. *Trauma Maxilofacial: Avaliação e Tratamento Inicial.* www.boasaude.uol.com.br.

Carvalho MF *et al.* A importância da odontologia desportiva. *Anais Eletrônicos do 25º Congresso Internacional de Odontologia de São Paulo.* CIOSP, 2007.

Collares MVM. *Traumatismo Facial. In:* www. Abcdasaude.com.br. Artigo php?426.

Dingman R, Natvig P. *Surgery of Facial Fractures.* Philadelphia: Saunders Company, 1964.

Graziani M. *Cirurgia Bucomaxilofacial,* 8ª ed. Rio de Janeiro: Guanabara Koogan, 1995.

Ilizarov GA. The lesion-stress effect in the genesis and growth of tissues. Part II: Influence of the rate aod frequence of distraction. *Clin Orthp Relat Res,* 1989; 239:263-85.

Kruger GO. *Cirurgia Bucal e Maxilofacial,* 5ª ed. Rio de Janeiro: Guanabara Koogan, 1984.

Lopes A. *Dicionário Ilustrado de Fisioterapia,* 2ª ed. Rio de Janeiro: Guanabara Koogan, 2009.

Nahum AM, Melvin J. *Accidental Injury: Biomecanics and Prevention.* Berlim: Springer, p 254-258.

Porter S. *Dictionary of Physiotherapy.* London: Elsevier, 2005.

Ries Centeno G. *Cirurgia Bucal,* 5ª ed. Buenos Aires: El Atheneu, vol. 1, 1957.

Siqueira DF *et al. Odontologia Desportiva na Luta pelo Conhecimento – Revisão da Literatura e Discussão de Casos.* Chatalat Esportes, Nov 2007.

Tanaka N *et al.* Maxilofacial fractures sustained during sport. *J Oral Maxilofac Surg,* 1996; 54(6):715-19.

The Harper Collins Medical Dictionary, 4th ed. New York: Harper Resource, 2001.

Van de Graaff K. *Anatomia Humana,* 6ª ed. São Paulo: Manole, p 20-03.

Yamada T *et al.* Oral injury and mouthguard usage by athletes in Japan. *Endod Dent Traumatol,* 1998; 14(2):84-84.

Zanini AS. *Cirurgia e Traumatologia Bucomaxilofacial de Fraturas do Maxilar.* Rio de Janeiro: Revinter, 1990:125-49.

Capítulo 3

Saúde Geral do Atleta e sua Relação com o Desempenho Físico

Arnaldo José Hernandez
Felipe Hardt

O campo da Medicina Esportiva tem crescido e se organizado radicalmente em resposta à expansão no número de participantes nos esportes amadores e profissionais. Existem interesses, em várias instâncias, de que a *performance* melhore. Respondendo a esse panorama inúmeras associações dedicadas à medicina esportiva surgiram.

Essa proliferação das organizações em medicina esportiva tem elevado a qualidade da área em todo o mundo. Algumas contribuições da medicina esportiva foram algumas técnicas cirúrgicas minimamente invasivas, a descoberta do efeito deletério da imobilização prolongada e a identificação legal e ética de alguns caminhos para melhora de desempenho. Outros avanços podem ser citados nas áreas de Fisiologia, Biomecânica e Cinesiologia do Movimento, e, obviamente, no manejo e avaliação das lesões esportivas.

Estudos recentes têm demonstrado que o controle dos fatores de risco associado às lesões no esporte, especialmente aquelas vistas em atletas jovens, tanto agudas como crônicas pode reduzi-los em até 50% por implementação de programas preventivos.

Disse modo, diversas especialidades afins com a medicina esportiva estão produzindo novos conhecimentos ou particularidades nessa população tão peculiar como os esportistas: a cardiologia, estudando como deve ser feita uma avaliação para minimizar os risco de um evento cardíaco, ou mesmo avaliar a saúde do atleta; a pneumologia, tentando acessar patologias subclínicas que possam influenciar o desempenho de um atleta de elite; a nutrição, otimizando a recuperação ou mesmo tentando manter os estoques de substratos pelo maior tempo possível; a imunologia e infectologia, manejando as infecções oportunistas pela diminuição da imunidade após um grande estresse físico, ou mesmo tentando prevenir doenças endêmicas em visitantes estrangeiros; e a ortopedia, investigando e manejando os problemas agudos e crônicos que, muitas vezes, surgem por um fator que está longe dos consultórios.

▶ SAÚDE DO APARELHO LOCOMOTOR

Neste tópico será abordada a prevenção. Nesse contexto, prevenção será sinônimo de prevenção primária. Dentro dessa gama, temos a promoção de saúde e a prevenção de lesão.

Serão abordados não apenas os casos clássicos de prevenção primária no esporte, como também aquele atleta que utiliza algum dispositivo ou treinamento com o objetivo de minimizar o risco de lesão.

Trataremos igualmente dos casos de lesão em que é possível intervir com algumas estratégias para diminuir o risco de uma nova lesão ou relesão.

Já a prevenção secundária se dá no diagnóstico precoce e na intervenção para limitar o desenvolvimento da desabilidade ou reduzir, novamente, o risco de relesão.

E, por fim, a prevenção terciária tem foco a reabilitação para reduzir e corrigir a existência de desabilidades atribuídas a doenças estabelecidas.

De modo geral, em uma estratégia de prevenção vale destacar alguns fatores importantes que podem auxiliar a prevenir as lesões e manter a saúde geral do atleta:

- Aquecimento
- Alongamento
- "Esparadrapagem" e uso de órteses
- Equipamentos de proteção
- Equipamento adequado
- Superfície apropriada
- Treino adequado.

Os clínicos que querem prevenir lesões sistematicamente podem embasar sua atuação em dois modelos clássicos:

- Primeiro modelo ou de van Mechelen (1992) (Figura 3.1).
- Segundo modelo (mais moderno) ou de Meeuwisse modificado por Bahr & Krosshaug (Figura 3.2).

Cada tipo de lesão e cada esporte têm padrões típicos, e, para a equipe médica, é importante consultar a literatura a fim de determinar quais são essas lesões e quais os mecanismos para o esporte em questão.

Existe um modelo que pode ser usado para identificar as potenciais causas.

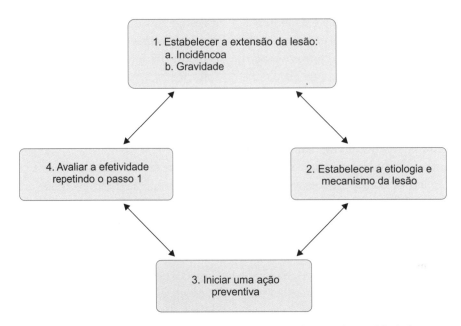

Figura 3.1 Prevenção de lesões segundo o modelo clássico de van Mechelen.

Capítulo 3 Saúde Geral do Atleta e sua Relação com o Desempenho Físico

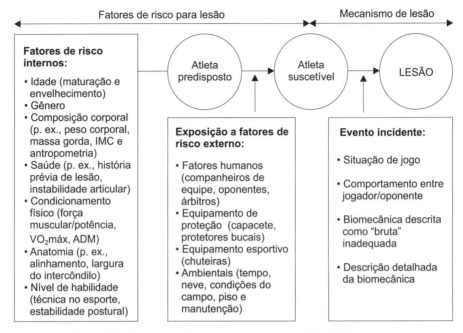

Figura 3.2 Prevenção de lesões segundo o modelo de Meeuwisse.

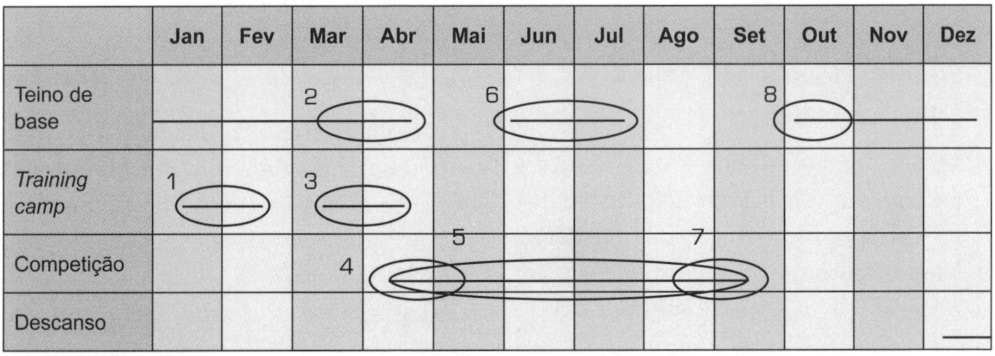

	Jan	Fev	Mar	Abr	Mai	Jun	Jul	Ago	Set	Out	Nov	Dez
Teino de base			2		6				8			
Training camp	1		3									
Competição				4	5			7				
Descanso												

1. Mudanças: fuso horário, piso, ambiente (clima), altitude, ênfase na parte defensiva, podendo desencadear lesão de adutores.
2. Transição para maior parte dos treinos em quadra de alta intensidade associada a jogos/treinos pesados, piso duro.
3. Novo período de *camping*, prática muitas vezes em quadras escorregadias.
4. Início da temporada competitiva. Grande concentração de jogos e calendário muitas vezes mal planejado. Grande risco de lesões por *overuse*, período de treinamento de força pesado.
5. Alto risco de lesões agudas durante o período competitivo.
6. Sobreposição do período de base intenso com exercícios de força intensos não usuais e treinamento pliométrico aumentando o risco de tendinopatias e lesões musculares.
7. Final da temporada competitiva. Período ideal para tratamento de lesões insidiosas de maneira mais agressiva. Esperar que as lesões curem só pelo descanso não é recomendado.
8. Transição para o treinamento de base com períodos de corridas e tiros.

Figura 3.3 Perfil de risco. Exemplos de períodos da temporada quando a equipe de Basquetebol Universitário Norte-Americano pode estar sujeita a maior risco de lesão.

▶ SAÚDE BUCAL NO ESPORTE

Adolescentes

Os adolescentes devem ser encorajados a participar de exercícios físicos vigorosos, com frequência praticamente diária. Devem ser estimulados a participar de atividades competitivas na medida de suas capacidades. Eles podem experimentar não só os benefícios fisiológicos do esporte, como também desenvolver capacidades motoras, socialização e um senso de compromisso com sua saúde e bem-estar.

Apesar de todos os benefícios, existem riscos pertinentes à participação em atividades esportivas. Um dos riscos que devem ser pontuados pela equipe médica e dental é o relacionado à saúde e à segurança bucal. E o trauma relacionado ao esporte é o principal.

Cuidados Bucais em Atleta Jovem

- Lesões dentárias, tais como fissuras, podem ser um grande gatilho ou fator de piora na evolução de uma cárie. Nesses casos, há a necessidade de otimização da higiene dentária e avaliação e acompanhamento por um profissional especializado.
- Consumo de bebidas esportivas, *junk food*, doces em geral, ou de qualquer bebida rica em carboidratos simples, pode desencadear ou piorar a progressão de uma gama de problemas bucais em atletas.
- O desenvolvimento de doenças periodontais e gengivais pode ser atribuído às flutuações hormonais particulares dessa fase da vida, e, se estiverem elas associadas a hábitos como tabagismo ou, ainda a algumas doenças sexualmente transmissíveis, podem ser catastróficas.
- Alterações anatômicas e funcionais podem aparecer nesse período de desenvolvimento, como maloclusão e alterações na articulação temporomandibular.
- Dores e patologias associadas ao terceiro molar.
- Manifestações orais e sistêmicas de transtornos alimentares como anorexia e bulimia em mulheres, normalmente associados à tríade da mulher atleta, e mais recentemente em homens pela busca obsessiva do corpo perfeito, o "complexo de Adônis".
- Aumento potencial dos traumas bucais, automobilísticos, atos de violência e, particularmente, associados ao esporte.

Nutrição e Saúde Bucal em Atletas Jovens

Geral

Uma nutrição ótima objetiva todo o potencial de desenvolvimento e crescimento do adolescente. Uma dieta bem balanceada deve ser enfatizada, e "desvios" alimentares não podem ser menosprezados. Dietas ricas em gordura podem, a longo prazo, acarretar deficiências específicas de micronutrientes passíveis de afetar o desenvolvimento e o crescimento. Além disso, ingesta excessiva não associada a uma atividade física programada que possa balanceá-la aumenta o risco de doenças cardiovasculares e diabetes.

Ao Atleta

É certo que o atleta deve e necessita manter maior ingesta proporcional ao seu nível de treinamento ou atividade física. As demandas energéticas de macro e micronutrientes devem ser ponderadas e supridas de modo a não exceder e tampouco ficar em déficit. Aos atletas de alto nível, essas premissas são cruciais para atingir o desempenho desejado e a progressão dele ao longo de uma temporada.

A dieta esportiva parte de uma padronização clássica da pirâmide alimentar: com número de alimentações mínimas por dia, vegetais, frutas, carnes e massas.

▶ SAÚDE CARDIOVASCULAR NO ESPORTE

A avaliação pré-participação (APP) é idealmente feita como parte de uma rotina de exames de saúde realizada por um médico generalista do atleta. Deve-se considerá-la parte integrante de exames de saúde preventiva de todos os adolescentes e crianças que realizam uma atividade esportiva regular, sobretudo quando competitiva.

Em todos os esportes, a APP deve ser regulamentada pelos órgãos administrativos das associações atléticas. Existem diferentes tipos de avaliações, considerando-se o nível de *performance* do avaliado.

Os objetivos principais dessa avaliação são: otimizar a saúde, segurança, desempenho ou *performance*. Já os objetivos específicos são descritos no Quadro 3.1.

Não há, na literatura, suporte suficiente para que uma APP possa predizer o desenvolvimento de uma lesão do aparelho locomotor, ou mesmo prevenir tal lesão. No entanto, essa avaliação pode

Quadro 3.1 Objetivos da APP

- Promover um primeiro contato com o departamento médico.
- Triagem de uma condição possivelmente tratável.
- Revisar o histórico de lesões e identificar sequelas relevantes.
- Identificar doenças e/ou lesões atuais.
- Guiar atletas com condições crônicas a otimizar suas participações no esporte, conforme sua condição/desabilidade.
- Identificar fatores que aumentem o risco de futura lesão ou doença.
- Identificar fatores que influenciam a *performance*.
- Revisar se as medicações utilizadas estão em conformidade com a agência *antidoping*.
- Orientar e aconselhar.
- Esclarecimentos médicos na participação no esporte.
- Desenvolver uma relação entre o atleta e a equipe de medicina esportiva.

detectar condições subclínicas ou assintomáticas que podem ter tratamento curativo e definitivo, como algumas causas de morte súbita no esporte.

O desenvolvimento de uma avaliação-padrão poderá ajudar a melhorar as habilidades para identificar condições enquanto o atleta é ainda jovem, e quando ainda não houver prejuízos para a sua saúde nem para o desempenho de suas funções atléticas.

O avaliador deve revisar a histórica médica esportiva e avaliar as patologias e lesões atuais. Lesões prévias mal reabilitadas podem interferir nas condições atuais, como situações de fraqueza muscular, frouxidão ligamentar e controle neuromuscular inadequado. Detectar fatores que podem ser trabalhados e passíveis de influenciar em futuras lesões.

Patologias traumáticas podem ter consequências que aparentemente são difíceis de detectar e acompanhar. A concussão cerebral pode deixar o atleta com sintomas por longo tempo e passar despercebida por muitos profissionais experientes do esporte. É patologia bastante estudada e valorizada pelo seu alto grau de morbidade atualmente. Por isso e muitos outros motivos, deve ser considerada no momento de uma APP de qualidade. Deve-se determinar se o paciente está seguro para atuar em esporte de contato, ou se ele necessita aguardar até os sinais e sintomas melhorarem e, com isso, minimizar o risco e não prolongar ainda mais sua recuperação.

O manejo inadequado de condições crônicas pode deixar o atleta com deficiências e limitações permanentes. Por outro lado, um manejo adequado pode otimizar o desempenho atlético, mantendo a saúde do esportista em bom nível, sem consequências mais sérias no futuro.

Nos altos níveis de desempenho, os chamados atletas de elite ou profissionais necessitam de avaliações psicológica, social e dos fatores nutricionais, pois esses aspectos podem também influenciar de modo essencial o desempenho. As medicações utilizadas regularmente pelo atleta também devem ser verificadas, pois a lista de *doping* é modificada anualmente, e muitas medicações hoje em dia são compostas de uma miríade de substâncias.

De modo geral, a APP fornece informações relevantes e práticas beneficiando o atleta e focando na *performance*, mas sem negligenciar a saúde geral.

Historicamente, a APP foi criada para atletas competitivos, desde os níveis escolares até o atleta profissional ou de elite.

Os profissionais aptos à realização das APP, segundo o Consenso do *Team Physician* do Colégio Americano de Medicina Esportiva, são aqueles com habilidades para avaliar os sistemas osteomuscular e cardiovascular. Muitas vezes são necessários dois profissionais, caso não haja um com formação generalista em medicina esportiva.

As APP devem ser realizadas fora de temporada e, de preferência, de 6 a 8 semanas antes do início, para que possam ser realizadas as reabilitações das lesões existentes e avaliações e tratamento das condições médicas verificadas. Não esquecer que, muitas vezes, ao detectar uma alteração em dado exame, isso desencadeia a solicitação de novos exames ou a necessidade de referenciar a um profissional especializado na área.

A frequência das APP varia de acordo com as confederações estaduais e leis que regem os países e continentes. De modo geral, é indicada uma avaliação no ensino fundamental, uma no ensino médio e uma no ensino superior. Após esse nível, poderá ser realizada anualmente, após uma transferência ou ainda com uma frequência maior dependendo dos diagnósticos realizados. Essa avaliação se faz mais necessária em uma equipe em que não haja o acompanhamento por um serviço médico de atenção primária à saúde. Durante os anos de desenvolvimento e crescimento de um adolescente também devem ser feitas avaliações anualmente.

As avaliações devem preferencialmente ocorrer no consultório, pois, assim, pode-se privilegiar a privacidade e fortalecer a relação entre a equipe médica e o atleta. As avaliações baseadas em estações são mais baratas e desenvolvidas com o foco específico para o esporte. No entanto, normalmente são descontínuas por não favorecerem informações mais relacionadas a comportamentos de riscos dos atletas, e os resultados de um sujeito pode influenciar o do outro, pois tudo é feito no mesmo ambiente.

Quadro 3.2 Componentes essenciais de uma avaliação no esporte

Sintomas cardiovasculares
Sintomas pulmonares
Sintomas musculoesqueléticos
Alergias
Infecções/imunologia
Sintomas em ouvido/garganta
Sintomas dermatológicos
Sintomas geniturinários
Sintomas gastrintestinais
Sintomas neurológicos
Sintomas endócrinos/metabólicos
Sintomas oftalmológicos
Sintomas dentários
Sintomas hematológicos

Exame Físico

Deve ser realizado por um profissional que tenha habilidades específicas em identificar alterações ou anormalidades nos sistemas cardiovascular e neurológico nos atletas, e que estejam ou possam estar relacionadas a risco de lesão, desabilidade e até mesmo risco de morte súbita. Para que esse objetivo seja alcançado deve-se padronizar as avaliações minimizando o esquecimento de determinado seguimento. Sugerimos:

- Geral
  - Altura
  - Peso
- Olho, ouvido, nariz e garganta
  - Acuidade visual
  - Simetria pupilar
  - Canal auditivo e membrana timpânica
  - Septo nasal e pólipos
  - Dentes
- Pulmão
  - Murmúrios vesiculares
  - Expansão
- Cardiovascular
  - Pressão arterial bilateral
  - Pulsos radiais e femorais
  - Frequência cardíaca e ritmo
  - Bulhas cardíacas (diastólicas, sistólicas com graduação)
  - Estigmas da síndrome de Marfan
- Abdome
  - Visceromegalia
  - Massas
- Pele
  - *Rash*
  - Lesões
- Genitália
  - Testículos e massas
  - Hérnias
- Musculoesquelético
  - Simetria
  - Amplitude de movimento
  - Força
  - Flexibilidade
  - Equilíbrio
  - Propriocepção
  - Controle motor

- Estabilidade articular
- Coluna
  - Cervical e dorsal
- Ombro
- Cotovelo, punho e mão
- Quadril
- Joelho
- Tornozelo e pé
- Marcha

▶ **SAÚDE RESPIRATÓRIA NO ESPORTE**

O sistema respiratório dificilmente é fator limitante para o desempenho atlético. A integridade desse sistema resulta na liberação do oxigênio no sangue para os músculos e na eliminação dos subprodutos, como o dióxido de carbono. Qualquer disfunção nesses processos resulta em diminuição do desempenho.

Existem sintomas comuns apresentados pelos atletas que podem indicar a presença de doença respiratória:

- Dispneia
- Chiado
- Tosse
- Dor torácica ou aperto

Algum grau de dispneia deve ser considerado normal e faz parte das respostas fisiológicas ao exercício intenso. No entanto, um atleta que apresente sintomas em repouso ou em exercícios de leve a moderada intensidade deve ser investigado para doenças respiratórias ou cardíacas.

A investigação dos quadros respiratórios inicia-se normalmente com espirometria basal, espirometria pré e pós-broncodilatador e, se necessário, um teste de broncoprovocação.

Quadro 3.3 Causas de dispneia em atletas

Agudas
Asma
Causas cardíacas
Infecções
Disfunção de cordas vocais
Broncoespasmo induzido por exercício
Aspiração de corpo estranho (prótese dentária ou goma de mascar)

Crônicas
Asma
Doença pulmonar obstrutiva crônica (DPOC)
Disfunção cardíaca – insuficiência cardíaca congestiva (ICC), isquemia e valvular
Anemia
Doenças metabólicas – diabetes
Disfunções pulmonares
Obesidade

Intermitentes
Asma (maioria dos casos)
Disfunção do ventrículo esquerdo
Estenose mitral
Psicológica

Se as causas suspeitas são do sistema cardiovascular, iniciamos com eletrocardiograma de repouso, ecocardiograma e um teste de esforço. Radiografia de tórax são essenciais para investigação de outras causas como infecção, ICC, DPOC e pneumotórax.

Testes laboratoriais sanguíneos são importantes para avaliar os níveis de hemoglobina e ferro. Fatores psicológicos, como ansiedade, são comuns quando os demais diagnósticos são afastados.

Asma e broncoespasmo induzidos por exercício são obstruções das vias respiratórias associadas ao exercício em atletas que têm asma e não têm diagnóstico de asma, respectivamente. O broncoespasmo desenvolve-se após o exercício ter cessado. O broncoespasmo induzido por exercício ocorre em cerca de 80 a 90% das pessoas asmáticas e em 10% da população geral sem história prévia de asma.

Atletas de elite têm uma alta prevalência de broncoespasmo induzido por exercício, particularmente atletas de esportes de inverno. Nos atletas de esportes de verão as modalidades externas, como o ciclismo e *mountain bike*, apresentam maior prevalência quando comparadas com esportes como levantamento de peso ou pilotos.

O sintoma mais comum em atletas é a tosse, e dificilmente sintomas como sibilos estarão presentes. Em muitos casos, os atletas não apresentam queixas relacionadas ao aparelho respiratório, o que não exclui a possibilidade de um diagnóstico de broncoespasmo induzido por exercício. Geralmente são necessários 5 a 8 min de exercícios extenuantes para desencadear o broncoespasmo por exercício, e o pico dos sintomas ocorre após 5 a 10 min do término da atividade, melhorando após 30 min.

▶ **DOENÇAS INFECCIOSAS NO ESPORTE**

Atletas estão sujeitos às mesmas infecções que a população em geral. No entanto, algumas considerações devem ser levadas em conta quando um atleta adquire uma doença infecciosa. Os profissionais de saúde precisam considerar qual a probabilidade de essa doença afetar atletas de desempenho, a comunicabilidade e as consequências que essa doença trará para a equipe, se for o caso, e as precauções e contraindicações relacionadas à atividade do atleta.

O Quadro 3.4 mostra exemplos das diversas doenças infecciosas que podem afetar os atletas.

Quadro 3.4 Doenças infecciosas mais comuns que podem acometer atletas*

Antraz
Botulismo
Caxumba
Cólera
Coqueluche
Difteria
Doença de Lyme
Doença meningocócica
Encefalite/meningite
Febre amarela
Febre maculosa das Montanhas Rochosas
Febre Q
Febre tifoide
Giardíase
Haemophilus influenzae (doença invasiva)
Hanseníase
Hepatite A aguda
Hepatite B aguda
Hepatite C aguda
Legionelose
Listeriose
Malária
Poliomielite
Psitacose
Raiva (animal e humana)
Salmonelose
Sarampo
Shigelose
Síndrome do choque tóxico (estreptocócica ou outras)
Síndrome hemolítico-urêmica pós-diarreia
Síndrome pulmonar por *Hantavirus*
Tétano
Tuberculose
Varicela

*São apenas alguns exemplos de doenças infecciosas. Independentemente da incidência de cada uma delas, quando ocorrem em atletas durante treinos ou competições, é de bom senso que sejam notificadas aos órgãos da competição e/ou órgãos públicos para que possam ser tomadas medidas de profilaxia secundária para todos os contactantes de risco.

▶ FUNÇÃO IMUNE E EXERCÍCIO

Muito se tem investigado sobre os efeitos dos exercícios na função imune, e a literatura relata tanto efeitos positivos quanto negativos. A relação entre exercício e função imune foi bem descrita por Nieman como uma curva em "J". Nesse modelo, o exercício moderado foi bem descrito como otimizador da função imune, enquanto o sedentarismo e o exercício excessivo como depressores da função imune. Esse efeito depressivo inicia-se 3 a 24 h após o exercício, dependendo da intensidade e duração da atividade. O efeito é mais pronunciado quando o exercício é contínuo, prolongado (>1,5 h), com um VO_2 máximo de 55 a 75%, e quando praticado com o atleta em jejum. A disfunção imune pode durar, dependendo do tipo de exercício, por 1 semana ou mais. Essa supressão fica mais óbvia em atletas que treinam ao longo do ano e para os quais uma discreta infecção pode impactar em grande prejuízo do desempenho. A despeito disso, existem alguns estudos clínicos que atualmente demonstram a ligação direta entre exercício induzindo redução da função imune e aumentando a incidência de infecções clínicas clinicamente confirmadas. No entanto, os efeitos benéficos do exercício sobre a longevidade e a saúde em geral são amplamente reconhecidos em detrimento da função imune.

▶ INFECÇÕES RESPIRATÓRIAS

As infecções respiratórias, em especial as do trato respiratório superior (ITRS), são extremamente comuns, tanto na população atleta quanto na população geral. Por isso, terão ênfase neste capítulo.

Já é bem reportado que um adulto saudável pode sofrer de 1 a 6 ITRS por ano, e a maioria delas causadas por rinovírus, apesar de existirem diversos outros agentes causais.

A despeito do potencial efeito protetor oferecido pelo exercício moderado, as infecções respiratórias são as que mais afetam os atletas. No entanto, elas tendem a ocorrer no início do outono e no início da primavera, mais provavelmente devido às mudanças fisiológicas ocorridas pelo frio e pela maior convivência das pessoas em ambientes fechados.

Felizmente, as ITRS são autolimitadas, e os sintomas típicos, como rinorreia, garganta inflamada, fadiga, congestão nasal, temperatura elevada e tosse, resolvem em um período de 7 a 10 dias. O diagnóstico é geralmente clínico, e o tratamento é feito com sintomáticos (analgésicos, antipiréticos e descongestionantes nasais). Cuidado deve ser tomado com a prescrição de descongestionantes para atletas, devido ao risco de desidratação e hipertermia, assim como com outros fármacos, pelas restrições de alguns deles em alguns esportes pelos seus órgãos reguladores. Profissionais da saúde podem obter a lista das substâncias proibidas no website World Anti-Doping Agency's (WADA).

Atletas com infecções virais leves podem continuar competindo se os sintomas não constituírem barreiras, pois não são afetados negativamente pelo exercício. Exceção é feita para atletas com febre, para atletas com infecções bacterianas graves como sinusite e faringite e para aqueles com outros sintomas (p. ex., mal-estar e sintomas gastrintestinais). Esses atletas devem ser mantidos afastados das atividades até que os sintomas se resolvam.

Os atletas com infecção bacteriana, como sinusite e faringite, devem ficar afebris por 24 h (ou terem terminado de tomar antibióticos há mais de 24 h) antes de reiniciarem suas atividades. Após isso, deve ser realizada uma atividade seguindo os padrões de retorno ao esporte por um curto período de tempo, e, caso o atleta se sinta apto, poderá então continuar suas atividades rotineiras. No entanto, se houver agravo dos sintomas, deve suspender as atividades e procurar seu médico novamente.

Três infecções respiratórias são particularmente importantes, principalmente por sua alta incidência: a mononucleose infecciosa, a bronquite e a influenza.

Mononucleose Infecciosa

A mononucleose infecciosa (MI) é causada pelo vírus Epstein-Barr, que é essencialmente ubíquo, com mais de 95% da população mundial soropositiva. A maioria dos casos ocorre entre 15 e 25 anos. O período de incubação do vírus é de aproximadamente 30 a 50 dias. Comumente, ocorrem 3 a 5 dias de pródromo viral, seguidos pelas clássicas manifestações (febre, garganta inflamada, linfadenopatia, esplenomegalia e fadiga), que resolvem em 4 semanas, podendo a linfadenopatia e a fadiga se prolongarem. O diagnóstico é essencialmente clínico, podendo alguns achados laboratoriais ser complementares (>10% de linfocitose atípica têm sensibilidade de 75% e especificidade de 92% para o diagnóstico de MI). A sorologia também pode ser auxiliar em alguns casos.

Estima-se que entre 30 e 75% dos calouros universitários, por exemplo, ainda não tenham tido MI. Quando expostos, a taxa de infecção é de aproximadamente 10 a 20% para a população suscetível, e, desses infectados, entre 30 e 50% desenvolverão os sinais e sintomas típicos. Atletas que compartilham garrafas, copos e outros equipamentos que possam conter secreção de orofaringe têm risco aumentado para a transmissão.

A potencial esplenomegalia causada pela MI deve ser motivo de atenção na população de atletas, pelo risco de ruptura esplênica (a infiltração linfocítica característica leva à fragilidade do baço). A esplenomegalia ocorre em 50 a 100% dos casos, e a ruptura ocorre em somente 0,1 a 0,2% desses. A maioria dos casos ocorre entre 3 e 7 semanas após o diagnóstico, e não é traumática. Contudo, existe a preocupação de que um retorno precoce ao esporte possa expor o atleta ao trauma.

O tempo de retorno ao esporte, após a MI, ainda é motivo de discussão. Existem recentes relatos do uso de ultrassom abdominal para auxiliar na decisão, quando então o tamanho do baço é relacionado com seu risco de ruptura. Contudo, ainda são necessários mais estudos. Para o retorno ao exercício, é bem aceito que, quando o atleta está afebril, adequadamente hidratado e a fadiga melhorou consideravelmente, ele poderá retomar as atividades leves, mas que não sejam de contato. Se não apresentar retorno dos sintomas nem novos sintomas, o exercício poderá ser progredido, a julgamento de seu médico.

Bronquite

Tosse por mais de 10 dias e menos de 3 semanas, quando a origem é infecciosa, é considerada bronquite aguda. Vírus são os responsáveis por 90% dos casos e, geralmente, não são necessários testes laboratoriais para confirmar o diagnóstico. O tratamento é sintomático e existem evidências científicas bem consolidadas de que o uso de antibióticos não é necessário. Inclusive, estes não devem ser prescritos para a prevenção de subsequente pneumonia, como sugerido por alguns autores.

Quando a tosse durar mais de 3 semanas, outros diagnósticos devem ser considerados, como asma, gotejamento pós-nasal, refluxo gastroesofágico e coqueluche.

Influenza

A influenza é doença respiratória viral altamente contagiosa. O vírus espalha-se rápida e facilmente pela via respiratória, após disseminar-se em locais de aglomerações populacionais. O pico de casos ocorre durante os meses de inverno. Atletas são particularmente suscetíveis pela proximidade que têm com outros atletas durante jogos e viagens.

Um paciente típico com infecção por influenza apresenta-se com febre, tosse seca, cefaleia, mialgia e fadiga. Podem ocorrer também inflamação da garganta, rinorreia e congestão nasal. O diagnóstico é basicamente clínico, e a confirmação diagnóstica laboratorial não é necessária, pois não muda o manejo da doença. Os sintomas duram de 3 a 7 dias, com a tosse e a fadiga podendo prolongar-se por mais alguns dias.

O tratamento é realizado com sintomáticos. Existem antivirais inibidores da neuraminidase (p. ex., o oseltamivir) que têm apenas efeitos leves a moderados e devem ser iniciados no máximo 48 h após o aparecimento dos sintomas. Esses medicamentos devem ser considerados quimioprofilaxia para contactantes de alto risco. Contudo, vale lembrar que, em 2009, durante a pandemia de H1N1, atletas não foram considerados de alto risco para receber quimioprofilaxia, segundo diretrizes do Centers for Disease Control (CDC).

Influenza também é a causa mais comum de pneumonia viral, e, quando esta é suspeitada, deve-se fazer radiografia de tórax.

Outra infecção que merece atenção especial é a infecção pelo vírus da imunodeficiência humana adquirida (HIV), pela atual incidência e prevalência, além de sua ubiquidade.

▶ INFECÇÃO PELO VÍRUS DA IMUNODEFICIÊNCIA ADQUIRIDA

Cerca de 1 milhão de americanos estão infectados pelo HIV. Apesar de não existir cura para a doença, o tratamento medicamentoso proporciona baixa carga viral e levou esses pacientes a uma vida ativa e produtiva. Assim, existem atletas em atividade que convivem com o HIV.

Não existem casos confirmados de transmissão do HIV no esporte. Quando comparado com o vírus da hepatite B (HBV), o HIV é muito menos estável e, também, tem muito menos infectividade. A transmissão pelo HIV é muito mais provável por via sexual ou por materiais perfurocortantes do que por exposição em esportes. Assim, o risco de adquirir o vírus é muito maior a partir de comportamentos de alto risco assumidos fora da atividade esportiva.

Contudo, quando um atleta é portador de HIV, ele deve tomar as precauções universais para competir: vestimenta e equipamentos apropriados para seu esporte, além de vigilância com a manutenção destes (higiene apropriada de possíveis materiais contaminantes).

▶ PREVENÇÃO DE DOENÇAS INFECCIOSAS EM ATLETAS

As infecções, além de trazerem prejuízo, como morbidade e queda do desempenho para o atleta, podem contaminar equipe e indivíduos da competição, além da população que assiste a esta.

Assim, em termos de prevenção, a primária (prevenir a doença) é sempre o objetivo. Para tanto, existem comportamentos e medidas preventivas para cada doença, além das vacinas. Como as doenças infecciosas têm epidemiologias distintas, o calendário vacinal do atleta deve seguir, em princípio, as mesmas orientações para a população geral brasileira. Vacinas adicionais podem ser orientadas por profissionais de infectologia, de acordo com o exigido para o local onde o atleta irá competir. O serviço de Medicina do Viajante da Faculdade de Medicina da Universidade de São Paulo (FMUSP) pode orientar as vacinas nesses casos.

No entanto, quando a doença já existe e isso não é mais possível, a prevenção secundária é necessária para evitar o alastramento da doença. Nesses casos, um médico ou entidade responsável deve orientar o atleta e sua equipe.

▶ NUTRIÇÃO E DESEMPENHO

A nutrição para os atletas é crítica como parte de sua saúde e desempenho. Com a otimização do desempenho, os atletas conseguem treinar melhor mesmo em fases de grande cansaço físico. Muitas vezes uma má nutrição ou uma nutrição subótima não é pensada como fator limitante da progressão ou estagnação de um treinamento. Os objetivos nutricionais devem seguir a regra mnemônica "SHOP": S – seguro, H – *health* (saudável), O – otimizar, P – *performance*. Ou seja, o atleta deve consumir substâncias seguras, saudáveis e que possam otimizar seu desempenho. Portanto, toda a equipe deve reforçar e lembrar os atletas sobre suas energias, momentos de hidratação, quantidade e opções durante toda a temporada.

O componente mais importante na nutrição esportiva é o momento de se alimentar e se hidratar de acordo com o tempo de exercício. Idealmente, a energia e a hidratação devem ser feitas antes do exercício e não somente antes de competições, mas devem ser realizadas e testadas durante os treinos. Minimizar os erros nutricionais durante uma competição que seria fundamental para os resultados.

Pré-exercício

A nutrição pré-exercício faz parte do aquecimento ou mesmo do exercício, pois influenciará o desempenho e a recuperação. Deve-se também traduzir a quantidade de carboidratos e proteínas nos alimentos consumidos no dia a dia. Por exemplo, os atletas não sabem que 500 ml de água é o volume comum de uma garrafa de água mineral vendida em qualquer lugar. Ou que, para que sejam obtidos 50 g de carboidratos e 10 g de proteínas, é necessário ingerir cerca de 220 g de iogurte.

Dependendo do tempo antes do exercício, devem ser ingeridas substâncias de absorção mais fácil ou mais lenta. Próximo ao evento, jogo ou treino podem ser usados: gel, gelatina e bebidas esportivas, as quais são mais facilmente processadas no intestino. Por outro lado, fibras, gordura e proteínas são nutrientes essenciais; no entanto, quando consumidas em grandes quantidades ou muito próximo ao exercício, podem desencadear desconforto gastrintestinal, retardo no esvaziamento gástrico.

Quadro 3.5 Tempo para o exercício e opção de alimento

Tempo para o exercício (h)	Opções de alimento
3-4	Sanduíche de peru Massa Ovos Arroz, vegetais e frango
2	Frutas e iogurte Cereais
<1	Gelatina Vitaminas pequenas Metade de baguete com geleia ou mel
Eventos intermitentes (judô)	Bebida esportiva Metade de baguete com geleia ou mel Barra esportiva Aveia com açúcar mascavo

Durante o Exercício

A proposta para a ingestão calórica durante essa fase tem por objetivo manter as reservas de energia para que seja possível a manutenção de exercícios de alta intensidade. Embora muitos atletas só consumam água durante suas atividades, essa prática pode ter consequências deletérias para o seu aprimoramento. A ingestão de carboidratos durante um exercício aeróbico deve ser de cerca de 30 a 60 g, se superior a 1 h. Para atividades de menor tempo, água ou uma bebida esportiva é suficiente. Nem todos os atletas necessitam de bebidas esportivas, mas em alguns casos a literatura mostra benefícios:

- Atletas que não consumiram nenhuma refeição prévia ao exercício.
- Atletas que deixaram de fazer alguma refeição durante o dia.
- Atletas que já realizaram treinos de alta intensidade ou longa duração.
- Atletas que realizam duas ou mais sessões de treinamento diárias.

Pós-exercício

Após o esporte, os objetivos a serem alcançados são: reposição de energia, reestocar o glicogênio muscular e preparar-se para a próxima sessão de treinamento (nutrição de recuperação). Esse processo não se encerra em uma única refeição nem em nenhuma alimentação pontual, mas a estratégia é se alimentar o mais rápido possível. Em geral, é recomendado o início entre 30 e 60 min após o término do exercício. Alguns autores chamam essa primeira hora de "hora de ouro" para repor os estoques de glicogênio. No entanto, nem todas as atividades necessitam de reposição. Treinamento de força de baixa intensidade ou por curto tempo não tem tanta necessidade de reposição imediata.

Requerimento calórico

Por meio de uma equação preditiva, pode-se individualizar o requerimento calórico, considerando ainda o nível de atividade física semanal. A equação de Harris-Benedict é uma das mais utilizadas para determinar o gasto basal:

Homens: 662 – 9,53 × Idade + AF [15,91 (Peso + 539,6 altura)]
Mulheres: 354 – 6,91 × Idade + AF [9,36 (Peso + 726 (altura)]
Peso = em kg
Altura = em m
AF = atividade física
   1,0 a 1,39: sedentário/leve
   1,4 a 1,59: atividades diárias + 30 – 60 min diários
   1,6 a 1,89: ativo (60 min diariamente)
   1,9 a 2,5: muito ativo (<60 min moderado + 60 min intenso)

Hidratação

Os atletas sabem da necessidade de hidratação, mas há muita confusão sobre o assunto. Em média, a perda de líquidos durante 1 dia é de 2 l; atletas que treinam cerca de 2 h diárias podem perder cerca de 2 a 3 l. Quando somados um clima desfavorável e um indivíduo que tem uma grande perda de fluidos, podemos alcançar a cifra de mais de 10 l diários.

Reposição de fluidos segundo a Academia Nacional de Ciência e o *Guideline* de 2007:

Mulheres: 2.500 ml/dia: alimento + fluidos
   2.000 ml fluidos
Homens: 3.500 ml/dia: alimento + fluidos
   2.800 ml fluidos

O cálculo para perda de suor pode ser realizado pela seguinte equação:

Peso (pré-exercício) – Peso (pós-exercício) em onças (28 g).

+

Número de onças de fluidos consumidos durante o exercício dividido pelo número de horas de exercício = *taxa de sudorese por hora*

Ferro

A depleção de ferro é mais comum em mulheres, e as necessidades de suplementação de ferro é 70% maior em atletas de *endurance*. Os atletas experimentam depleções maiores de ferro por perdas menstruais: no suor e gastrintestinais e por impacto do pé no solo em corredores. Ainda existem hábitos nutricionais que podem exacerbar a depleção de ferro:

- Diminuição de ingesta energética e proteica
- Reduzida capacidade de absorção
- Sudorese intensa
- Uso de laxativos
- Jejum
- Consumo excessivo de chá, café e outros "ligadores" de ferro.

O principal prejuízo de um atleta em ter depleção ou deficiência de ferro é a diminuição de seu desempenho. Isso pode ser percebido por uma série de sinais e sintomas: fadiga, dispneia, letargia, alteração do sono, baixa concentração, irritabilidade, aumento da suscetibilidade a lesões, sensação de frio.

Atletas que estão sob alto risco: mulheres, em dieta, em restrição de calorias, vegetarianos, sob períodos intensos de treinamento, doadores frequentes de sangue.

A solução para a resolução da deficiência não se encerra na suplementação do ferro, mas também requer avaliar a ingesta e as recomendações dos alimentos que contenham ferro. A referência diária de ferro é de 15 a 18 mg, no mínimo, e os vegetarianos necessitam cerca de 2 vezes mais.

Bibliografia

American Academy of Family Physicians, American Academy of Pediatrics, American College of Sports Medicine et al. Preparticipation Physical Evaluation, 4th ed. In: Roberts W, Bernhardt D (editors). Elk Grove (IL): American Academy of Pediatrics, 2010. Institute of Medicine. Dietary Reference intakes for energu, carbohydrate, fiber, fat, protein and amino acids (macronutrients). Washington, DC: National Academy Press, 2002. Available at: http://www.nap.edu. Accessed March 16, 2011.

American College of Sports Medicine. Exercise and fluid replacement. Med Sci Sports Exerc, 2007; 39:377-90.

Bahr R, Engebretsen L. Sports Injury Prevention. Chicheseter: Wiley Blackwell, 2009.

Bahr R, Holme I. Risk factors for sports injuries--a methodological approach. Br J Sports Med. 2003; 37(5):384-92. Review. PubMed PMID: 14514527.

Beard J, Tobin B. Iron status and exercise. AJCN, 2000; 72(2):594S-7S.

Brukner & Khan's Clinical Sports Medicine, 4th ed. Austrália: McGraw-Hill.

Busse WW, Lemanske RF. Asthma. N Engl J Med, 2001; 344(5):350-62. Comment in: N Engl J Méd, 2001; 344(21):1643-4.

Cookson W. The alliance of genes and environment in asthma and allergy. Nature, 1999; 402(Suppl 6760):B5-11.

Corrado D, Basso C, Schiavon M, Pelliccia A, Thiene G. Pre-participation screen- ing of young competitive athletes for prevention of sudden cardiac death. J Am Coll Cardiol, 2008; 52:1981-1989.

De Bisschop C, Guenard H, Desnot O, Vergeret J. Reduction of exercise-induced asthma in children by short, repeated warm-ups. Br J Sports Med, 1999; 33(2):100-4.

Dunford M (editor). Sports Nutrition: A Practice Manual for Professionals, 4th ed. Chicago (IL): SCAN Dietetic Practice Group, American Dietetic Association, 2006.

Frankenfield DC, Rowe WA, Smith JS et al. Validation of several established equations for resting metabolic rate in obese and non obes people. J Am Diet Assoc, 2003; 103:1152-9.

Gleeson M. Immune function in sport and exercise. J Appl Physiol, 2007; 103:693-9.

Global initiative for Asthma (GINA) [homepage on the Internet]. [update Sep 2006; cited 2006 Sep 27]. Bethesda: NHLBI/WHO; 2006. Available from: www.ginasthma.com

Howe WB. The Team Physician. Primary Care, 1991; 18:763-75.

Huston P, Puffer JC, MacMillan RW. The athletic heart syndrome. N Engl J Med, 1985; 315:24-32.

McFadden ER Jr, Gilbert IA. Exercise-induced asthma. N Engl J Med, 1994; 330:1362.

Meeuwisse WH, Tyreman H, Hagel B, Emery C. A dynamic model of etiology in sport injury: the recursive nature of risk and causation. Clin J Sport Med, 2007; 17(3):215-9.

Micheli LJ, Glassman R, Klein M. The prevention of sports injuries in children. Clin Sports Med, 2000;19:821-34.

Mountjoy M, Junge A, Alonso JM et al. Sports injuries and illnesses in the 2009 FINA World Championships (Aquatics). Br J Sports Med, 2010; 44(7):522-7.

National Asthma Education and Prevention Program. NAEPP Expert Panel Report. Guidelines for the Diagnosis and Management of Asthma–Update on Selected Topics 2002 [text on the Internet]. Bethesda: National Institute of Health; 2002. [cited 2004 Jun 19]. Available from: www.nhlbi.nih.gov/guidelines/asthma/execsumm.pdf

Nieman DC. Exercise, infection and immunity. Int J Sports Med, 1994; 15:S131-41.

Orhant E, Carling C, Cox A. A three-year prospective study of illness in professional soccer players. Res Sports Med, 2010; 18(3):199-204.

Pelliccia A, Maron BJ, Culasso F, Di Paolo FM, Spataro A, Biffi A, Caselli G, Piovano P. Clinical significance of abnormal electrocardiographic patterns in trained athletes. Circulation, 2000; 102:278-284.

Roberts JA, Wilson JA, Clements GB. Virus infections and sports performance – a prospective study. Br J Sports Med, 1988; 22(4):161-2.

WADA Prohibited List. Available at: http://www.wada-ama.org/en/World-Anti-Doping--Program/Sports-and-Anti-Doping-Organizations/International-Standards/Prohibited--List/.Accessed January 3, 2011.

Worldwide variations in the prevalence of asthma symptoms: the International Study of asthma and Allergies in Childhood (ISAAC). Eur Respir J, 1998; 12(2):315-35. Comment in: Eur Respir J, 1998; 12(4): 1000.

Capítulo 4

Saúde Bucal do Atleta, sua Relação com a Saúde Geral e Desempenho Físico

Reinaldo Brito e Dias
Neide Pena Coto

▶ **INTRODUÇÃO**

Já nos anos 500 a.C., época em que viveu o sábio chinês Confucio, sabia-se que a boca era a porta de entrada de várias doenças. Nos dias de hoje pode-se afirmar que infecções da cavidade oral podem originar problemas sistêmicos.

Na boca também tem início a elaboração do bolo alimentar, e uma perfeita mastigação garante um aproveitamento ideal dos nutrientes. Os meios de comunicação constantemente relatam episódios com atletas envolvendo seu afastamento de treinos e competições por longos períodos de tempo constatando-se que, depois de muita procura, o problema odontológico aparece como responsável. Esses episódios de lesões e períodos de recuperação acarretam também prejuízos psicológicos ao atleta.

Atualmente a busca por dispositivos que diminuam centésimos de segundo, roupas que minimizam o impacto do ar e da água, treinamentos individualizados são procurados para que recordes sejam quebrados e metas olímpicas sejam alcançadas. Neste momento, lembrar que o organismo do atleta é uma máquina que deve funcionar com potência máxima. Para tanto, todos os órgãos e tecidos devem estar em pleno funcionamento. E os profissionais da saúde que cercam o atleta devem ter consciência de que planos de tratamento e estratégias preventivas devem ser considerados. O atleta, nesse momento, deixa de ser um paciente comum.

Com todos esses acontecimentos, este capítulo trará informações importantes sobre a correlação da saúde bucal com a saúde geral do atleta.

Para iniciar, devemos nos reportar ao ano de 1891, quando Miller[1] publicou sua *Teoria da Infecção Focal*, afirmando que microrganismos provenientes de infecções bucais transitam pelo organismo do homem, causando danos a regiões distantes da boca. Houve, na época, uma interpretação equivocada, levando à exodontia de dentes tratados endodonticamente sem evidências de infecção. Tal atitude desacreditou a teoria de Miller.[1]

Desse evento até os dias atuais, muitas pesquisas foram realizadas com o intuito de comprovar as afirmações da teoria de Miller, mas sem que as ações para a prevenção de problemas a distância provocados por bactérias orais levassem a atitudes radicais e precipitadas.

Quando se trata do paciente atleta, devemos considerar primeiro uma das características que o difere de um paciente comum do cirurgião-dentista: se a corrente sanguínea leva bactérias a longa distância do organismo humano, esse processo ocorre a uma velocidade maior no organismo do atleta, pois este se encontra sempre no limite fisiológico.[2,3] Os atletas apresentam um metabolismo muscular mais acelererado.

Cada uma das bactérias orais, por sua vez, tem sua predileção deslocada da cavidade oral, seja dos tecidos periodontais seja de lesões periapicais, para diferentes nichos do organismo humano.

Para pontuar problemas de saúde que podem ter início nas enfermidades bucais e o quanto essa situação pode trazer riscos à saúde do atleta, ao seu desempenho e, inclusive, à sua vida, devemos dar início a uma viagem pela cavidade oral. Lembramos que este livro procura contemplar todas as áreas de saúde envolvidas com os atletas, por isso vamos aqui explicar o que há de tão importante e que, se os problemas de saúde não receberem cuidados, podem se tornar uma arma contra o organismo do atleta.

Devemos definir cavidade oral ou boca como a parte inicial do sistema digestório, abrangendo a porção vestibular e a cavidade oral propriamente dita. Está adaptada para iniciar o processo de digestão; tem limites laterais proporcionados pelas bochechas, limites superior e inferior externos pelos lábios e interno pelo palato e língua. A língua é uma estrutura muscular revestida de mucosa e sua função é misturar os alimentos levando-os entre os dentes para trituração e, posteriormente, à faringe. Os dentes estão presentes em duas dentições: a decídua (de leite) e a permanente, sendo 20 na primeira e 32 na segunda. Sua função é apreender, cortar e triturar o alimento que chega à cavidade oral. Os dentes estão inseridos no periodonto, que os sustenta, fixa e protege. Essa estrutura inclui gengiva, ligamento periodontal, cemento e osso alveolar. Sua estrutura e o desempenho normal de suas funções estão diretamente ligados à adaptação com o meio bucal e seus mais variados tipos de estímulos: físicos, mecânicos, térmicos, químicos e biológicos.[4]

Como já descrito, a digestão dos alimentos é iniciada na cavidade oral com a mastigação, que fisiologicamente consiste em apreensão e trituração, salivação e formação do bolo alimentar. A saliva é um fluido insípido, incolor e inodoro secretado pelas glândulas salivares e que banha a mucosa oral; é responsável pela barreira contra a disseminação de infecções, já que é o meio ambiente da população de bactérias que compõe a flora bucal. Os microrganismos que colonizam naturalmente a cavidade oral podem ser reunidos em até 400 espécies diferentes, e devem estar compensados para manter o equilíbrio da microflora e, por conseguinte, a saúde bucal.

Esses microrganismos foram descritos no século XVII, na Holanda, por Antony van Leeuwenhoek[5] ("Pai da Bacteriologia"), que, observando o exame microscópio da placa aderida a seus dentes anteriores, descreveu nela "pequenos animais". Mais tarde, em 1960,[6] pesquisadores observaram que as placas dentárias apresentavam distintas populações de bactérias, afirmando também que a superfície dos dentes eram revestidas por microrganismos dispostos em finas camadas, denominadas biofilmes. Estes formam uma entidade dinâmica composta por diferentes microrganismos, determinando assim características físicas, biológicas e químicas.

Os microrganismos que colonizam a cavidade oral mostram predileção por determinadas regiões: uns preferem a superfície da língua, outros a das gengivas ou a dos dentes. A bactéria *Streptococcus mutans*, por exemplo, alimenta-se de açúcar, liberando como produto o ácido láctico que ataca o esmalte e provoca as cáries. Na língua, foram localizadas 92 espécies de microrganismos, que, em sua maioria, são responsáveis pelo mau hálito.

As espécies primariamente vivem em equilíbrio, mas, quando há um desequilíbrio, pode ocorrer a atração de outras bactérias afins, como o *Streptococcus gordonii*, que coloniza o biofilme da superfície dental. O *S. gordoni* possui proteínas que atraem a bactéria *Porphyromonas gingivalis*, responsável por infecções gengivais, por exemplo. Como essa interação, ocorrem muitas outras, e com predileções por diferentes órgãos e regiões do corpo humano. Em consequência, pode-se atualmente identificar doenças cardíacas, respiratórias, articulares, gravidez precoce, diabetes, comprometimento na recuperação de lesões musculares. Com a teoria da infecção focal, ficou fácil entender o processo: uma infecção localizada causada pela disseminação de microrganismos ou de seus produtos tóxicos vindos de um foco de infecção oral, que pode ser decorrente de comprometimento endodôntico ou de problemas periodontais.[7] Para o equilíbrio periodontal, devem ser encontradas espécies gram-positivas, do gênero *Streptococcus* e *Actinomyces*, e gram-negativas, como *Fusobacterium nucleatum*, *Prevotella intermedia*, *Capnocytophaga*, *Neisseria* e *Veillonella* spp. Na gengivite, observam-se gram-positivos, como *Streptococcus mitis*, *Streptococcus sanguis*, *Actinomyces viscosus*, *Actinomyces naeslundii*, *Peptostreptococcus micros*, e gram-negativos, como *Fusobacterium nucleatum*, *Prevotella intermedia*, *Veillonella parvula*, *Haemophilus* e *Campylobacter* spp.[8] Todos esses microrganismos são causadores de problemas bucais responsáveis pela disseminação de bactérias pelo organismo humano.

▶ CÁRIE

Etimologicamente, a palavra cárie significa "material podre". Cárie é definida como uma doença infectocontagiosa, crônica, causada por bactérias.

Essa patologia oral começou a ser pesquisada em 1890 com os estudos de Miller e Robert Koch, que isolaram, coraram e identificaram bactérias orais envolvidas no processo da cárie, doença periodontal e processos infecciosos da polpa dental. Essa pesquisa originou o livro *Microorganisms of the Human*, no qual os autores afirmaram que microrganismos são capazes de agir sobre carboidratos oriundos da dieta e produzir ácidos capazes de interferir no esmalte dental, desmineralizando-o. Essa teoria foi intitulada "teoria químico-parasitária".[9,10]

A cárie caracteriza-se por ser uma doença progressiva, e tem como agentes principais os *estreptococos* e os *lactobacilos*, microrganismos capazes de produzir os ácidos responsáveis pelo desequilíbrio do meio bucal. É uma patologia multifatorial, pois recebe influência da resistência do organismo, anatomia dental, composição da saliva, dieta e higiene.

Para entender a afirmativa citada, deve-se entender os mecanismos dessa doença.

Em um organismo saudável, os dentes são revestidos por uma película rica em glicoproteínas salivares. Essa película facilita a adesão de bactérias, como cocos e bacilos, com a influência da dieta e da higiene, principalmente *Streptococcus mutans*. Este, com a produção de ácido láctico, pode promover o crescimento da bactéria *Veillonella alcalescens*, que contribui para a formação do biofilme. Outros microrganismos produzem substâncias que podem facilitar a adesão de outras cepas de bactérias afins.[11-14]

Com o passar do tempo, ocorre o acúmulo de bactérias, criando ambiente propício para a instalação de bactérias anaeróbias capazes de formar placas subgengivais, dando início à doença periodontal.

Entende-se que a compreensão dos mecanismos fisiopatológicos da instalação da cárie possibilita que paciente e profissional estabeleçam a prevenção com intervenções simples e eficazes como consultas periódicas ao cirurgião-dentista.

▶ DOENÇAS PERIODONTAIS E ENDODÔNTICAS

Para doenças periodontais, pode-se admitir a correlação entre a presença de microrganismos e doença.

Segundo Todescan (2001),[15] as causas das doenças periodontais são devidas a:

- Fatores determinantes
  - Fatores etiológicos extrínsecos
    - Microrganismos patogênicos
    - Associação placa/cálculo
      - supragengival
      - subgengival
- Fatores predisponentes
  - Fatores locais
    - Anatomia e formas dos arcos dentais
    - Anatomia e forma do dente
    - Inclinação axial do dente
    - Eventuais discrepâncias anatômicas
    - Contato anormal das ameias dentais
    - Relações inconsistentes das cristas marginais
  - Fatores iatrogênicos
    - Sobre ou subextensão das margens das restaurações dentais
    - Cimentos dentais retidos no sulco gengival
    - Restaurações impróprias
  - Fatores sistêmicos
    - Sistema imunológico
    - Hereditariedade
    - Outros
- Fatores modificadores
  - Condições e doenças sistêmicas
    - Diabetes
    - Estresse
    - Nutrição
    - Gravidez
    - Fatores infectantes
    - Interação com o hospedeiro
    - Meio ambiente
    - Outros
  - Sistema imunológico
  - Tabagismo
  - Fatores traumatizantes
    - Contatos oclusais excessivos
    - Hábitos parafuncionais
- Outros fatores

Acredita-se que a informação sobre a etiopatogenia das doenças periodontais possibilita que as práticas clínicas e o reconhecimento da doença comecem a fazer parte do dia a dia do cirurgião-dentista, tornando seu tratamento mais eficiente. Saber que cada organismo reage de modo diferente a presença de patógenos muda o perfil do risco entre a população, fazendo com que estudos epidemiológicos se tornem imprescindíveis. Ter conhecimento das peculiaridades do organismo hospedeiro facilita no momento de estabelecer estratégias de tratamento.

Um exemplo disso é o hábito do tabagismo no Brasil; ainda há um número elevado de tabagistas, principalmente, entre jovens. Estudos realizados mostram prevalência e extensão da perda de inserção dente/osso, o que causa recessão gengival,[16,17] segundo Sabba-Chujfi e Santos-Pereira (2007).

Dependendo do hospedeiro, as bactérias bucais presentes em processos inflamatórios gengivais, quando entram na corrente sanguínea, chegam a órgãos vitais e de grande importância para o desempenho do atleta, podendo causar doenças, que serão descritas a seguir.

▶ **PROBLEMAS CARDIOVASCULARES**

As bactérias que vivem na placa dental, aparentemente, contribuem para a doença cardíaca da seguinte maneira: provocam inflamação nas artérias, o que pode levar ao estreitamento dessa via, causando coágulos capazes de bloquear as artérias e privar o tecido coronário de oxigênio.

Endocardite Bacteriana

Endocardite é um processo infeccioso colonizado por bactérias que têm predileção pelas válvulas cardíacas, principalmente a mitral e a aórtica. Quando o paciente já tem histórico de problemas cardíacos ou predisposições a tê-los, o risco de desenvolvimento da endocardite é maior. Essa situação é facilmente detectada mediante uma boa anamnese.

O estabelecimento da endocardite produz, além da inflamação, a destruição do endocárdio (membrana que reveste as cavidades cardíacas atriais, ventriculares e as válvulas cardíacas); sua origem é habitualmente por ação bacteriana, podendo apresentar-se de forma aguda e subaguda.

A forma subaguda é a que se relaciona com procedimentos odontológicos, quando então ocorre a introdução de microrganismos na corrente sanguínea.

Apresenta como sintomas febre, dores musculares e articulares, perda de peso, dispneia etc. É uma doença silenciosa, podendo, por esse motivo, demorar a ser diagnosticada.

De acordo com a American Heart Association (AHA), a profilaxia antibiótica é recomendada para pacientes de alto risco, submetidos a procedimento dental que envolva tecido gengival ou região periapical do dente, e para procedimentos que levam à perfuração da mucosa oral, como: exodontias; tratamento periodontal (inclusive sondagem, raspagem e alisamento radicular, cirurgias e sessões para manutenção); colocação ou inserção de implantes dentais e reimplantes de dentes avulsionados; instrumentação endodôntica ou cirurgia paraendodôntica; colocação subgengival de tiras antibióticas; colocação inicial de bandas ortodônticas; injeções anestésicas locais intraligamentares; limpeza profilática de dentes ou implantes, quando previsto sangramento. A profilaxia antibiótica não está recomendada em: procedimentos restauradores; anestesias locais não intraligamentares; tratamento endodôntico circunscrito aos condutos; colocação de diques de borracha; colocação de próteses ou dispositivos ortodônticos removíveis; aplicação tópica de flúor; realização de radiografias intraorais; e selamento dos dentes.[18-25]

Aterosclerose

A aterosclerose é uma doença vascular com aspecto progressivo, evoluindo sob a forma de um espessamento da camada subíntima de artérias de médio calibre, como também de artérias elásticas de grande calibre.

O risco primário de ateroesclerose ocorre com a ingestão de lipoproteínas de baixa densidade (LDL) presentes principalmente nas gorduras animais. Ocorrem a oxidação e o acúmulo dos produtos derivados da digestão dessas gorduras nas paredes dos vasos sanguíneos, dando início à aterogênese.

Como todas as doenças, a aterosclerose encontra em alguns hábitos e alterações corpóreas um modo de se instalar. Temos como exemplo doença e fatores de risco para eventos cardiovasculares (p. ex., infarto do miocárdio, infarto e acidente vascular cerebral), incluindo idade, sexo, hipertensão arterial, diabetes melito, tabagismo e baixos níveis de lipoproteína de alta densidade (HDL)-colesterol. Artrite reumatoide, psoríase, lúpus eritematoso sistêmico e alguns tipos de infecções dos tratos respiratório e urinário, inflamação arterial, juntamente com rigidez arterial e remodelação, podem ser um fator sistêmico de hipertensão arterial, obesidade e doença periodontal.

As causas diretas da relação entre doença periodontal e aterosclerose estão sendo estabelecidas por estudos nessa área. Sabe-se que, em periodontite não tratada, bactérias gram-negativas podem ser encontradas nas bolsas periodontais, ao redor dos dentes comprometidos e na aproximação ao epitélio ulcerado; e essas espécies de bactérias encontradas predominantemente nas bolsas periodontais também são encontradas no ateroma.[26-32] Ateromas são placas, compostas sobretudo por *lipídios* e *tecido fibroso*, que se formam na parede dos vasos. Levam progressivamente à diminuição do diâmetro do vaso, podendo chegar à sua total obstrução.

▶ DIABETES

Diabetes melito é uma doença metabólica caracterizada por aumento anormal do açúcar ou glicose no sangue. A glicose é a principal fonte de energia do organismo, mas, quando em excesso, pode trazer várias complicações à saúde. Relaciona-se diretamente com a presença ou ausência de insulina. Insulina é um hormônio sintetizado no pâncreas que promove a entrada de glicose nas células e também desempenha papel importante no metabolismo de lipídios e proteínas. Quando ocorre desequilíbrio na excreção desse hormônio, o diabetes se estabelece, podendo apresentar-se como tipo I ou II.

- O *diabetes tipo I* ocorre quando o organismo ataca as células produtoras de insulina, provocando uma destruição autoimune; é observado normalmente em crianças e adolescentes, e o portador

torna-se dependente de insulina. Os portadores de diabetes tipo I necessitam de doses diárias de insulina para garantir valores normais de glicose no sangue. A queda brusca a níveis muito baixos pode colocar a vida do paciente em risco.
- O *diabetes tipo II* ocorre quando o organismo não consegue metabolizar corretamente a glicose presente na corrente sanguínea, mas é capaz de produzir insulina. Está ligado diretamente ao sedentarismo e à obesidade; é detectado em uma fase tardia. O organismo desenvolve uma "resistência à insulina", pois deixa de responder corretamente à presença desse hormônio na corrente sanguínea; com isso, o pâncreas responde secretando mais insulina, acarretanto estresse do órgão e seu mau funcionamento. Quando o pâncreas deixa de produzir a quantidade necessária de insulina para o equilíbrio glicólico do organismo, o paciente portador de diabetes tipo II passa a necessitar de medicação.

Os principais sintomas do diabetes são:

- *Poliúria*: constante necessidade de urinar devido ao aumento de glicose no sangue. Como uma autorregulação, toda vez que a taxa de glicose presente no sangue ultrapassar 200 mg/dl, o organismo procura diluí-la antes de eliminá-la. Quanto maior a concentração de glicose que chega aos rins, mais água é necessário para sua diluição. O resultado final é que, para podermos eliminar esse excesso de glicose, acabamos por ter de eliminar muita água junto. Por isso, o diabético urina muito.
- *Sede*: como o organismo necessita de muita água para eliminar o excesso de glicose, o portador de diabetes sente muita sede.
- *Fome*: com a deficiência do pâncreas em produzir insulina e como esse hormônio é responsável pela absorção de glicose pela célula, esta não recebe glicose suficiente para realizar suas funções, e "solicita" ao organismo maior captação de alimento, mesmo tendo excesso de glicose extracelular.
- *Visão deficiente*: decorrente da glicose em excesso no meio extracelular, e esta possui afinidade com proteínas da retina, ligando-se a elas. Esse processo causa prejuízo à visão.
- *Perda de peso*: ocorre porque, como a glicose consumida encontra-se no meio extracelular, não está disponível para consumo do organismo, e as gorduras e proteínas passam a ser usadas como fonte de energia alternativa.
- *Dificuldade de cicatrização*: também se deve à presença de glicose no meio extracelular, devido à falta de insulina, o organismo tenta, em vão, remover o excesso de glicose. A glicose circulante causa inflamação e deterioração dos vasos sanguíneos, diminuindo seu calibre. Assim, todos os órgãos passam a receber menos oxigênio para manter seu metabolismo e, também, para se recuperar de agressões e lesões, causando, em consequência, cicatrização lenta.
- *Quadro de infecções repetidas*: o diabético está mais propenso a desenvolver infecções de qualquer tipo: virais, bacterianas e fúngicas. Recentemente,

em estudo prospectivo com acompanhamento por 12 meses de pacientes diabéticos tipos I e II comparados com 18.000 controles hipertensos, pôde-se observar um risco 30 a 40% maior nos diabéticos para o desenvolvimento de infecções do trato respiratório inferior, trato urinário, pele e mucosas. Nos pacientes diabéticos as infecções do trato urinário inferior foram até 100% mais frequentes quando comparados com os hipertensos não diabéticos. Sabe-se também que algumas infecções são mais frequentes em pacientes diabéticos e outras são exclusivas destes, e que também existem evidentes alterações imunitárias.

Portadores de diabetes melito desenvolveram diversas complicações crônicas sistêmicas, como macro e microangiopatias, nefropatias, neuropatias, hipertensão arterial e outras. Essas alterações muitas vezes se associam a agravos bucais, como xerostomia, periodontite, gengivite, infecções oportunistas e cárie dentária. Além disso, a descompensação glicêmica pode agravar o curso de evolução dessas manifestações bucais e interferir no plano de tratamento odontológico desses pacientes.[33-45] O processo inflamatório na gengiva não causa a doença, mas ajuda a desequilibrar o balanço químico do organismo, dificultando, assim, o controle dos níveis de glicose. Mas a relação entre as condições é uma via de mão dupla. O diabetes, por si só, pode piorar quadros de inflamação gengival, já que por influência da glicolisação avançada e de seus produtos, ocorre aumento da permeabilidade vascular e, em consequência, elevação da produção de citocinas inflamatórias e redução na formação de colágeno, induzindo uma resposta exagerada à presença do biofilme (placa bacteriana), acarretando destruição periodontal.

Está provado que atentar para o que acontece na boca pode ser não apenas uma boa maneira de evitar doenças, mas também de detectá-las.[32-45]

▶ **PROBLEMAS PULMONARES**

A cavidade oral tem sido considerada um potente reservatório para os patógenos respiratórios, e essa afirmação ecoa na comunidade científica. As bactérias orais chegam aos tecidos pulmonares através de secreções aspiradas. Estudos sugerem que as bactérias orais podem modular a adesão de agentes patogênicos respiratórios. Além disso, os produtos bacterianos orais podem estimular a produção de citocinas a partir de células epiteliais respiratórias, resultando no recrutamento de células inflamatórias. Epitélio inflamado pode ser mais suscetível a infecção respiratória; além disso, algumas espécies de bactérias orais podem induzir a liberação de citocinas pró-inflamatórias a partir de linhas de células epiteliais de uma maneira semelhante à observada para os agentes patogênicos respiratórios. Bactérias cariogênicas presentes na saliva ou no biofilme dental podem representar um risco para a instalação de doença pulmonar, pois são de fácil aspiração. Em indivíduos saudáveis, os mecanismos de defesa são suficientes para equilibrar a flora bacteriana, que chega a 106 bactérias aeróbicas e 107 bactéricas anaeróbicas por mililitro de ar aspirado. Se esse equilíbrio falha, o ataque desses microrganismos é intenso. De todas as infecções prováveis, a pneumonia por aspiração é a que representa o maior número de acometidos e recebe o nome de nosocomial. Uma condição bucal deficiente pode afetar a quantidade e a complexidade do biofilme, patrocinando a interação bacteriana entre os elementos presentes no biofilme e os patógenos respiratórios, como a *P. aeruginosa*.[46-60]

▶ **PROBLEMAS ARTICULARES**

A artrite reumatoide é uma doença inflamatória crônica, autoimune, que atinge membranas de múltiplas articulações do corpo humano, bem como órgãos internos, como pulmões, coração e rins. Tem causa desconhecida, mas sabe-se que se manifesta 2 vezes mais nas mulheres do que nos homens em qualquer idade. A forma juvenil tem início antes dos 16 anos. O Colégio Americano de Reumatologia estabeleceu os seguintes critérios que ajudam a nortear o diagnóstico, determinando que os quatro primeiros devam estar instalados durante 6 semanas pelo menos:

- Rigidez matinal.
- Artrite de três ou mais áreas, com sinais de inflamação.
- Artrite de articulação das mãos ou punhos (pelo menos uma área com edema).
- Artrite simétrica (a simetria não precisa ser perfeita).
- Nódulos reumatoides.
- Fator reumatoide sérico positivo.
- Alterações radiográficas (erosões ou descalcificações articulares).

Muitos estudos têm comprovado que ocorre uma relação entre a artrite reumatoide e as doenças periodontais. Essa relação é observada devido à desregulação imunológica nas artrites, gerando um aumento de citocinas que, na presença de patógenos orais, é capaz de evoluir para a doença periodontal até a formação da periodontite. Ao mesmo tempo, em sentido contrário, patógenos orais responsáveis pela doença periodontal e seus lipossacarídeos vão desencadear a cascata imunológica causadora da artrite. Ocorre também a hiperatividade de neutrófilos, células importantes nas articulações de pacientes com artrite reumatoide ativa e, também, na periodontite.[60-69]

▶ **PROBLEMAS MUSCULARES**

O organismo, quando atacado por bactérias, principalmente as de origem bucal, responde por meio de seu sistema imunológico, liberando diversas substâncias capazes de causar um desequilíbrio químico que interfere no funcionamento de órgãos e do metabolismo corpóreo. Bactérias orais, como *Streptococcus*, alimentam-se de proteínas teciduais, sendo o colágeno a de sua preferência. Como fibras de músculos longos concentram grande quantidade de colágeno, é natural que bactérias afins migrem, através da corrente sanguínea, para esses nichos. Assim, ocorre o início da inflamação, com citocinas inflamatórias deixando a região cada vez mais propensa à instalação de lesões das fibras musculares.

Sabe-se que a inflamação é uma reação vascular/celular produzida pelo organismo para inibir a invasão de microrganismos e substâncias liberadas no processo de ataque. Ocorre vasodilatação devido ao maior volume de sangue na região, rubor, calor, sensação de pressão e dor. O organismo tenta limitar a invasão do patógeno pela formação de coágulos ao redor da região afetada.

As lesões musculares em atletas representam um grande desafio para a medicina. Quando lesionado, o atleta vê-se obrigado a se ausentar de treinos e competições por um longo período de tempo, muitas vezes assistindo à decadência de sua carreira esportiva.[71-73]

▶ OBESIDADE

Obesidade é uma enfermidade caracterizada pelo acúmulo excessivo de gordura corporal, associada a problemas de saúde, ou seja, que traz prejuízos à saúde do indivíduo. Segundo a Organização Mundial da Saúde (OMS), a obesidade é caracterizada pelo acúmulo excessivo de gordura corporal em determinado grau. Esse acúmulo de gordura pode prejudicar a saúde e o bem-estar do indivíduo.

Estudos definem obesidade como um estado inflamatório crônico que se relaciona com os mais variados problemas de saúde, desde os cardiovasculares até os periodontais.

Este capítulo segue as tendências atuais da área da Saúde, que entende que o homem é um organismo e que doenças podem afetar o funcionamento de seu metabolismo. Essa explicação encaixa-se perfeitamente na explicação da influência da obesidade na doença periodontal, já que o tecido adiposo é capaz de secretar citocinas pró-inflamatórias que interferem no metabolismo das fibras periodontais, causando reações inflamatórias e imunológicas no periodonto. Este apresenta permeabilidade, o que faz com que qualquer processo envolvendo células e fluidos seja dinâmico. Além de ser um processo complexo, que responde a um grande número de microrganismos e seus subprodutos, age sempre na intenção de manter a integridade epitelial.[74-83]

▶ HÁBITOS DELETÉRIOS

Tabagismo

Cientificamente, a correlação desse mau hábito com doença periodontal já se encontra bem embasada. Sabe-se que o tabagismo exerce influência sobre as condições de cicatrização tecidual, tornando-as pobres e acarretando maior perda óssea. É mostrada também sua influência na microbiota do biofilme, na resposta imune inflamatória e nos sinais clínicos inflamatórios, já que o tabaco provoca queda na tensão de oxigênio na bolsa periodontal, favorecendo espécies de microrganismos anaeróbios, alterando assim a qualidade da flora bacteriana da região.[84-86]

Etilismo

O consumo de álcool é prejudicial à saúde de maneira geral, e sua contribuição para a instalação de doenças bucais encontra fundamentos em muitos estudos. Sabe-se que o álcool interfere na resposta do hospedeiro, prejudica a ação de neutrófilos, macrófagos, células T, o que acarreta uma suscetibilidade a infecções. Interfere ainda na remodelação óssea, suprimindo-a; estimula a reabsorção óssea, além de apresentar um efeito nocivo e tóxico diretamente nos tecidos periodontais. O álcool tem capacidade de solubilizar agentes genotóxicos, aumentar a permeabilidade das mucosas e facilitar a penetração nelas de agentes carcinógenos.[87-89]

▶ CONSUMO DE DROGAS ILÍCITAS

Na cavidade oral, o consumo de drogas ilícitas, como maconha, cocaína, *crack*, LSD, *ecstasy* e outras, interfere no fluxo salivar provocando xerostomia, ocasionando cáries, desgastes dentais, perdas ósseas, recessão gengival, queilite angular, candidíase e problemas periodontais, provocados pela própria negligência com a higiene.

No caso particular da cocaína, que comumente é esfregada nos dentes e gengiva, ela age como vasoconstritor. Já a maconha tem grande efeito cancerígeno, provocado pela sua fumaça. Todas as drogas ilícitas causam queda de resistência.[89,90]

▶ PARAFUNÇÕES TEMPOROMANDIBULARES

As atividades parafuncionais podem sobrecarregar o sistema mastigatório, desempenhando papel etiológico para o desenvolvimento das disfunções temporomandibulares (DTM). Dentre as diversas parafunções orais, apertamento dos dentes, bruxismo e onicofagia são as mais comumente relatadas. Tem sido relatado que o apertamento incisal provocado pela onicofagia pode determinar a redução do espaço, seguida por compressão do disco articular da articulação temporomandibular (ATM). No Brasil, estudo sobre dor orofacial mostra que, na ocorrência do fator hábitos parafuncionais (87%), cerca de 20% correspondem à onicofagia.

Na prática desportiva, a onicofagia pode interferir no desempenho do atleta em toda a sua abrangência, seja ela odontológica, com disfunções temporomandibulares, maloclusões, seja como fator psicológico, demonstrando insegurança pelo excesso de cobranças que o atleta recebe. É causa de desequilíbrios musculares, dores de cabeça, problemas na articulação temporomandibular, desconforto e estresse, que, além de comprometerem o rendimento de um atleta, indicam transtornos psicológicos e incapacidade de lidar com a pressão sofrida durante treinos e jogos.[91-93]

▶ OUTROS FATORES
Estresse

A situação de estresse faz com que ocorra produção de cortisol (da família dos esteroides e produzido pela parte superior da glândula suprarrenal, estando diretamente envolvido na resposta ao estresse).

A menopausa e aspectos genéticos também são considerados fatores predisponentes para a instalação da doença periodontal.[94]

Gestação

Estudos já determinam que problemas periodontais são capazes de provocar parto prematuro, aborto precoce, pré-eclampsia, além de ocasionar baixo peso nos recém-nascidos.[95]

▶ CONSIDERAÇÕES FINAIS

Desde a Antiguidade, sabe-se que o sistema imunológico interage com o sistema endócrino no ser humano. Estímulos como os produzidos pelo estresse podem sensibilizar o sistema imunológico em determinado grau capaz de permitir o desequilíbrio e, assim, o ataque de microrganismos causadores de doenças. Podemos perceber, ao longo deste capítulo, que os problemas e as causas se interligam, fazendo-nos refletir sobre a palavra "organismo": conjunto de sistemas de órgãos que constituem um ser vivo eucarionte pluricelular, que tem seus órgãos formados por diferentes tipos de tecidos vivos; e esses tecidos, por sua vez, são formados por células especializadas em desempenhar neles determinadas funções, participando em conjunto e interdependentemente.

Atualmente, vários estudos em andamento já conseguem relacionar falta de saúde oral e morte prematura causada por câncer, ocorrência de osteoporose, parto prematuro, nascimento de bebês de baixo peso, além de todos os problemas já descritos aqui. "Devemos trazer a boca de volta ao corpo", dizem os pesquisadores dessa área, que vem crescendo enormemente.

Referências Bibliográficas

1. Pizzo G, Guiglia R, Russo L, Campisi G. Dentistry and internal medicine: from the focal infection theory to the periodontal medicine concept. *European Journal of Internal Medicine*, 2010; 21:496-502.
2. Stein TP, Hoyt RW, Toole MO, Leskiw MJ, Schluter MD, Wolfe RR, Hille WDB. Protein and energy metabolism during prolonged exercise in trained athletes. *Int J Sports Med*, 1989; 10(5):311-6.
3. Prouteau S, Pelle A, Collomp K, Benhamou L, Courteix D. Bone density in elite judoists and effects of weight cycling on bone metabolic balance. *Med Sci Sports Exerc*, 2006 Apr; 38(4):694-700.
4. Oliveira MG. *Manual de Anatomia de Cabeça e Pescoço*, 4ª ed revista e ampliada. Porto Alegre: EDIPUCRS, 2002.
5. Roland M. Vidas ejemplares: Antony van Leeuwenhoek. *Revista de la Facultad de Medicina*, 1952; 20(10):586-95.
6. Fitzgerald RJ, Keyes PH. Demonstration of the etiologic role of streptococci in experimental caries in the hamster. *J Am Dent Assoc*, 1960; 61:9-19.
7. Pallasch TJ, Wahl MJ. Focal infection: new age orancient history? *Endodontic Topics*, 2003; 4:32-45.
8. Tanner A, Kent R, Maiden M. Clinical, microbiological and immunological profile of helthy, gingivitis and putative active periodontal subjects. *J Periodont Res* 1996; 31:195-204.
9. Uzeda M. *Microbiologia Oral: etiologia da cárie, doença periodontal e infecções endodônticas.* Rio de Janeiro: MEDSI, 2002.104p.
10. Caufield PW, Griffen AL. Dental caries. An infectious an transmissible disease. *Pediat Clin North Am* (Philadelphia), 2000; 47(5):1001-19.
11. Alaluusua S, Renkonen OV. Streptococcus mutans establishmentand dental caries experience in children from 2 to 4 years old. *Scand J Dent Res*, 1983; 91:453-7.
12. Mattos-Graner R O, Zelante F, Line RC, Mayer MP. Association between caries prevalence and clinical, microbiological and dietary variables in 1.0 to 2.5-year-old Brazilian children. *Caries Res*, 1998; 32: 319-23.
13. Newbrum E. *Cariologia*, 2ª ed. São Paulo: Santos, 1988. 326p.
14. Caufield DPW, Griffen. Dental caries. An infectious an transmissible disease. *Pediat Clin North Am* 2000; 47(5):1001-19.
15. Todescan JH. *Doença Periodontal: Conceitos e Classificação*, 1ª ed. São Paulo: Santos, 2001.
16. Susin C, Oppermann RV, Haugejorden O, Albandar JM. Periododntal attachment loss attributable to cigarettesmoking in an urban Brazilian population. *J Clin Periodontol*, 2004; 31(11):951-8.
17. Gelskey Sc. Cigarette smoking and periodontistis: methodology to assess the

strength of evidence in support of a casual association. *Community Dent Oral Epidemiol*, 1999; 27(1):16-24.
18. Wilson M. Bacterial biofilms and human disease. *Science Progress*, 2001; 84(3): 235-54.
19. Deboni MCZ. Profilaxia antibiótica – recomendações atuais. *Revista APCD*, 2001;55(2): 96-8.
20. Rocha LMA, Oliveira PB, Santos PB, Jesus LA, Stefani CM. Conhecimentos e condutas para prevenção da endocardite infecciosa entre cirurgiões-dentistas e acadêmicos de Odontologia. *Robrac*, 2008; 17(44):146-53.
21. Loesche WJ. Anaerobic periodontal infections as risk factors for medical diseases. *Curr Infec Dis Rep*, 1999:33-8.
22. Moreira WM. Influência das condições higiênicas e funcionais da cavidade oral na saúde do atleta. *Rev Odonto Capixaba*, 1972/1975; I.47:27-8.
23. Dias RB, Maia FAS, Coto NP. Odontologia desportiva. In: *Odontologia, Arte, Ciência e Técnica*. São Paulo: Artes Médicas, 2002; 2(22):465-76.
24. Newbrum E. *Cariologia*, 2ª ed. São Paulo: Santos, 1988. 326p.
25. Caufield DPW, Griffen. Dental Caries. An infectious an transmissible disease. *Pediat Clin North Am* 2000; 47(5):1001-19.
26. Saba-Chujfi E, Santos-Pereira AS. *Periodontologia Integração e Resultados*. São Paulo: Artes Médica, 2007.
27. Friedewald VE, Kenneth, Kornman JD, Beck RG, Allison G, Offenbacher S, Paul M, Ridker PM, Thomas EVD, Roberts WC. The American Journal of Cardiology and Journal of Periodontology Editors' Consensus: Periodontitis and Atherosclerotic Cardiovascular Diseaser. *J Periodontol*, 2010; 80(3): 1021-32.
28. Bahekar AA, Singh S, Saha S, Molnar J, Arora R. Theprevalence and incidence of coronary heart disease issignificantly increased in periodontitis: A meta-analysis. *Am Heart J*, 2007; 154:830-7.
29. Wu T, Trevisan M, Genco RJ, Dorn JP, Falkner KL, Sempos CT. Periodontal disease and risk of cerebrovascular disease: The First National Health and Nutrition Examination Survey and its follow-up study. *Arch Intern Med* 2000; 160:2749-55.
30. Chen YW, Umeda M, Nagasawa T et al. Periodontitis may increase the risk of peripheral arterial disease. *Eur J Vasc Endovasc Surg*, 2008; 35:153-8.
31. Haraszthy VI, Zambon JJ, Trevisan M, Zeid M, Genco RJ. Identification of periodontal pathogens in atheromatous plaques. *J Periodontol*, 2000; 71:1554-60.
32. Tonetti MS, D'Aiuto F, Nibali L et al. Treatment of periodontitis and endothelial function. *N Engl J Med*, 2007; 356:911-20.
33. Melo WR, Magalhães MHCG, Antunes JLF. Pacientes portadores de diabetes tipo 2: manifestações sistêmicas e orais de interesse para o atendimento odontológico. *RPG*, 2003; 10(1):53-8.
34. Grossi SG, Skrepcinski FB, DeCaro T, Zambon JJ, Cummins D, Genco RJ. Responseto periodontal therapy in diabetics andsmokers. *J Periodontol* 1996; 67(10 Suppl): 1094-102.
35. Kahn S, Garcia CH, Galan Júnior J, Namen FM, Machado WAS, Silva JA, Sardenberg SEM, Egreja, AM. Avaliação da existência de controle de infecção oral nos pacientes internados em hospitais do estado do Rio de Janeiro. *Ciência & Saúde Coletiva*, 2008; 13(6):1825-31.
35a. Taylor GW, Borgnakke WS. Periodontal disease:Associations with diabetes, glycemic control andcomplications. *Oral Dis*, 2008; 14:191-203.
36 Taylor GW, Burt BA, Becker MP et al. Non-insulin dependent diabetes mellitus and alveolar bone loss progression over 2 years. *J Periodontol*, 1998; 69:76-83.
37. Cianciola LJ, Park BH, Bruck E, Mosovich L, Genco RJ. Prevalence of periodontal disease in insulindependent diabetes mellitus (juvenile diabetes). *J Am Dent Assoc*, 1982; 104:653-60.
38 Bajaj S, Prasad S, Gupta A, Singh VB. Oral manifestations in type-2 diabetes and related complications. *Indian J Endocrinol Metab*, 2012 Sep; 16(5):777-9.

39. Al-Khabbaz AK, Al-Shammari KF, Hasan A, Abdul-Rasoul M. Periodontal Health of Children with Type 1 Diabetes Mellitus in Kuwait: A Case-Control Study. *Med Princ Pract*, 2012.

40. Chokwiriyachit A, Dasanayake AP, Suwannarong W, Hormdee D, Sumanonta G, Prasertchareonsuk W, Wara-Aswapati N, Combellick J, Pitiphat W. Periodontitis and gestational diabetes mellitus in non-smoking women. *J Periodontol*, 2012.

41. Daniel R, Gokulanathan S, Shanmugasundaram N, Lakshmigandhan M, Kavin T. Diabetes and periodontal disease. *J Pharm Bioallied Sci*, 2012; 4(Suppl2):S280-2.

42. Lalla E, Cheng B, Lal S et al. Diabetes-related parameters and periodontal conditions in children. *J Periodontal Res*, 2007; 42:345-9.

43. Darré L, Vergnes JN, Gourdy P, Sixou M. Efficacy of periodontal treatment on glycemic control in diabetic patients: A meta-analysis of interventional studies. *Diabetes Metab*, 2008; 34:497-506.

44. Grossi SG, Skrepcinski FB, DeCaro T et al. Treatment of periodontal disease in diabetics reduces glycated hemoglobin. *J Periodontol* 1997; 68:713-9.

45. Mealey BL, Oates TW. American Academy of Periodontology. Diabetes mellitus and periodontal diseases. *J Periodontol*, 2006; 77:1289–303.

46. Scannapieco FA, Wang B, Shiau HJ. Oral bacteria and respiratory infection: effects on respiratory pathogen adhesion and epithelial cell proinflammatory cytokine production. *J Ann Periodontol*, 2001; 6(1):78-86.

47. Zeng XT, Tu ML, Liu DY, Zheng D, Zhang J, Leng W. Periodontal disease and risk of chronic obstructive pulmonary disease: a meta-analysis of observational studies. *PLoS One*, 2012; 7(10):e46508.

48. Kucukcoskun M, Baser U, Oztekin G, Kiyan E, Yalcin F. Initial periodontal treatment for prevention of chronic obstructive pulmonary disease exacerbations. *J Periodontol*, 2012.

49. Prasanna SJ. Causal relationship between periodontitis and chronic obstructive pulmonary disease. *J Indian Soc Periodontol*, 2011 Oct; 15(4):359-65.

50. Si Y, Fan H, Song Y, Zhou X, Zhang J, Wang Z. Association between periodontitis and chronic obstructive pulmonary disease in a chinese population. *J Periodontol*, 58.

50a. Paju S, Scannapieco FA. Oral biofilms, periodontitis, and pulmonary infections. *Oral Dis*, 2007 Nov; 13(6. 2012 Oct; 83(10):1288-96.

51. Liu Z, Zhang W, Zhang J, Zhou X, Zhang L, Song Y, Wang Z. Oral hygiene, periodontal health and chronic obstructive pulmonary disease exacerbations. *J Clin Periodontol* 2012; 39(1):45-52.

52. Bowen DM. Periodontal disease and chronic obstructive pulmonary disease. *J Dent Hyg*, 2011; 85(3):162-5.

53. Agado BE, Crawford B, Delarosa J, Bowen DM, Peterson T, Neill K, Paarmann C. Effects of periodontal instrumentation on quality of life and illness in patients with chronic obstructive pulmonary disease: a pilot study. *J Dent Hyg*, 2012; 86(3):204-14.

54. Hatani T, Takemura M, Inoue D, Takamatsu K, Ishitoko M, Itotani R, Suzuki S, Matsumoto M, Sakuramoto M, Fukui M. Septic pulmonary embolism due to periodontal disease. *Respirology*, 2012 Oct 5. doi: 10.1111/j.1440-1843.2012.02278.x. [Epub ahead of print] PubMed PMID: 23039239.

55. Terpenning MS, Taylor GW, Lopatin DE, Kerr CK, Dominguez BL, Loesche WJ. Aspiration pneumonia: dental and oral risk factors in an older veteran population. *J Am Geriatr Soc*, 2001; 49(5):557-63.

56. Terpenning MS. The relationship between infections and chronic respiratory diseases: an overview. *Ann Periodontol*, 2001; 6(1):66-70.

57. Page RC. Periodontitis and respiratory diseases: discussion, conclusions, and recommendations. *Ann Periodontol*, 2001; 6(1):87-90; 508-12.

58. Milleron B, Liote H, Lacau Saint Guilly J, de Stabenrath A, Akoun G. Sinus pathology and respiratory tract disease. *Rhinol Suppl*, 1988; 4:13-9.

59. Kamala R, Sinha A, Srivastava A, Srivastava S. Primary tuberculosis of the oral cavity. *Indian J Dent Res*, 2011; 22(6):835-8.

60. Yombi JC, Belkhir L, Jocnkheere S, Wilmes D, Cornu O, Vandercam B, RodriguezH. Streptococcus gordonii septic arthritis: two cases and review of literature. *BMC Infect Dis*, 2012; 12(1):215.
61. Akshata KR, Ranganath V, Nichani AS. Thesis, antithesis, and synthesis in periodontal and systemic interlink. *J Indian Soc Periodontol*, 2012; 16(2):168-73.
62. Ranade SB, Doiphode S. Is there a relationship between periodontitis and rheumatoid arthritis? *J Indian Soc Periodontol*, 2012; 16(1):22-7.
63. Ogrendik M. Does periodontopathic bacterial infection contribute to the etiopathogenesis of the autoimmune disease rheumatoid arthritis? *Discov Med*, 2012; 13(72):349-55.
64. Sezer U, Erciyas K, Ustün K, Pehlivan Y, Ziya enyurt S, Aksoy N, Tarakçıo lu M, Taysı S, Onat AM. Effect of chronic periodontitis on oxidative status in patients with rheumatoid arthritis. *J Periodontol*, 2012 Jul 16.
65. Torkzaban P, Hjiabadi T, Basiri Z, Poorolajal J. Effect of rheumatoid arthritis on periodontitis: a historical cohort study. *J Periodontal Implant* Sci. 2012 Jun; 42(3):67-72.
66. Potikuri D, Dannana KC, Kanchinadam S, Agrawal S, Kancharla A, Rajasekhar L, Pothuraju S, Gumdal N. Periodontal disease is significantly higher in non-smokingtreatment-naive rheumatoid arthritis patients: results from a case-control study. *Ann Rheum Dis*, 2012 Sep; 71(9):1541-4.
67. Erciyas K, Sezer U, Ustün K, Pehlivan Y, Kısacık B, Senyurt S, Tarakçıo lu M, Onat A. Effects of periodontal therapy on disease activity and systemic inflammation in rheumatoid arthritis patients. *Oral Dis*, 2012 Sep 5.
68. Otomo-Corgel J, Pucher JJ, Rethman MP, Reynolds MA. State of the science:chronic periodontitis and systemic health. *J Evid Based Dent Pract*, 2012; 12(3Suppl):20-8.
69. Poor dental health can influence the health of the rest of the body. Broadcast in 2 march 1998; 12:00 AM at the American Association for the Advancement of Science Congress recently held in Philadelphia.
70. Prouteau S, Pelle A, Collomp K, Benhamou L, Courteix D. Bone density in elite judoists and effects of weight cycling on bone metabolic balance. *Med Sci Sports Exerc*, 2006; 38(4):694-700.
71. Gaetti-Jardim E, Monti LM, Ciesielski FIN, Gaetti-Jardim EC, Okamoto AC, Schweitzer CM, Avila-Campos MJ. Subgingival microbiota form *Cebus apella* (Capuchin monkey) with different periodontal conditions. *Anaerobe*, 2012; 18:263-9.
72. Lopes AS, Kattan R, Costa S, Moura CE. Estudo clínico e classificação das lesões musculares. *Rev Bras Ortop* 1993; 28(10):707-17.
73. Bastos AA, Falcao CB, Pereira ALA, Pereira AFV, Alves CMC. Obesidade e doença periodontal. *Pesq Bras Odontoped Clin Integr* (João Pessoa), 2005; 5(3); 27:5-279.
74. Zeigler CC, Persson GR, Wondimu B, Marcus C, Sobko T, Modéer T. Microbiota in the oral subgingival biofilm is associated with obesity in adolescence. *Obesity*, 2012; 20(1):157-64.
75. Saito T, Shimazaki Y, Sakamoto M. Obesity and periodontitis. *N Engl J Med*, 1998; 339:482-3.
76. Chaffee BW, Weston SJ. Association between chronic periodontal disease and obesity: a systematic review and meta-analysis. *J Periodontol*, 2010; 81:1708-24.
77. Tavares M, Dewundara A, Goodson JM. Obesity prevention and intervention in dental practice. *Dent Clin North Am*, 2012; 56(4):831-46.
78. Gorman A, Kaye EK, Nunn M, Garcia RI. Changes in body weight and adipositypredict periodontitis progression in men. *J Dent Res*, 2012; 91(10):921-6.
79. de Castilhos ED, Horta BL, Gigante DP, Demarco FF, Peres KG, Peres MA. Association between obesity and periodontal disease in young adults: apopulation-based birth cohort. *J Clin Periodontol*, 2012; 39(8):717-24.
80. Petersen PE, Baehni PC. Periodontal health and global public health. Periodontol, 2000, 2012; 60(1):7-14.
81. De Marchi RJ, Hugo FN, Hilgert JB, Padilha DM. Number of teeth and its association

with central obesity in older Southern Brazilians. *Community Dent Health*, 2012 Mar; 29(1):85-9.
82. Henderson M, Walker D. Smoking may seriously affect your skeleton. *Lancet*, 2012; 379(9818):796-7.
83. Johnson G K, Slach NA. Impact of tobacco use on periodontal status. *Journal of Dental Education* (Washington), 2001; 65(4): 313-21.
84. Ojima M. Relationship between smoking status and periodontal conditions: findings from national databases in Japan. *Journal of Periodontal Research*, 2006; 41(6): 573-9.
85. Ragghianti MS, Greghi SLA, Lauris JRP, Sant'ana AC, Passanezi E. Influence of age, sex, plaque and smoking on periodontal conditions in a population from Bauru, Brazil. *Journal of Applied Oral Science*, 2004; 12(4)273-9.
86. Shimazaki,Y, Saito T, Kiyohara Y, Kato I, Kubo M, Lida MI. Relationship between drinking and periodontitis: theHisayama Study. *J Periodontol*, 2005; 76(9):1534-41.
87. Tezal M, Grossi SG, Ho AW, Genco RJ. The effect of alcohol consumption on periodontal disease. *J Periodontol*, 2001; 72(2): 183-9.
88. Colodel EV, Silva ELFM, Zielak JC, Zaitter W, Crosato EM, Pizzatto E. Alterações bucais presentes em dependentes químicos. *RSBO*, 2009; 6(1):44-8.
89. Silveira DX, Xavier ED. Um guia para a família, 2ª ed. *Publicação Oficial da Secretaria Nacional Antidrogas*. Brasília: Senad, 2000.
90. Winocur E, Littner D, Adams I, Gavish A. Oral habits and their association with signs and symptoms of temporomandibular disorders in adolescents: a gender comparison. *Oral Surg Oral Med Oral Pathol Oral Radiol Endod*, 2006; 102(4):482-7.
91. Michelotti A, Cioffi I, Festa P, Scala G, Farella M. Oral parafunctions as risk factors for diagnostic TMD subgroups. *J Oral Rehabil*, 2010; 37(3):157-62.
92. Takenami Y, Kuboki T, Acero CO Jr, Maekawa K, Yamashita A, Azuma Y. The effects of sustained incisal clenching on the temporomandibular joint space. *Dentomaxillofac Radiol*, 1999; 28(4):214-8.
93. Rocha SS, Mendonça JF, Alencar Junior FGP. Estudo da prevalência dos fatores etiológicos em pacientes com dor miofascial orofacial. *Revista de Odontologia da UNESP*, 2007; 36(1):41-6.
94. Marques AH, Solis ACO, Lotufo Neto F, Prado EBA. Estresse, depressão, alterações imunológicas e doença periodontal. *Rev Psiq Clín*, 2001; 28(5):266-27.
95. Santos CAL. Prevalência e fatores associados à doença periodontal em puérperas. *Dissertação de Mestrado em Saúde Coletiva*. Londrina – PR: Universidade Estadual de Londrina, 2010.

Capítulo 5

Trauma Facial nos Esportes

Leandro Lauriti
João Gualberto de Cerqueira Luz

Atualmente, o Brasil passa por um momento de grande perspectiva na área dos esportes, às vésperas de sediar uma Copa do Mundo de Futebol e os Jogos Olímpicos, e, assim, a Odontologia do Esporte ganha mais importância a cada dia. A disputa acirrada entre atletas de alto nível, em busca de resultados, associada ao contato físico nos esportes expõe os participantes ao risco de traumas dentais, bucais e faciais com choques de maior volume e intensidade. No início, os atletas tinham muitos dentes cariados e sujeitos a extrações, situação essa reduzida consideravelmente nos dias atuais, em que os problemas respiratórios associados a maloclusões, levando à respiração bucal, apresentam maior frequência. Dados mostram uma queda do desempenho aeróbico de 21% nos atletas respiradores bucais. O uso de aparelhos ortodônticos fixos para a correção das alterações oclusais acarreta um maior número de lesões bucais. Um dos melhores aparatos de defesa dessas lesões são os protetores bucais recomendados em todos os esportes de contato físico, evitando desde traumas leves, como cortes labiais e de tecidos moles e traumas dentoalveolares, até os mais graves, como fraturas maxilares. Seu uso pode evitar fraturas do côndilo mandibular pelo afastamento deste da cavidade articular e pela resiliência do material amortecendo, dissipando e distribuindo as forças recebidas em mento e corpo de mandíbula.

Um dos quadros clínicos que o profissional atuante na Odontologia do Esporte pode encontrar com frequência é o trauma facial. Assim, deve estar preparado para diagnosticar e tratar ou indicar tratamento específico. Impactos e colisões entre atletas, durante o treino e a prática esportiva, podem resultar em traumas dentais e faciais. Esportes radicais, artes marciais, lutas e modalidades de quadra são as atividades que mais expõem os atletas a esses traumas, requerendo cuidados especiais com a saúde bucal. A Odontologia do Esporte trata e estuda traumas ou doenças ocasionadas pela prática esportiva. Ela é formada por cirurgiões-dentistas com uma visão direcionada à educação física, o que proporciona aos atletas um melhor desempenho e rendimento nas atividades realizadas por meio do tratamento oral e prevenção de possíveis lesões bucais durante suas atividades.

Casuísticas, como os dados da National Youth Sports Foundation (NYSF, USA), mostram que atletas envolvidos em atividades de contato físico apresentam 33 a 56% de chances de sofrer lesões faciais, com 5 milhões de dentes perdidos por ano em atividades esportivas. Os traumas desportivos chegam a ser um problema de saúde pública norte-americano, representando o terceiro lugar no *ranking* de atendimentos de traumas de face. Segundo a American Dental Association (ADA), pelo menos 200 mil traumas são evitados pelo uso de protetores bucais que protegem, além dos dentes e estruturas intrabucais, o esqueleto facial, na prevenção de fraturas, e a articulação temporomandibular, evitando deslocamentos e traumas. Desse modo, minimizam lesões na cabeça e no pescoço pela dissipação das forças traumáticas durante o impacto, aumentando a confiança do atleta. Também os capacetes e os protetores nasais, faciais e bucais são recomendados como meios de reduzir ou impedir lesões orofaciais, diminuindo as concussões, hemorragias cerebrais, perdas de consciência e lesões ao sistema nervoso central.

Com o aumento no número de praticantes de esportes de contato existe uma tendência ao aumento dos traumas dentários e faciais. Dentre os acidentes mais comuns, podemos listar as fraturas de coroa com ou sem envolvimento pulpar, lesões de tecidos moles, como lacerações, e tecidos de sustentação como concussões, subluxação, luxação extrusiva, luxação lateral, luxação intrusiva e avulsão. Quanto maior o nível de competição, maior o percentual de traumas, onde a categoria adulta profissional detém a maior incidência desses traumas em relação aos esportistas amadores e juniores. Com o estímulo à prática de esportes entre crianças e adolescentes, a Odontologia do Esporte tende a tornar-se um campo em expansão para a atuação do odontopediatra. O envolvimento ativo do cirurgião-dentista em comissões de esporte pode promover a ampliação dos cuidados do atleta com sua saúde bucal, além de prover cuidados e informações aos desportistas sobre a prevenção de traumas bucais e faciais, tema sobre o qual inúmeros estudos buscam o aprimoramento de técnicas visando a menores índices de lesões a estruturas do sistema estomatognático.

▶ PRODUÇÃO DO TRAUMA

Os traumas nos esportes requerem um estudo aprofundado, identificando as causas predominantes, os tratamentos mais indicados e meios de proteção. Isto visa diminuir os riscos de afastamento de treinos e competições por um longo tempo, o que acarreta prejuízos financeiros ao clube e ao esportista, além do abalo psicológico envolvido.

Sendo a face a área mais exposta do crânio, é também a mais sujeita a traumas provocados por impactos diretos, como golpes e quedas. A face apresenta uma proteção natural por meio de pilares e vigas ósseas que funcionam como zonas de resistência, suportando impactos e protegendo órgãos vitais, como cérebro, olhos e estruturas neuromusculares. Dividindo a face em terços, temos: o terço superior, compreendendo o osso frontal e órbitas (entre a sutura frontonasal e a parte mais superior do osso frontal); o terço médio, composto pelo osso maxilar, osso zigomático e osso nasal (entre a sutura frontonasal e a maxila); e o terço inferior, que compreende a mandíbula (entre a comissura labial e o ponto mais inferior da mandíbula). A maior incidência de lesões ocorre no terço médio da face, devido às zonas de fragilidade com menor espessura e densidade óssea, além dos seios paranasais (maxilar, etmoidal, esfenoidal), cavidades que tornam esse terço mais suscetível a fraturas.

Fatores primordiais para a ocorrência desses traumas são divididos em *extrínsecos*, como tipo de esporte, condições climáticas, uso de equipamentos de proteção e modalidade, e *intrínsecos*, como idade, tipo físico, preparação, anormalidade anatômica, fraturas prévias e mobilidade articular. A produção de uma fratura óssea ocorre pela conversão de energia cinética em energia de deformação, dissipada entre tecidos moles e tecido ósseo por um ponto de aplicação, sendo o tempo de impacto de cerca de 15 ms determinante para a falha óssea. A prevenção dessas lesões por mecanismos de proteção e quantificação da resistência óssea é o que se propõe a ciência da biomecânica do impacto.

▶ TRAUMAS DENTOALVEOLARES

Em casos nos quais o atleta sofreu um trauma em estrutura dentária, deve-se avaliar qual o dente envolvido, a situação do remanescente, o fragmento avulsionado, se houve perda de consciência e se houve alteração na oclusão dentária. Atletas portadores de maloclusões classe II têm maior risco de fratura de dentes anteriores superiores. A fratura coronária é o tipo de lesão mais comum, geralmente após acidentes, práticas desportivas e violência interpessoal. Na maior parte desses traumas dentários, um tratamento rápido e apropriado pode diminuir seu impacto, tanto do ponto de vista da saúde bucal como do ponto de vista estético, pois as novas tecnologias e uma melhor compreensão do processo inflamatório têm propiciado um enfoque mais conservador no seu tratamento. Na conduta diante de dentes traumatizados, os protocolos de atendimento são extremamente necessários, uma vez que permitem auxiliar os cirurgiões-dentistas e outros profissionais da saúde a trabalhar de maneira cuidadosa e eficiente.

Um exame neurológico básico é essencial em todas as situações que envolvem traumatismos, e deve sempre ser realizado antes de qualquer procedimento local, porque, além da importância para a saúde geral do paciente, ocupa pouco tempo. É realizado por meio da tomada dos sinais vitais, de observações visuais clínicas e relatos do paciente quanto a visão dupla, náuseas ou vômitos, períodos de inconsciência, amnésia, cefaleia e vertigem. Também o questionamento sobre a história clínica do paciente, a história do trauma sabendo como, quando e onde ocorreu o acidente e a direção do impacto sobre a estrutura dentária pode conduzir ao diagnóstico e tratamento. Lacerações de lábio e língua, fraturas de osso alveolar e maxilar, bem como presença de fragmentos de objetos ou superfícies do local do trauma que penetraram a mucosa bucal, devem ser consideradas.

Exames radiográficos são solicitados para uma avaliação completa do caso e devem abranger as áreas definidas pelo exame clínico. Orientam o reposicionamento do dente traumatizado, avaliam a estrutura dentária remanescente e verificam quais dentes foram envolvidos. Nos passos subsequentes, serão de grande valia na análise da consolidação de fraturas, análise da evolução do reparo das lesões periapicais e laterais, bem como para a observação do surgimento ou interrupção dos processos de reabsorção.

Os traumas dentoalveolares podem ser divididos como a seguir.

▶ **LESÕES DAS ESTRUTURAS DURAS DO DENTE**

Fraturas Coronárias

- *Fraturas de esmalte* e *dentina sem envolvimento pulpar:* considerar a extensão da fratura e verificar se há exposição pulpar. Pode haver sensibilidade dolorosa às mudanças térmicas e à mastigação (Figura 5.1). Realizar teste de sensibilidade pulpar. Verificar o tamanho da câmara pulpar e estágio de desenvolvimento radicular. Analisar lacerações de tecidos moles em busca de fragmentos dentários ou corpos estranhos. Se for apenas fratura de esmalte, regularizar bordas cortantes com discos para polimento ou aplicar ionômero de vidro provisoriamente e restaurar com resina. Se for fratura de esmalte e dentina, aplicar ionômero de vidro provisoriamente e restaurar usando resina (Figura 5.2). Se existir um fragmento intacto, limpá-lo e hidratar em soro fisiológico por 10 min, reposicionar e realizar colagem com um sistema adesivo e, se houver proximidade com a polpa, usar uma base de Ca(OH)$_2$. Avaliar mensalmente durante 6 meses.
- *Fraturas de esmalte e dentina com envolvimento pulpar:* considerar extensão e constatar a exposição pulpar, verificar há quanto tempo ocorreu o trauma e a exposição, realizar teste de sensibilidade pulpar, verificar o tamanho da câmara pulpar e estágio de desenvolvimento radicular e analisar lacerações de tecidos moles em busca de fragmentos dentários ou outros corpos estranhos. Em microexposições pulpares, lavar a cavidade com hipoclorito de sódio a 0,5% e gotejar NDP; realizar capeamento pulpar direto com Ca(OH)$_2$ p.A.; aplicar ionômero de vidro provisoriamente e restaurar usando agente adesivo e resina. Em médias e grandes exposições, lavar a cavidade com hipoclorito de sódio a 0,5%, realizar pulpotomia parcial ou total (dependendo da condição clínica do tecido pulpar exposto), gotejar NDP e colocar Ca(OH)$_2$ p.A.; aplicar ionômero de vidro provisoriamente e restaurar usando agente adesivo e resina. Em ambas as situações, se existir um fragmento intacto, limpá-lo e hidratar em soro fisiológico por 10 min, reposicionar e realizar colagem com um sistema adesivo (Figura 5.3A a C).

Fraturas Coronorradiculares

O fragmento coronário pode estar aderido ao periodonto e com mobilidade. Considerar a extensão da fratura; geralmente ocorre cerca de 2 ou 3 mm abaixo do nível gengival e o fragmento apical não está deslocado. Avaliar o grau de rizogênese e verificar se houve exposição pulpar, há quanto tempo ocorreu o trauma e a exposição e realizar teste de sensibilidade pulpar. Se existir um fragmento aderido ao periodonto, o tratamento imediato deve ser com lavagem da área com soro fisiológico a 0,5%, reposicionar o fragmento nos dentes vizinhos com uma contenção de resina até sua remoção em outra sessão. Se o fragmento não possibilitar sua reposição, deve-se removê-lo, seguindo os mesmos passos em exposições pulpares, e, em outras sessões, expor o limite subgengival por meio de gengivectomias ou extrusões ortodônticas. Realizar bochechos com clorexidina a 0,12% por 2 semanas e avaliar a cada 30 dias nos 6 primeiros meses e a cada 6 meses nos próximos 2 anos.

Fratura Radicular

Avaliar a profundidade. Geralmente, a coroa do dente está com mobilidade e o fragmento deslocado. Realizar teste de sensibilidade pulpar após reposicionar e conter o fragmento. Nos casos em que ocorrem no terço cervical, se existir fragmento aderido ao periodonto, deve-se proceder à lavagem com soro fisiológico, reposição e estabilização do fragmento nos dentes vizinhos, com uma contenção com fio rígido e resina por no mínimo 90 dias; realizar alívio oclusal e radiografar. Se o fragmento não possibilitar reposição, removê-lo e seguir os passos para fraturas de esmalte e dentina com exposição pulpar. Nas sessões seguintes, expor o limite subgengival da fratura por meio de gengivectomia ou extrusão ortodôntica e, depois, tratamento endodôntico e protético. Nas fraturas no *terço médio*, o dente estará com alguma mobilidade e pode ocorrer desalinhamento da borda incisal em relação aos dentes adjacentes; realizar teste de sensibilidade pulpar após reposição do fragmento e verificar se houve fratura alveolar. Se existir um fragmento aderido ao periodonto, limpar a área com soro fisiológico, reposicionar e estabilizar o fragmento nos dentes vizinhos com uma contenção com fio rígido e resina por, no mínimo, 90 dias; realizar alívio oclusal e radiografar. Se o fragmento não possibilitar sua reposição, removê-lo e, na sessão seguinte, expor o limite subgengival da fratura por extrusão ortodôntica, realizar endodontia e prótese. Quando a fratura ocorrer no *terço apical*, o dente estará com pouca ou sem nenhuma mobilidade. Realizar o teste de sensibilidade pulpar, reposicionar e conter o fragmento, e verificar se ocorreu fratura alveolar. Limpar a área com soro fisiológico, reposicionar e estabilizar o fragmento nos dentes vizinhos com uma contenção com fio rígido e resina no mínimo por 90 dias; realizar o alívio oclusal e radiografar, avaliando a cada 30 dias nos 6 primeiros meses, procurando em cada sessão realizar testes de sensibilidade, buscar sinais como fístula ou edema e verificar alterações cromáticas na coroa. Constatada ausência de vitalidade pulpar, realizar endodontia até, no mínimo, o traço de fratura, e remover o ápice fraturado por meio de curetagem periapical somente se constatada lesão periapical.

▶ LESÕES DAS ESTRUTURAS DE SUPORTE (SUSTENTAÇÃO)

Concussão

Dente sensível ao toque, sem mobilidade, deslocamento ou hemorragia do sulco gengival. Radiograficamente, não apresenta alterações. Para comodidade do paciente, procede-se a uma contenção semirrígida ou flexível durante 7 a 10 dias com alívio oclusal. Anti-inflamatórios e analgésicos devem ser prescritos nas primeiras 48 h. Se ocorrer a mortificação pulpar, realizar tratamento endodôntico.

Subluxação

Dente sensível ao toque que pode apresentar pequena mobilidade, porém sem deslocamento. Verifica-se hemorragia no sulco gengival. Realizar teste de sensibilidade. Sem alterações radiográficas. Realizar contenção semirrígida com fio ortodôntico semirrígido 0,30 ou 0,40 mm, ou fio de náilon espesso para comodidade do paciente de 7 a 10 dias, ajuste oclusal, ainti-inflamatórios e analgésicos. Se ocorrer mortificação, realizar procedimentos iguais à concussão.

Luxação Lateral

O dente pode estar deslocado em todos os sentidos, mas geralmente ocorre no sentido palatino. Sensível ao toque com mobilidade, na percussão observa-se um som metálico; realizar teste de sensibilidade e verificar o tempo do trauma, pois pode haver dificuldade de reposicionamento do dente. Radiograficamente o espaço periodontal apical pode estar aumentado, sendo observado em radiografias oclusais mais facilmente. É necessário reposicionar (redução) o dente luxado com o polegar e indicador, tracionando-o ligeiramente para a oclusal e recolocando-o no alvéolo. Realizar uma contenção semirrígida ou flexível de 7 a 10 dias e alívio oclusal.

Luxação com Extrusão

O dente está deslocado abaixo da borda incisal/oclusal dos dentes vizinhos, porém sem estar totalmente fora do alvéolo; geralmente está sensível ao toque e com alto grau de mobilidade. Procede-se à redução com pressão digital e contenção semirrígida por 3 semanas com alívio oclusal.

Luxação com Intrusão

O dente está deslocado de axial para apical, no osso alveolar (Figura 5.4). Geralmente está sem sensibilidade ao toque e sem mobilidade. Se possível, luxar o dente com delicadeza usando fórceps. Em dentes com rizogênese incompleta, esperar reposição espontânea. Em dentes com rizogênese completa, aguardar a reerupção espontânea por 2 semanas; se esta não acontecer, realizar reposição ortodôntica ou cirúrgica e fisioterapia com calor úmido. Realizar pulpectomia preventiva de 1 a 3 semanas após o trauma. Medicação intracanal com calcitonina ou alendronato sódico, nas 2 primeiras trocas e com hidróxido de cálcio até que se consiga ausência do processo de reabsorção, que é frequente nesses casos.

Avulsão

Analisar durante a anamnese o local do acidente, tempo decorrido desde o trauma e o meio de transporte do dente. Entre os vários tipos de trauma dentoalveolar, esse é aquele em que o fator tempo mais influencia nos resultados, devendo receber atendimento imediato. Para dentes com *rizogênese incompleta*, se o dente já foi reimplantado, limpar a área com clorexidina, suturar lacerações gengivais, verificar radiograficamente se o dente foi reimplantado na posição adequada, realizar contenção flexível

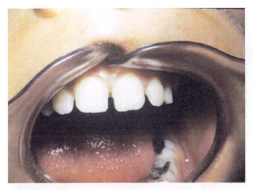

Figura 5.1 Fratura de esmalte e dentina em incisivo central superior esquerdo.

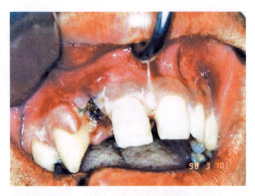

Figura 5.4 Luxação com intrusão do incisivo lateral superior com laceração de mucosa.

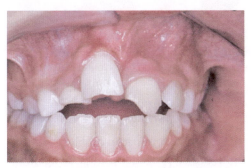

Figura 5.2 Fraturas coronárias de esmalte e dentina sem exposição pulpar em incisivos superiores.

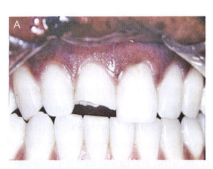

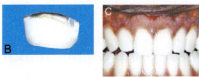

Figura 5.3A. Fratura de coroa do incisivo central superior direito. **B.** Fragmento de coroa fraturado. **C.** Aspecto clínico após colagem do fragmento de coroa.

por 1 semana. Se o dente foi mantido em meio úmido de conservação adequado e em tempo inferior a 120 min, lavar a superfície radicular e forame apical abundantemente com soro, remover coágulo do alvéolo, verificar se houve fratura da parede alveolar, reposicionar, reimplantar lentamente com pressão digital suave e contenção flexível por 1 semana. Se o dente foi mantido em meio inadequado em tempo superior a 120 min, o reimplante não está indicado; realizam-se curetagem do alvéolo e lavagem com soro e sutura. Para dentes com *rizogênese completa*, limpar a área com soro ou clorexidina, suturar lacerações, verificar radiograficamente se o dente foi reimplantado na posição correta, realizar contenção flexível por 1 semana. Se o dente foi mantido em meio úmido de conservação adequado em tempo inferior a 120 min, lavar a superfície radicular e o forame apical abundantemente com soro, remover coágulo do alvéolo irrigando com soro, reimplantar lentamente com pressão digital suave e contenção flexível por 1 semana (Figura 5.5A a E). Se o dente foi mantido em meio inadequado em tempo superior a 120 min, remover o ligamento periodontal necrótico, raspando

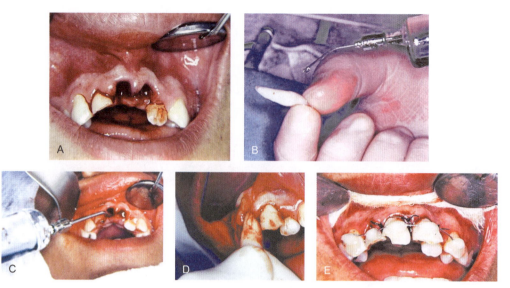

Figura 5.5A. Avulsão de incisivos centrais superiores. B. Modo correto de manusear elemento avulsionado, segurando-o pela coroa. C. Irrigação do alvéolo para remoção do coágulo e dos detritos. D. Reimplante dental no alvéolo com pressão digital. E. Contenção dos dentes reimplantados com fio de aço e resina.

a superfície radicular com uma lâmina de bisturi, submergir o dente em solução de fluoreto de sódio acidulado a 2,4% e pH 5,5 por um tempo mínimo de 5 min. Realizar procedimento endodôntico, medicar com hidróxido de cálcio e selar a cavidade com ionômero de vidro. Remover o coágulo do alvéolo com soro, reimplantar lentamente com pressão digital suave e realizar contenção rígida, e deixá-la até que se observe clínica e radiograficamente a presença de anquilose, geralmente entre 45 e 120 dias. Em todos os casos de avulsão, realizar antibioticoterapia sistêmica e avaliar a necessidade de vacina antitetânica.

Fratura do Processo Alveolar

O segmento ósseo dos dentes envolvidos apresenta mobilidade, realizar teste de sensibilidade pulpar após reposicionar e conter os dentes envolvidos. Avaliar a viabilidade e a nutrição do bloco fraturado. Deve-se proceder a uma lavagem da área com soro fisiológico, redução anatômica seguindo o arco dental e estabilizar os dentes envolvidos nos dentes vizinhos com uma contenção com fio rígido e resina por 90 dias, com alívio oclusal e radiografias de controle a cada 30 dias, nos 6 primeiros meses, e a cada 6 meses, nos próximos 2 anos. Constatada ausência de vitalidade pulpar, realizar tratamento endodôntico. Uma contenção com amarrias de Ivy, escada ou Gilmer-Sauer com o auxílio de uma barra de Erich pode ser necessária (Figura 5.6A a C).

▶ FRATURAS DA MANDÍBULA

A mandíbula é o osso móvel que se articula com o crânio e é responsável pela mastigação, deglutição e verbalização, sendo inegável sua importância no desem-

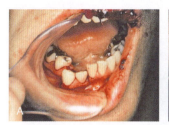 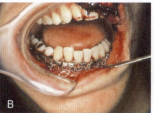 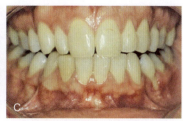

Figura 5.6A. Fratura do processo alveolar com desvio englobando os elementos 42 e 43. **B.** Redução e fixação do arco com barra de Erich. **C.** Controle de 3 meses com tratamento endodôntico.

penho dos atletas. Fraturas de mandíbula podem ocorrer em diferentes regiões como: sínfise, parassínfise, corpo, ângulo, ramo, processo coronoide e côndilo. No côndilo, elas podem ser intra ou extracapsulares. Maloclusões classe III levam esses esportistas a um maior risco de fraturas de côndilo e ângulo da mandíbula. A presença de terceiro molar incluso quadruplica o risco de sofrer fratura de ângulo de mandíbula pela dissipação do impacto nessa região, e esse elemento funciona como uma cunha associada ao deslocamento provocado pelo músculo masseter, que se insere também nessa região. Grande parte dos casos de trauma na região do mento causa fraturas de côndilo devido à fragilidade de seu colo.

Impactos frontais diretos na região do mento podem levar a concussões cerebrais ou fraturas indiretas em região de côndilo. As concussões devido à desaceleração rápida da cabeça apresentam alteração de consciência, visão e equilíbrio. A avaliação neurológica é requerida nesses casos.

São sinais característicos de uma fratura de mandíbula a presença de edema, hematoma, equimose e laceração, além de linfadenopatia, alterações oclusais, retrognatismo, sialorreia, parestesia e trismo mandibular. Alterações oclusais compreendem a ocorrência de degrau oclusal, perda de contato em parte do arco dental e mordida aberta anterior em fraturas bilaterais de côndilo.

Para o diagnóstico, o exame físico, pela inspeção e palpação bimanual na pesquisa de mobilidade ou dor, é complementado pelos recursos de imagem. Inicialmente são solicitados exames radiográficos extraorais como posteroanterior de mandíbula, Waters, lateral oblíquo de mandíbula e panorâmico. A incidência de Towne é útil na pesquisa de fraturas de côndilo. Sempre que possível, deve ser utilizada a tomografia computadorizada, sendo muito úteis os cortes axiais e coronais, enquanto a reconstrução tridimensional complementa os achados.

Fraturas na região de côndilo, ângulo, corpo, parassínfise e sínfise devem ser reduzidas por acessos extraorais do tipo submandibular ou intraorais em fundo de sulco vestibular, e a redução tem como guia a oclusão dental. A seguir são estabilizadas com placas mais rígidas dos sistemas 2,0 mm (Figura 5.7A e B) ou 2,4 mm e, mais recentemente, placas tipo *locking* (Figura 5.8A a C) que conferem estabilidade extra. Com esses sistemas de fixação, não há necessidade de manter bloqueio intermaxilar no pós-operatório, o que possibilita o retorno mais precoce às atividades do atleta (Figura 5.9A a D). O pós-operatório

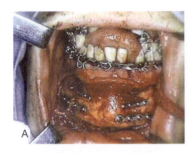 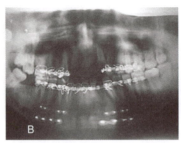

Figura 5.7A. Fixação de fraturas em sínfise mandibular com placas de titânio do sistema 2,0 mm. **B.** Radiografia panorâmica pós-operatória mostrando material de fixação em posição.

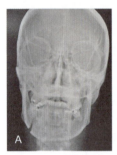 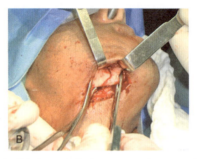 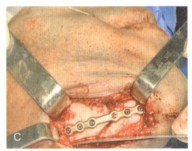

Figura 5.8A. Radiografia PA de mandíbula mostrando traço de fratura em corpo mandibular direito. **B.** Redução de fratura de corpo mandibular por meio de acesso submandibular. **C.** Fixação de fratura mandibular com placa de titânio 2,0 mm *locking*.

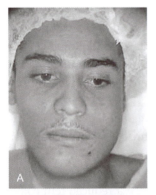 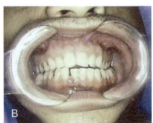

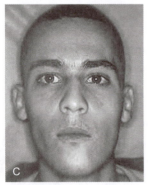 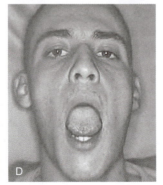

Figura 5.9A. Edema facial esquerdo e assimetria mandibular em paciente com fratura mandibular. **B.** Aspecto intraoral mostrando degrau oclusal por fratura de parassínfise mandibular direita. **C.** Aspecto pós-operatório mostrando recuperação da assimetria facial. **D.** Aspecto pós-operatório mostrando recuperação da abertura bucal.

deve ser à base de dieta branda, repouso, pouca movimentação da cabeça e corpo por, no mínimo, 15 dias.

As fraturas de côndilo são tratadas de maneira conservadora com fisioterapia quando não há desvios significativos ou são intracapsulares. Em casos de deslocamentos com rotação medial, cavalgamentos e fraturas telescópicas, faz-se necessária a redução cruenta por meio de acesso extraoral retromandibular ou pré-auricular e contenção óssea por uma fixação interna estável com duas miniplacas de titânio do sistema 2,0 mm de forma divergente, obedecendo às zonas de resistência óssea.

▶ FRATURAS DO NARIZ

O nariz define a expressão facial, não apenas pela sua forma estética, mas também como um órgão importante do ponto vista funcional, especialmente para a respiração e para o olfato. Na face, os ossos nasais topograficamente se apresentam mais proeminentes em relação à maxila, com um formato piramidal, sendo vulneráveis a choques diretos e forças compressivas, consequentemente causando fraturas. Além disso, sua constituição se dá por múltiplos ossos e cartilagens, que se engrenam formando o nariz. Esses ossos são relativamente espessos em sua interdigitação nas suturas, porém mais papiráceos em sua porção inferior, estando sujeitos a traumas e fraturas. De acordo com a força e direção do impacto, podemos ter fraturas dos ossos próprios do nariz, septo ósseo (vômer), cartilagens laterais, septal, sesamoides entre outras, além de estruturas ósseas vizinhas como órbita, etmoide, lacrimal, frontal e zigomático.

A fratura nasal é a terceira em incidência em traumas no esporte depois da clavícula e punho; na última década, houve um aumento proporcional ao aumento dos esportes em ambiente fechado. Esse tipo de fratura ocorre em três principais momentos: choques com outro esportista, choque contra o solo e choque contra equipamentos de quadra ou campo. O choque contra outro esportista pode ocorrer do impacto cotovelo-cabeça, joelho--cabeça e cabeça-cabeça.

As fraturas nasais são produto de ação-reação, criando uma tensão local e solução de continuidade. A ação sofre influência da direção, duração e ponto de aplicação da força, massa e área de seção do agente ofensivo e agente traumático. A reação é influenciada pela resistência óssea, elasticidade e habilidade cervical em deflexionar absorvendo a energia transmitida ao pescoço.

Clinicamente se faz necessária uma anamnese apurada questionando sobre alterações patológicas nasais prévias, hipertrofia de corneto ou desvio de septo, qualidade da função respiratória do atleta, cirurgias anteriores ao trauma, padrão de respiração (bucal, nasal, ambas). Ao exame físico podem estar presentes sinais, como contusão e laceração sobre a pele do dorso nasal, edema, hemorragia subconjuntival, equimose periorbitária medial bilateral, epistaxe, deformidade nasal (Figura 5.10), crepitação, telecanto traumático, obstrução das vias respiratórias, enfisema subcutâneo, desvio do septo e rinoliquorreia. O diagnóstico é fechado com a associação de exames de imagens como radiografias laterais para ossos próprios do nariz (Figura 5.11), incidência de Waters e a tomografia computadorizada.

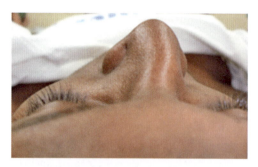

Figura 5.10 Vista superior mostrando assimetria nasal com desvio para a direita.

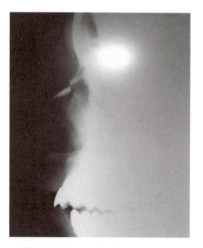

Figura 5.11 Radiografia de perfil mostrando fratura nasal.

Traumas laterais são menos traumáticos com depressão no lado atingido e saliência no lado oposto, causando compressão do processo frontal da maxila e obstrução nasal. Traumas frontais requerem maior atenção pela possibilidade de fratura da lâmina crivosa do osso etmoide, rompendo a dura-máter e causando rinoliquorreia.

O melhor momento para o tratamento são as primeiras horas após o trauma, com menor edema, devolvendo a função respiratória e a estética. Caso o edema já esteja instalado, pode-se aguardar cerca de 5 dias para melhora das condições de redução. A redução da fratura com a devolução da arquitetura inicial faz-se com o uso de fórceps de Walsham nos ossos nasais e processo frontal da maxila e fórceps de Asch no septo nasal. Após a redução, é fundamental a contenção interna com gaze vaselinada, que permanece por 24 h, e externa com curativos gessados ou placas termomaleáveis por, no mínimo, 7 dias (Figura 5.12A a D). O osso consolida no período de 6 a 10 semanas, tempo esse em que o atleta pode fazer uso de máscaras faciais ou protetores nasais, evitando choques no período de cicatrização.

O não tratamento de uma fratura nasal pode levar a complicações e sequelas, como infecções, hemorragias nasais, consolidação viciosa, fibrose óssea, nariz em sela, encurtamento nasal, desvios e perda de função respiratória, sinequias endonasais e anosmia.

▶ FRATURAS DO OSSO ZIGOMÁTICO

O osso zigomático ou malar é responsável pela projeção lateral da face, sendo sede frequente de traumas. Tem formato piramidal e quatro processos: temporal, orbital, maxilar e frontal, representando pontos de fragilidade do zigoma em suas suturas. O pilar zigomático fornece a altura do terço médio da face, sendo um pilar de resistência que vai da margem infraorbitária até a região de primeiro molar superior. Os traumas que mais acometem o zigoma são as agressões físicas, acidentes de trânsito e acidentes esportivos, não necessitando de grande intensidade.

O atleta pode relatar dormência (parestesia) na lateral do nariz, lábio superior

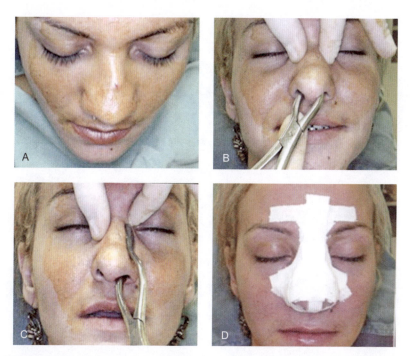

Figura 5.12A. Vista frontal de fratura nasal com desvio para a esquerda. **B.** Redução do septo nasal. **C.** Redução da parede lateral do nariz. **D.** Tamponamento nasal anterior com curativo gessado para imobilização externa.

e dentes anteriores superiores. Visão dupla (diplopia) pode estar presente, além de sangramento nasal (epistaxe). Clinicamente, nota-se à palpação a presença de degrau na margem infraorbitária com dor, edema e equimose na mucosa jugal, assimetria do terço médio da face, equimose subconjuntival, edema e hematoma palpebral. Exames a serem solicitados são as incidências de Waters (Figura 5.13), posteroanterior e de Hirtz e tomografia computadorizada (Figura 5.14A a D).

O acesso cirúrgico para a redução dessas fraturas envolve mais de uma incisão. Para a margem infraorbitária, é utilizada a do tipo subciliar ou transconjuntival. Para o pilar zigomático, uma incisão retilínea na mucosa em fundo de sulco vestibular. Para a sutura frontozigomáti-

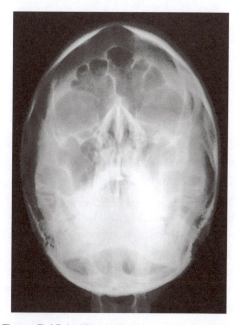

Figura 5.13 Incidência de Waters com velamento de seio maxilar esquerdo.

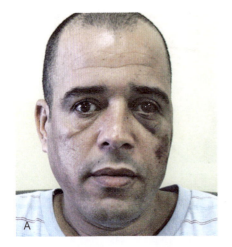
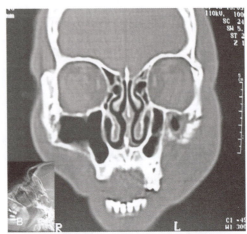
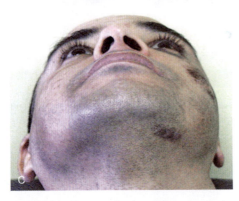
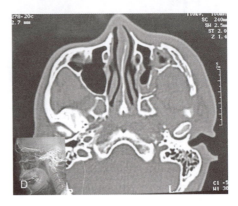

Figura 5.14A. Fratura de zigomático esquerdo mostrando hematoma periorbitário, equimose subconjuntival e assimetria facial. B. Corte coronal tomográfico evidenciando fratura da região frontozigomática, margem infraorbitária e pilar zigomático no lado esquerdo. C. Vista inferior mostrando afundamento zigomático esquerdo. D. Corte tomográfico axial mostrando fratura da parede anterior do seio maxilar, pilar zigomático e velamento do seio maxilar esquerdo.

ca, é realizada incisão no sulco palpebral superior sobre a disjunção, disfarçando a cicatriz e seguindo as linhas de tensão da pele. A redução é realizada com o auxílio do gancho de Ginestet ou de Barros, o qual é introduzido percutaneamente após palpação do corpo do zigoma sob ele, e, com um movimento de tração para cima e para fora, a continuidade anatômica é restabelecida. Outro instrumento que pode ser útil é o parafuso de Carol Girard, que é transfixado por via percutânea no corpo do zigoma. Muitas vezes, essas fraturas são, na verdade, disjunções ou separações de suturas que são pontos de fragilidade da arquitetura óssea, sendo necessária uma reengrenagem pela interdigitação das suturas. Após a redução, a fixação interna estável se faz necessária com placas orbitárias do sistema 1,5 mm na região de sutura maxilozigomática e retas ou em "L" 2,0 mm em região frontozigomática e pilar zigomático intraoral (Figuras 5.15 e 5.16). Nem todos os locais de fratura

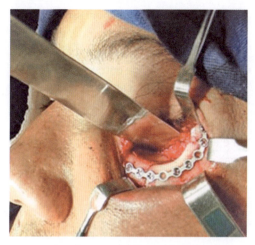

Figura 5.15 Fixação na margem infraorbitária com miniplaca orbital.

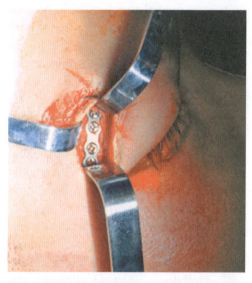

Figura 5.16 Fixação na sutura frontozigomática com miniplaca reta.

necessitam de fixação, e isto depende do tipo de caso. O não tratamento dessas fraturas pode gerar complicações e sequelas como parestesia infraorbital, distúrbios de visão, sinusite maxilar, retração da pálpebra inferior (ectrópio) e assimetria facial.

▶ FRATURAS DO ARCO ZIGOMÁTICO

O processo temporal do zigoma, juntamente com o processo zigomático do temporal, forma o arco zigomático, sendo uma estrutura de anatomia simples, linear e alargando-se na porção zigomática. Em razão de sua frágil estrutura e posição lateral proeminentes, pequenos traumas perpendiculares a ele podem provocar fraturas. É o osso responsável pela projeção anteroposterior da face. Quando fraturado medialmente, o arco pode limitar a abertura de boca pelo travamento do processo coronoide da mandíbula internamente no arco. Traumas diretos laterais como socos em esportes de luta e cabeçadas em esportes de quadra de contato direto, como futebol, basquetebol e handebol, são o principal agente etiológico nessas fraturas em atletas.

Clinicamente, temos depressão no lado afetado, limitação de abertura de boca, parestesia infraorbitária. Exames radiográficos indicados são a Hirtz invertida para arco zigomático (Figura 5.17) e Waters. São fraturas que em sua maioria, não necessitam de fixação com miniplacas, sendo 90% estáveis após a redução sem fixação. As principais vias de acesso para a redução são a intraoral, a transcutânea com gancho de Ginestet e a temporal, conhecida como técnica de Gillies. Esse acesso retilíneo em região temporal é o mais difundido, sendo seguro e rápido, com o auxílio da espátula de Bristow colocada sob a fáscia do músculo temporal, que se insere no corpo do arco zigomático, e sobre o músculo temporal, que se insere no processo coronoide da mandíbula (Figura 5.18). O instrumento colocado nesse espaço virtual ficará situado sob

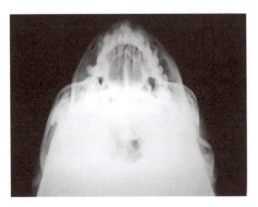

Figura 5.17 Radiografia de Hirtz invertida com fratura do arco zigomático esquerdo.

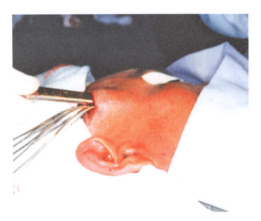

Figura 5.18 Redução de fratura do arco zigomático pela técnica de Gillies.

o arco, e, com um movimento de alavanca, tendo como fulcro gazes colocadas no osso temporal, a fratura é reduzida pela reengrenagem das suturas, recuperando a forma de arco. Cuidados pós-operatórios, como não compressão da região, devem ser rigorosos.

▶ FRATURAS DA ÓRBITA

Fraturas da órbita são comuns nos esportes, principalmente esportes de luta como boxe, MMA (*mixed marcial arts*), e aqueles com bolas, como tênis, futebol e vô-lei. A órbita é constituída por ossos da maxila, zigomático, frontal, etmoide, esfenoide, palatino e lacrimal. Seus principais forames são o óptico, por onde entram o nervo óptico e a artéria oftálmica; o supraorbital, por onde entram o nervo e a artéria supraorbitais; e o infraorbital, por onde passam o nervo e a artéria e a veia infraorbitais. Assim, essas fraturas podem causar importantes distúrbios estéticos e funcionais.

Fraturas Tipo *Blow-out*

As fraturas da órbita mais comuns e importantes são as do tipo *blow-out*, quando ocorre uma explosão do soalho orbital ou parede medial com herniação do conteúdo ocular e gordura infraorbital para o interior do seio maxilar. A fratura do soalho orbital decorre não somente por aumento da pressão dentro da cavidade orbital, mas por um efeito elástico da margem orbital inferior, que, ao ser atingida, desloca-se sem sofrer fratura, até passar o limite da elasticidade do soalho orbital, que então se fratura. Um trauma de maior intensidade provoca fratura da margem e do soalho orbitais.

Clinicamente, o atleta apresenta distopia, equimose, enfisema periorbitário, equimose subconjuntival, ptose palpebral, enoftalmia, epistaxe, diplopia, dacriocistite, midríase traumática, estreitamento da fissura palpebral, parestesia do nervo infraorbitário e distúrbios de mobilidade ocular (Figura 5.19A).

O diagnóstico pode ser feito com radiografias de Waters posteroanteriores de face, mas a tomografia computadorizada é imprescindível e decisiva no planejamento da terapia a ser realizada (Figura 5.19B). O tratamento consiste em acesso

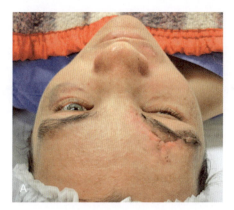
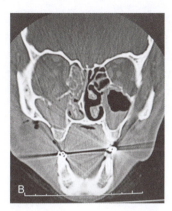

Figura 5.19A. Vista axial superior mostrando enoftalmo direito. B. Corte tomográfico coronal exibindo fratura do soalho de órbita direito.

ao soalho por meio de incisão infraciliar ou transconjuntival. Em seguida, é feita a redução dos tecidos herniados, bem como avaliação do tamanho do defeito ósseo para a escolha do material de reconstrução desse soalho que será fixado no rebordo infraorbitário. Dentre esses materiais, podemos listar os enxertos ósseos autógenos de parede anterior de seio maxilar, calota craniana de região parietal com mesma origem embrionária do tipo intramembranosa que a do soalho orbital, mandíbula, crista ilíaca e costela. Temos também os enxertos cartilaginosos, como concha auricular e septo nasal. Materiais aloplásticos são frequentemente utilizados para a reconstrução desses defeitos, como telas de titânio (Figura 5.20A e B), polietileno poroso, implantes de vidro bioativo, ácido poli L-lactídio poliglicoico (PLLA/PGQ) e polidioxanone reabsorvível (PDS). Quando houver fratura zigomática associada, a fixação é feita de modo simultâneo.

Fraturas do Teto da Órbita

Fraturas na região superior da órbita frequentemente atingem o osso frontal

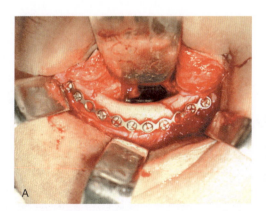
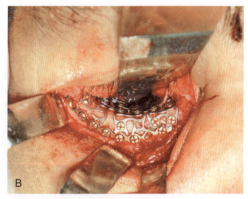

Figura 5.20A. Fixação da margem infraorbitária com placa orbital após redução da herniação de tecidos moles. B. Reconstrução do soalho de órbita com tela específica.

e correspondem a cerca de 5 a 10% das fraturas maxilofaciais. Trata-se de uma estrutura complexa, composta de vários ossos individuais, causando alterações estéticas e funcionais aos acometidos. A região do seio frontal tem um envolvimento frequente (8% das fraturas faciais), sendo necessária uma integração multidisciplinar, com atuação da neurocirurgia, oftalmologia e cirurgia bucomaxilofacial. Essas fraturas exigem um minucioso planejamento com tomografia computadorizada para correto diagnóstico e conduta cirúrgica pela estreita relação desse seio frontal com a parte frontal do cérebro e dura-máter. Localizado entre as lâminas externa e interna do osso frontal, esse seio é importante no crescimento facial e no aumento da ressonância da voz. Apresenta um ducto frontonasal, responsável pela drenagem para a cavidade nasal, e é inervado pelo nervo supraorbital, um ramo do nervo oftálmico. Fraturas do osso frontal envolvem frequentemente as paredes anterior e posterior e a base do seio frontal.

Para fraturas da parede anterior do seio frontal, o tratamento visa a correção do afundamento. Nos casos de fratura da parede posterior sem deslocamento ou lesão dural, trata-se apenas a parede anterior, evitando obliteração desse seio. Na fratura da parede posterior com lesão do ducto, é realizada a obliteração desse seio. A fratura da parede posterior cominutiva causa lesões durais, sendo necessária a participação do neurocirurgião. Obstruções do ducto frontonasal podem causar mucoceles e infecção, sendo indicada a sua obstrução com osso ou outros tecidos. A ampliação da drenagem com tubo de silicone exteriorizado na cavidade nasal é uma alternativa menos agressiva à obstrução. Sinais como saída de liquor pela narina, diagnosticada por glicofita, denotam rinoliquorreia. Sinais clínicos, como parestesias supraorbitárias, dificuldade de motilidade ocular, diplopias e assimetrias oculares, são frequentes. O acesso cirúrgico nessas fraturas de preferência é o coronal, com amplo acesso às estruturas lesionadas e sem cicatrizes visíveis, pois estas ficam disfarçadas no couro cabeludo. Placas e telas de titânio são utilizadas para a reconstrução da arquitetura supraorbital; além destas, telas biodegradáveis à base de copolímeros podem ser úteis. Em grandes defeitos, faz-se necessária a utilização de enxertos da região parietal, removidos da mesma área acessada ou da crista ilíaca.

Bibliografia

Aguiar LT, Moraes RB, Luz JGC. Symptomatology of fractures of the zygomatic complex. Analysis of a series of patients. *Rev Cir Traum Buco-Max-Fac*, 2012; 12:73-80.

Andreasen JO, Andreasen FO. *Lesiones Traumáticas de los Dientes*. 3ª ed. Barcelona: Labor, 1984.

Badel T, Jerolimov V, Pandurie J. Dental/orofacial trauma in contact sports and intraoral mouthguard programmes. *Kinesiology*, 2007; 39:97-105.

Bernaerts A, Ehlinger P, Chapelle K. Maxillofacial injuries in sports. In: Vanhoenacker F, Maas M, Gielen JL. *Imaging of Orthopedic Sports Injuries*. Berlin Heidelberg: Springer-Verlag, 2007: 401-14.

Biazevic MGH, Crosato EM, Detoni A, Klotz R, Souza EG, Queluz DP. Orofacial injuries in sports and use of mouthguards among university students. *Braz J Oral Sci*, 2010; 9:380-3.

Carroll SM, Jawad MA. One hundred and ten sports related facial fractures. *Br J Sports Med*, 1995; 29:194-5.

Delaney JS, Al-Kashmiri A. The effect of protective headgear on head injuries and concussions in adolescent football (soccer) players. Br J Sports Med, 2008; 42:110-5.

Delilbasi C, Yamazawa M, Nomura K, Iida S, Kogo M. Maxillofacial fractures sustained during sports played with a ball. Oral Surg Oral Med Oral Pathol Oral Radiol Endod, 2004; 97:23-7.

Destombe C, Lejeune L, Guillodo Y, Roudaut A, Jousse S, Devauchelle V, Saraux A. Incidence and nature of karate injuries. Joint Bone and Spine, 2006; 73:182-8.

Diangelis AJ, Bakland LK. Traumatic dental injuries: Current treatment concepts. The J Amer Dent Assoc, 1998; 129:1402-13.

Exadaktylos AK, Eggensperger NM, Eggli S, Smolka KM, Zimmermann H, Iizuka T. Sports related maxillofacial injuries: The first maxillofacial trauma database in Switzerland. Br J Sports Med, 2004; 38:750-3.

Flanders RA, Bhat M. The Incidence of orofacial injuries in sport: a pilot study in Illinois. J Amer Dent Assoc, 1995; 126:491-6.

Flores MT AJ, Bakland LK. Guidelines for the evaluation and management of traumatic dental injuries. Dent Traumatol, 2001; 17:193-6.

Frenguelli A, Ruscito P, Bicciolo G, Rizzo S, Massarelli M. Head and neck trauma in sporting activities: review of 208 cases. J Craniomaxillofac Surg, 1991; 19:178-81.

Gassner R, Tuli T, Hachl O, Rudisch A, Ulmer H. Craniomaxilliofacila trauma: A 10-year review of 9543 cases with 21,067 injuries. J Cranio-Maxillofacial Surgery, 2003; 31:51-61.

Kujala UM, Taimela S, Antti-Poika I, Orava S, Tuominen R, Myllynen P. Acute injuries in soccer, ice hockey, volleyball, basketball, judo, and karate: analysis of national registry data. BMJ, 1995; 311:1465-8.

Lee KH, Chou HJ. Facial fractures in road cyclists. Aust Dent J, 2008; 53:246-9.

Levin L, Friedlander LD, Geiser SB. Dental and oral trauma and mouthguard use during sport activities in Israel. Dent Traumatol, 2003; 19:237-42.

Luz JGC, Di Mase F. Incidence of dentoalveolar injuries in hospital emergency room patients. Endod Dent Traumatol, 1994; 10: 188-90.

Manganello-Souza LC, Luz JGC. Tratamento Cirúrgico do Trauma Bucomaxilofacial, 3ª ed. São Paulo: Roca, 2006. 340p.

Moraes RB, Landes C, Luz JGC. Fixation of mandibular fractures with plates or miniplates: prospective study. Minerva Stomatol, 2010; 59:159-66.

Newsome P, Owen S, Reaney D. The dentist's role in the prevention of sports-related oro--facial injuries. International Dent, 2010; 12:50-60.

Peterson LJ et al. Cirurgia Oral e Maxilofacial Contemporânea, 3ª ed. Rio de Janeiro: Guanabara Koogan, 2000.

Pieter W. Martial arts. In: Caine D, Caine C, Lindner K. Epidemiology of Sports Injuries. Champaign: Human Kinetics Books, 1996: 268-83.

Pruitt AL, Carver TM. Cycling. In: Caine DJ, Harmer PA, Schiff MA. Epidemiology of Injury in Olympic Sports. Hoboken: Wiley-Blackwell, 2010: 107-13.

Ranalli DN. Prevention of craniofacial injuries in football. Dent Clin N Amer, 1991; 35:627-45.

Rastogi P, Somani R, Khaira J, Shekhawat H. Sports dental injuries – Epidemiology and prevention. JIDA, 2010; 4:581-83.

Silveira EG, Araujo SM, Schmitt BHE, Farias MMAG, Campos L, Caregnato M. Conhecimento e atitudes dos odontopediatras do Estado de Santa Catarina acerca de mecanismos de prevenção de traumatismos bucais relacionados a esportes. Rev Odontol UNESP, 2009; 38:341-6.

Vaz H, Cardoso E, Gonzales TE, Tanaka MA, Borges JBC, Moreno JRS, Garcia APU. Incidência de lesões relacionadas à equipe de basquetebol masculina. Salusvita, 2008; 27:69-78.

Yamada T, Sawaki Y, Tohnai I, Ueda M. Oral injury and mouthguard usage by athletes in Japan. Endod Dent Traumatol, 1998; 14: 84-7.

Capítulo 6

Proteção Bucal na Prática do Esporte

Reinaldo Brito e Dias
Neide Pena Coto
Ivan Onone Gialain

Nos dias atuais, em todas as modalidades esportivas, observa-se uma grande quantidade de equipamentos e dispositivos de proteção, pois sabe-se que uma fratura ou lesão, em qualquer parte do corpo, afasta o atleta de treinos e competições por um longo período de tempo. Isso compromete a sua carreira e implica grande prejuízo financeiro para o clube, além de ocorrer queda em seu condicionamento físico, levando, em muitos casos, o atleta à depressão, o que prejudica sua recuperação física.[1-5]

Na face não pode ser diferente, por ser a parte do corpo mais exposta e que recebe o maior número de golpes, depois da porção inferior da perna.

Prevenir lesões orofaciais é um grande investimento quando comparado ao desconforto e custo que uma fratura traz ao atleta e ao clube. Investir em protetores nasais e bucais reduz a frequência e a gravidade das lesões orofaciais nos esportes, bem como o afastamento do atleta de treinos e competições. O protetor deve evitar que, durante um impacto, ossos, dentes e tecidos moles sejam atingidos por uma energia de impacto altamente danosa.[6,7]

Técnicos e treinadores devem ser conscientizados sobre as vantagens do uso de protetores bucais, nasais e faciais em geral.

Este capítulo tratará especificamente de protetores bucais, ficando reservado o próximo capítulo aos protetores faciais em geral.

▶ **PROTETORES BUCAIS PARA ESPORTE**

Primeiramente, deve-se conceituar o protetor bucal. Trata-se de dispositivos que devem proteger dentes, tecidos moles, estruturas ósseas e articulação temporomandibular, absorver e dissipar energia por toda a sua extensão, e não deve incomodar nem impedir a respiração ou a fala. O protetor pode ser exclusivamente intraoral ou apresentar porções extraorais (este último tipo é pouco utilizado). Um protetor bucal ideal deve absorver a maior quantidade de energia possível, sem se deslocar nem atrapalhar nenhuma função do atleta. Essas características devem ser alcançadas com a menor espessura de material possível, mas suficiente para oferecer proteção, para aumentar o conforto em seu uso.[8,9] Em 1981, a American Society of Testing of Materials (ASTM) F697-80 normatizou os tipos de protetores bucais para esporte disponíveis em: tipo I – de estoque; tipo II – "aquece e morde"; tipo III – individualizado, fabricado sobre modelo. O uso do protetor bucal intraoral sempre é indicado na prática de esportes que oferecem riscos de traumas orofaciais e de pescoço, pois reduz as forças que causam concussão, reduz lesões da região bucodental, oferece o máximo de proteção, retenção e acolchoamento na região em que é confeccionado (normalmente, no arco superior, exceto em casos de prognatismo e uso de aparatologia fixa no arco inferior). Recomenda-se que a confecção do protetor bucal seja orientada somente pelo cirurgião-dentista.[10]

O uso de protetores bucais já é uma realidade no mundo esportivo atual. Com o aumento da divulgação de diversas atividades físicas de contatos, já é possível acompanhar o seu uso em atletas de artes marciais, basquetebol, handebol, futebol e, inclusive, em alguns esportes radicais, como o *skateboarding* e *bicicross* (BMX), entre diversos outros esportes. Muitos indivíduos não familiarizados com a Odontologia do Esporte normalmente se referem aos protetores bucais como "aqueles que os lutadores de boxe usam nas lutas". Essa ligação ao boxe é mais do que normal, pois foi nesse esporte que o protetor bucal se fez mais presente em outros tempos.

Como já foi descrito no Cap. 1, as primeiras aparições de aparatos intraorais feitos por cirurgiões-dentistas datam do final do século XIX, quando lutadores de boxe usavam uma proteção confeccionada em guta-percha sobre os incisivos superiores. Entre tantos boxeadores da época, o famoso Ted "The Kid" Lewis é tido com o primeiro a utilizar essa forma de proteção com periodicidade, sendo um dos principais responsáveis pela disseminação do uso de protetores bucais em sua época. Com o avanço da ciência e tendo os cirurgiões-dentistas percebido que um dispositivo de proteção bucal era importante para outras modalidades, eventualmente o protetor bucal começou a ser usado no futebol americano. Inicialmente ele foi usado por equipes colegiais, mas, em conformidade com as pesquisas científicas, o seu uso passou a ser obrigatório também em equipes universitárias e profissionais.[11-13]

Deve-se também salientar a importância da National Collegiate Athletic Association (NCA), que é o órgão responsável por controlar e gerenciar o esporte universitário nos EUA. A NCA desempenhou um papel de muito destaque, levando técnicos, pais e jogadores a ter ciência da importância do uso de protetores bucais, tornando-os obrigatórios em diversas modalidades de seus campeonatos.

Hoje em dia, a obrigatoriedade do uso de protetores bucais está nas regras de diversas modalidades, entre elas:

- Boxe
- Futebol americano (campo e *flag*)
- MMA
- *Kickboxing*
- *Kung Fu – Wushu Sanshou*
- *Karate – Kumite*
- *Muay Thai*
- *Lacrosse* (feminino)
- Esportes universitários regidos pela NCAA: hóquei no gelo, hóquei na grama, futebol americano, *lacrosse*, *wrestling* etc.

Além desses esportes, em que há obrigatoriedade de uso, em outras modalidades, como o rúgbi e o basquete, há uma conscientização de muitos atletas, apesar de não serem obrigados, no sentido de utilizar protetores bucais.

Os protetores bucais, como a ASTM F697-80 determinou, podem ser classificados em três categorias diferentes:

Tipo I ou Protetor de Estoque

É o protetor mais barato e com as piores características. Além de não ter boas propriedades protetoras, é muito incômodo para o atleta, pois é feito em tamanhos predefinidos (P, M e G) e não oferece boa adaptação.

Tipo II ou "Aquece e Morde"

Também é um protetor pré-fabricado, porém pode ser conformado à arcada dentária do atleta. Deve ser colocado em água quente e, depois, levado em posição para que se resfrie, tomando a forma desejada. Essa conformação é feita pelo próprio atleta, e, por esse motivo, é muito comum o protetor não ter uma boa estabilidade ou espessura satisfatória em diversas regiões. É o protetor mais facilmente encontrado por seu baixo custo e por falta de informação de atletas e profissionais do esporte.

Tipo III ou Individualizado

É o protetor confeccionado por cirurgião-dentista, respeitando a determinação internacional. Individualizado, por ser conformado sobre um modelo da arcada dentária do paciente atleta. É o tipo mais indicado para qualquer atividade física, pois é possível atingir conforto, estabilidade e proteção desejados para um protetor bucal. Seu custo é mais elevado, mas seu custo-benefício é extremamente alto. O número de profissionais de saúde e de esporte que têm o conhecimento desse tipo de protetor ainda é muito baixo, o que dificulta sua divulgação e, por conseguinte, maior taxa de uso pelos atletas no âmbito profissional, mas principalmente na prática amadora de esporte. Em sua confecção, normalmente são utilizados polímeros em formato de placas termoplásticas. O material é aquecido e conformado sobre o modelo de gesso do atleta.[14] Podem ser usadas tanto técnicas de pressão positiva quanto negativa, que serão posteriormente explanadas.

Durante todo o desenvolvimento da tecnologia acerca do estudo e confecção de protetores bucais, diversos materiais foram utilizados, testados, e muitos não obtiveram sucesso. No Cap. 1, foram descritos os primeiros protetores bucais confeccionados em materiais como guta-percha, camurça e esponja.

Quando se trata de material usado na confecção de protetor bucal para esporte, deve-se lembrar que os protetores bucais para esporte devem proteger dentes, tecidos moles, estrutura óssea e articulação temporomandibular, diminuindo assim a incidência de concussão e trauma de pescoço. Deve, ainda, apresentar alto poder de absorção de energia e distribuição do campo de forças ao longo de toda a sua extensão, promover alto grau de conforto e ajuste no maxilar, permanecer firme em seu lugar durante qualquer movimento e ação. Outro aspecto importante é que o protetor não deve impedir a fala e tampouco a respiração; além disso, deve ser durável, resistente ao rasgo, amortecedor, inodoro e insípido. São consideradas como vantagens do uso do protetor bucal: a diminuição do risco de lesão na região anterior da maxila em 90%; a prevenção de laceração de língua, lábios e face contra as pontas agudas dos dentes da maxila; a diminuição do risco de danos aos dentes posteriores de ambos os arcos e do trauma de mandíbula.[15-18]

Diversos materiais são propostos para a confecção do protetor bucal, procurando-se sempre obter maior proteção e conforto. Os polímeros são materiais muito interessantes para fabricação de protetores bucais, tanto do ponto de vista mecânico como da facilidade de conformação a baixa temperatura. Além disso, os polímeros podem ser combinados entre si para melhorar suas propriedades mecânicas, e, portanto, inúmeras possibilidades podem ser conseguidas, trazendo benefícios às propriedades do material, reprodutibilidade e homogeneidade. Outro fator que deve ser observado é o custo, pois este é determinante na escolha do protetor bucal por parte dos atletas.

É necessário também entender o fenômeno do impacto, já que os meios de proteção dependem das propriedades mecânicas do material utilizado, sua geometria e suas aplicações. No impacto, a súbita transferência de energia cinética para o material pode provocar danos, dependendo da extensão em que o material deforma. Os danos frequentemente observados nos materiais poliméricos, após impacto, são: deformação permanente, rasgo ou fratura, delaminação e buracos. A compreensão do mecanismo de danos pode auxiliar para melhorar o poder de proteção dos protetores, considerando as condições adversas de uso e seus efeitos. Por definição, o impacto é um fenômeno que ocorre em curta duração, na ordem de milissegundos. Esse fato traz ideias conflitantes entre os pesquisadores a respeito da participação dos músculos, articulações, movimentação da cabeça e pescoço e deformações dos tecidos moles na absorção da energia do impacto.

Dentre as formas mais comuns de energia encontradas na natureza, tem-se a energia cinética, característica dos corpos em movimento. A energia cinética recebida pelo corpo é transformada, em grande parte, em energia de deformação. A diferença entre essa energia de deformação e a capacidade de absorção do osso pode resultar em fratura.[19-22]

O estudo da biomecânica do impacto oferece a possibilidade de prevenção de lesões através da otimização e aperfeiçoamento de mecanismos de proteção. Para tanto, deve-se saber que:

- A velocidade de impacto do cotovelo na cabeça é de 1,7 a 4,6 m/s.
- A duração média do impacto é de 15 ms.
- A energia necessária para causar fratura dos ossos íntegros da face, como nariz e maxila, em um golpe frontal, apresenta grande variação na literatura: 15 Joules (J) ou 25 a 45 J, e, quando a energia de impacto chega a 45 J, pode causar concussão.
- O tempo de duração do impacto é determinante para que ocorra a falha do osso, pois a força de reação cai com o aumento do tempo de duração do impacto. A porção mais fraca do osso nasal fratura com 342,5 Newtons (N).[22-30]

Neste capítulo serão explanados brevemente os tipos de materiais utilizados em pesquisas científicas mais recentes, dando-se maior ênfase ao copolímero de etileno e ao acetato de vinila, conhecido como EVA, por ser o material mais estudado e utilizado em protetores bucais.

▶ **MATERIAIS**

Para que um protetor bucal para esporte seja confeccionado, os materiais usados devem seguir seu maior requisito, que é a capacidade de amortecimento. O grupo de materiais que preenchem essa necessidade é conhecido como polímeros.

Os polímeros mais usados para a confecção de protetores bucais para esporte são EVA, PVC (polivinil clorido), PE (polietileno), silicone, borracha natural e resina leve; por esse motivo, torna-se necessário o conhecimento das propriedades desse grupo de materiais.

Com os descobrimentos do século XVI, espanhóis e portugueses tiveram contato com um produto extraído de uma árvore natural das Américas que apresentava alta elasticidade e flexibilidade, desconhecido até então entre os materiais já descobertos; esse produto recebeu o nome de borracha. Em 1933, surgiu o primeiro polímero industrial, o PVC. A partir daí, muitas pesquisas vêm sendo efetuadas, trazendo conquistas através da obtenção de materiais conhecidos como polímeros, que são representados por plásticos, borrachas e fibras.

Polímero é palavra derivada do grego: *poli* (muitos) e *mero* (unidade de repetição); assim, polímero é uma macromolécula composta por unidades de repetição ligadas por uma ligação covalente. Sua matéria-prima é um monômero (molécula com uma unidade de repetição); suas propriedades físicas dependem do comprimento da molécula e de sua massa molecular. Os materiais poliméricos apresentam, usualmente, baixa densidade, pequena resistência à temperatura e baixa condutividade elétrica e térmica.

Termoplásticos são os polímeros capazes de amolecer e fluir quando submetidos ao aumento de temperatura e pressão; quando afastados dessa situação, estes solidificam com forma definida, sendo uma transformação física reversível; são chamados de fusíveis, solúveis e recicláveis. A esse grupo pertencem o EVA, PVA e PE.

Termofixos são polímeros que, quando aquecidos ou recebem um ativador, amolecem, curam (formam ligações cruzadas que impedem o retorno do material à forma primária) e, quando recebem calor novamente, não alteram a forma, como, por exemplo, o silicone.

Os protetores confeccionados com silicone são ainda inacessíveis devido ao seu alto custo, e sofrem alteração dimensional quando em presença de fluidos bucais, o que compromete, a longo prazo, sua retenção, além de apresentarem baixa resistência ao rasgamento. Por isso outros materiais poliméricos foram indicados para a confecção de protetores.

Já o EVA apresenta todas as características necessárias para a obtenção de um protetor dentro dos padrões internacionais, além da grande vantagem do seu baixo custo. Absorve energia e reduz a transmissão de impacto, minimizando sua repercussão. Apresenta moldabilidade, durabilidade, facilidade de manuseio e acabamento; é inodoro e insípido. Os danos observados após impacto são: deformação permanente, rasgo ou fratura e delaminação. No mercado, o EVA pode ser encontrado com diversas porcentagens de acetato de vinila, pois seu processamento permite variações entre 18 e 28%; também vale lembrar que a capacidade amortecedora do EVA cresce conforme a porcentagem de acetato de vinila diminui.

▶ CARACTERÍSTICAS DOS PROTETORES E SEUS MÉTODOS DE CONFECÇÃO

O protetor bucal deve encapsular os dentes da maxila até o 2º molar, ter 3 a 4 mm de espessura na porção vestibular, 2 mm na palatina, 3 mm na porção oclusal, terminar a 3 mm da gengiva marginal vestibular e a 10 mm da gengiva marginal palatina. Deve, ainda, permitir a fala, a deglutição e o vedamento labial, importante para a manutenção da respiração nasal. É importante lembrar que, para um protetor esportivo exercer sua função, ele deve estar corretamente posicionado.

A principal função dos protetores esportivos é absorver e dissipar as energias para evitar ou minimizar lesões; portanto, esse é um assunto que merece atenção especial. Dois pontos importantes e muito discutidos na literatura científica são a espessura final do protetor e a dureza dos materiais utilizados para a sua confecção.

Muitos estudos serão realizados até que os pesquisadores consigam indicar melhora em todos os aspectos em um mesmo protetor, o que exige lançar um olhar crítico à proposta de uma nova técnica, pois esta deve ser devidamente demonstrada e embasada em conceitos científicos.

Confecção de Protetores Bucais Esportivos

Um protetor bucal pode ser feito por diversas técnicas diferentes, podendo variar de acordo com o maquinário utilizado, material escolhido para confecção do protetor e tecnologia disponível. Para todas as técnicas descritas a seguir, foram escolhidas as placas de EVA (copolímero de etileno e acetato de vinila) e plastificadoras por pressão negativa ou positiva.

Primeiramente serão descritos os procedimentos e características gerais para confecção de protetores bucais, depois serão descritas diversas técnicas para proporcionar ao profissional um rol de possibilidades de protetores para as necessidades dos mais diversos atletas.

▶ CARACTERÍSTICAS COMUNS PARA A CONFECÇÃO DE PROTETORES BUCAIS

Moldagem e Obtenção de Modelos de Gesso

A moldagem para a confecção de um protetor bucal deve ser feita com cuidado e boa fidelidade às estruturas anatômicas do atleta, porém não é necessário o usar materiais de extrema precisão e alto custo (p. ex., as siliconas de adição). O uso de hidrocoloides irreversíveis é o mais recomendado. As especificações dos fabricantes devem ser seguidas. Mesmo que o protetor seja feito apenas para um dos arcos, o arco antagonista deve ser moldado para realização de ajuste oclusal.

Como saber se uma moldagem foi bem realizada? As seguintes características devem ser observadas:

- Alginato íntegro e sem bolhas.
- Cópia de todos os elementos dentais, pelo menos até a distal dos segundos molares.
- Boa reprodução da gengiva inserida e livre, tanto na porção vestibular quanto na lingual/palatina.
- Cópia da região gengivogeniana e tração de freios, bridas e qualquer inserção muscular (Figura 6.1).

Capítulo 6   Proteção Bucal na Prática do Esporte **135**

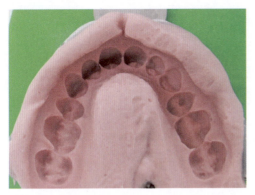

Figura 6.1 Moldagem em alginato do arco superior do atleta.

Essas características levarão à obtenção de um molde fiel e, em consequência, à confecção de um modelo fiel, em gesso pedra tipo III, para a obtenção de um protetor confortável, bem ajustado e cômodo.

Manipulação do Modelo de Gesso

O modelo de gesso deve ser recortado seguindo as seguintes instruções:

- Remover todo o gesso excedente por vestibular, fazendo com que o modelo não tenha um limite horizontal.
- Regularizar a porção posterior aos molares, para uma melhor adaptação do material termoplástico.
- Planificação da base, para que o modelo se mantenha firme sobre a base da plastificadora.
- Realizar recorte na porção palatina ou lingual (dependendo da arcada), para não se formar nenhuma bolha de ar (Figura 6.2A e B).

Limites do Protetor Bucal

Com o modelo recortado e seco, é necessário fazer a demarcação da área que será recoberta pelo protetor bucal. O protetor bucal deve:

- Encapsular todos os dentes, até os 2os molares.
- Ter espessura de 3 mm (vestibular), 2 mm (oclusal) e 1 mm (palatina).
- Limite gengival na região vestibular de 2 mm além do sulco gengivogeniano.
- Limite palatino 10 mm acima do colo cervical dos dentes (Figura 6.3A e B).

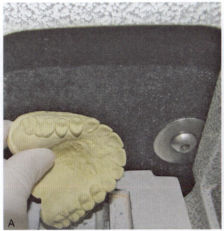
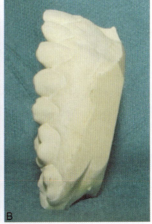

Figura 6.2A. Recorte do modelo em gesso do atleta. B. Vista lateral do modelo recortado.

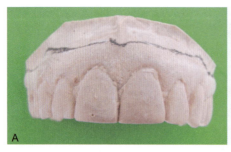
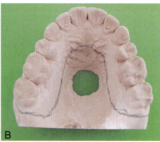

Figura 6.3A. Vista frontal do modelo em gesso. B. Vista palatina do modelo em gesso.

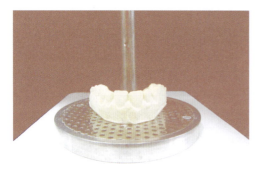

Figura 6.4 Modelo em gesso na base da plastificadora.

Seguindo esse procedimento, o modelo poderá ser colocado na base da plastificadora, como mostra a Figura 6.4.

Plastificação e Conformação do Material

Esse processo irá variar de acordo com o tipo de máquina utilizada (pressão positiva ou negativa) e com o tipo de protetor a ser confeccionado (mono ou multilaminado).

Primeiramente é necessário garantir que o equipamento utilizado esteja conectado à energia elétrica e, em alguns casos, a um compressor de ar de maneira adequada. Na maioria dos equipamentos, é necessário posicionar o modelo de gesso no centro da base e a placa de material termoplástico em seu suporte específico. Configurar o posicionamento das partes para que a fonte de calor plastifique a placa, que, posteriormente, será levada ao encontro da base. Nessa fase, a pressão, seja ela positiva ou negativa, fará sua parte para que o protetor bucal seja conformado sobre o modelo (Figura 6.5).

Existem também outras técnicas de plastificação para confecção de preenchimentos e reforços no protetor bucal que serão explicadas mais adiante, neste capítulo.

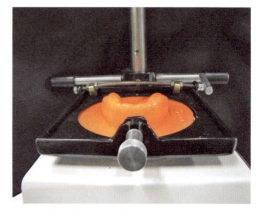

Figura 6.5 Placa de EVA conformada sobre o modelo em gesso.

Conceitos de Pressão Positiva e Pressão Negativa na Confecção do Protetor Bucal para Esporte

Como foram citadas anteriormente neste capítulo, as técnicas de confecção de protetores bucais se baseiam em materiais termoplásticos que são adaptados sobre o modelo de gesso da boca do atleta. Existem duas técnicas para fazer essa adaptação: ambas consistem em aquecer e plastificar o material (no formato de uma placa redonda ou quadrada) e utilizar pressão para que a placa amolecida possa esfriar em íntimo contato com o modelo de gesso. A diferença entre as técnicas é o sentido em que essa pressão é aplicada, podendo ser uma pressão positiva ou negativa:

- *Pressão negativa:* é o método mais comum e barato pela baixa complexidade do maquinário e técnica empregados. As plastificadoras por pressão negativa, mais conhecidas como "plastificadoras a vácuo" ou *"vaccum forming machines"*, são dotadas de uma resistência elétrica (fonte de calor), um suporte para a lâmina de material termoplástico, uma base perfurada onde se apoiará o modelo e uma bomba de sucção abaixo dessa base. Quando o material aquecido e plastificado for levado ao encontro do modelo, a bomba de sucção é acionada, fazendo com que o material vá ao encontro do modelo e possa se resfriar e tomar a forma correspondente à arcada do atleta, tornando-se assim individualizada.

  Os pontos positivos dessa técnica são a facilidade e rapidez do manuseio e, principalmente, o custo do maquinário. Os pontos negativos são a baixa reprodução de detalhes e, sobretudo, a impossibilidade de confeccionar um protetor multilaminado, sendo assim mais difícil o controle de espessura e aumento na capacidade protetora.

- *Pressão positiva:* esse método é o escolhido para confeccionar os protetores bucais para atletas de alto rendimento e/ou de modalidades de alto impacto. As plastificadoras por pressão positiva são chamadas de "plastificadoras por pressão" por exercerem uma pressão maior do que a atmosférica sobre o material. Normalmente são compostas por uma resistência elétrica (fonte de calor), um suporte para a lâmina com vedamento (para não escapar o ar) e uma câmara de pressão. A pressão sobre o material plastificado, exercida constantemente para garantir que durante todo o processo de esfriamento a lâmina seja forçada contra o modelo, é dada por ar comprimido. Esse ar comprimido pode ser injetado por um compressor de ar, ou mesmo pressionado dentro da câmara de pressão por um cilindro hidráulico, e pode atingir pressões desde pouco acima de 1 atmosfera até grandezas de aproximadamente 6 a 7 vezes a pressão atmosférica.

  A relação entre pontos positivos e negativos é inversa às que são vistas na pressão negativa. É um processo mais custoso e de maior complexidade de execução, porém o resultado é um protetor bucal com maior fidelidade aos detalhes anatômicos da arcada, além de ser possível a confecção de multilaminados, que apresentam muitas vantagens sobre monolaminados, já citados neste capítulo.

Acabamento e Polimento

Após a conformação da placa sobre o modelo, é necessário efetuar seu recorte, acabamento e polimento. Primeiramente pode ser usada uma tesoura ou pirógrafo para recortar toda a porção da placa que não estiver sobre o modelo de gesso. Para fazer o restante do acabamento e polimento, é necessário que a placa seja retirada cuidadosamente do modelo, e que se tenha um livre acesso às suas áreas internas e externas. Deve-se usar uma tesoura para recortar o material que esteja excedente à marcação feita no modelo de gesso. Após o recorte do excesso de material, é chagada a hora de dar um acabamento mais fino às extremidades do material (Figura 6.6A e B).

Pontas montadas ou brocas multilaminadas acopladas a uma peça reta em baixa rotação podem ser utilizadas para suavizar os cantos vivos deixados pelo recorte com a tesoura e deixar as bordas do protetor bucal terminando em bisel (para aumentar o conforto do atleta) (Figura 6.7). Para diminuir a aspereza da superfície, usam-se, ainda em baixa rotação, borrachas com material abrasivo, e o polimento é finalizado com uma leve queima feita por um minimaçarico ou lamparina de Hanau (Figura 6.8).

Para protetores multilaminados, esse procedimento deve ser repetido para cada lâmina que for sobreposta, para garantir uma boa área de contato e evitar excesso de espessura em áreas não necessárias do protetor.

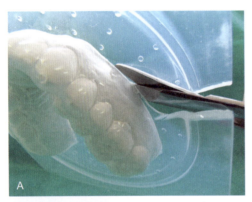

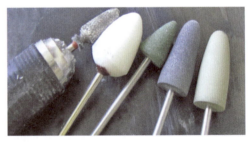

Figura 6.7 Acabamento e polimento do protetor bucal com o auxílio de pedras montadas e brocas.

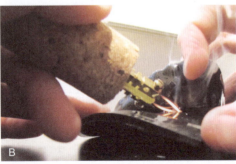

Figura 6.6A. Recorte do protetor bucal com auxílio da tesoura. B. Recorte do protetor bucal com o auxílio do pirógrafo.

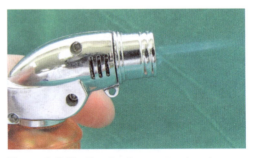

Figura 6.8 Finalização do protetor bucal com o auxílio de minimaçarico.

Ajuste Oclusal Laboratorial e Clínico

Diversos estudos laboratoriais e biomecânicos mostram que um ajuste oclusal correto aumenta a capacidade protetora do aparelho e diminui os riscos e a gravidade de lesões na região bucal e peribucal, quando submetidos a um impacto que levem as arcadas a se chocarem com grande força. Com o aumento do número de dentes do arco antagonista em contato durante oclusão, maior será a área de contato. Seguindo esse raciocínio e lembrando a definição de pressão (força sobre área), quanto maior a área de contato, menor será a força transmitida para a estrutura dental e seus tecidos de suporte. Com isso em mente, o ajuste oclusal se faz muito necessário.

Existem algumas divergências sobre qual técnica usar para fazer o ajuste oclusal:

- Uma das técnicas preconiza a confecção de guias protrusivas e de lateralidade, como nas placas oclusais acrílicas, usadas em tratamentos de disfunção temporomandibular (DTM). Entretanto, se o atleta estiver com a mandíbula protruída no momento do impacto, toda a energia será transmitida apenas para os dentes que estiverem em contato com o protetor (no caso, os anteriores).
- Outra técnica visa criar edentações na superfície oclusal do protetor, fazendo com que o arco antagonista se encaixe e trave em uma posição predeterminada. Essa técnica pode ser benéfica em atividades nas quais o atleta mantenha a mandíbula sempre em uma mesma posição, o que é muito difícil em atividades esportivas de contato. Se o atleta sofrer um golpe com a mandíbula em qualquer posição que não seja a pre-

definida, o impacto será distribuído de maneira desordenada.

Nesse trabalho escolhemos procurar um ajuste que tenha o maior número de contatos, independentemente da posição mandibular, e acreditamos que as outras duas técnicas são muito eficientes em outras funções, mas deixam a desejar em relação à proteção obtida.

Um ajuste satisfatório é mais facilmente observado em protetores multilaminados, pois eles são normalmente mais espessos. Um "efeito tesoura" é observado no protetor bucal, na região posterior, que tem uma espessura maior do que a região anterior, e normalmente leva a uma falta de contato entre o protetor e os dentes anteriores do arco antagonista. A dificuldade em obter um bom ajuste oclusal em protetores monolaminados deve-se ao grande desgaste necessário na região posterior. A espessura recomendada na região oclusal de primeiros molares é de 2 mm, e esse espaço pode ser crucial para que a cabeça da mandíbula não se choque contra o base do crânio durante um golpe na direção inferossuperior. Alguns estudos até discutem se o protetor bucal pode prevenir a concussão, mas não há nada comprovado.

Para diminuir o tempo de consulta com o paciente, esse ajuste deve ser iniciado em laboratório, montando os dois arcos com um registro de mordida em um articulador simples. Após a total cristalização do gesso utilizado para fixar os modelos no articulador, este deve ser aberto e o protetor colocado sobre o arco correspondente. Para realizar o ajuste, duas técnicas podem ser utilizadas:

- Aquecer a superfície oclusal do protetor com um maçarico ou lamparina de Hanal e fechar o articulador. (Tenha cuidado! A aplicação de calor deve ser feita rapidamente, para que o calor não se propague para as outras áreas do protetor e leve a uma deformação de áreas já conformadas.) Após o fechamento do articulador, utilizar uma broca multilaminada com uma peça reta para remover a endentação resultante no protetor, e repetir o procedimento até que seja observado o maior número de contatos possível entre o protetor e o arco antagonista (Figura 6.9).

- Posicionar uma folha de papel carbono em forma de ferradura entre o protetor e o arco antagonista, e fechar o articulador simulando uma oclusão. Abrir o articulador e observar as áreas em que houve maior contato, e realizar o desgaste, também com uma broca multilaminada em peça reta, até obter um grande número de contatos entre o protetor e o arco antagonista. Outra técnica que pode ser usada é aplicar sobre a superfície oclusal do protetor uma fina camada de talco e umedecer as pontas de cúspide dos dentes antagonistas; ao fechar o articulador, ficarão marcados os pontos de contato (Figura 6.10).

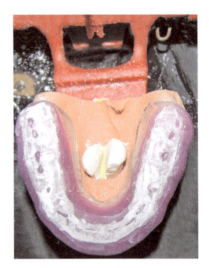

Figura 6.10 Impressão dos dentes antagonistas no protetor bucal para ajuste oclusal.

Após realizar o ajuste oclusal, repetir o alisamento da área oclusal do protetor como foi feito anteriormente nas bordas.

Instalação

A última fase de um protetor bucal é sua instalação. Nela é importante observar se não há nenhuma região em que o protetor cause dor ou esteja desajustado, pois de nada adianta confeccionar um protetor com as mais avançadas técnicas se ele machucar ou não se mantiver fixo na boca do atleta. Também é preciso realizar um ajuste oclusal clínico, para confirmar se os contatos observados no articulador estão também na boca (Figura 6.11A e B).

Com todos os aspectos comuns a todas as técnicas de confecção abordados serão discutidas sobre as características específicas de cada uma delas.

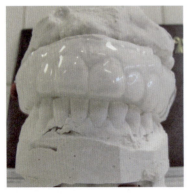

Figura 6.9 Obtenção de ajuste oclusal com o auxílio de articulador.

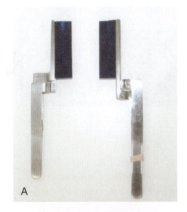

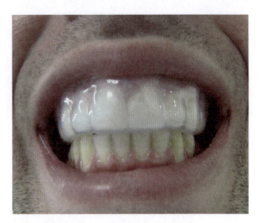

Figura 6.12 Protetor unilaminado.

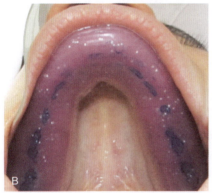

Figura 6.11A. Papel carbono utilizado para ajuste oclusal. B. Ajuste oclusal clínico do protetor bucal para esporte.

Protetor com uma Lâmina e Vaccum Forming

As orientações básicas para a confecção de um protetor bucal já compõem todos os passos necessários para confeccionarmos um protetor bucal simples, apenas de uma lâmina.

Cabe explanar os pontos positivos e negativos desse tipo de protetor. Por ser um protetor de baixo custo e demandar pouco tempo de trabalho, ele apresenta resultados satisfatórios em atletas que estão em fase de crescimento (ou dentição mista), atletas de atividades com pouco contato físico ou mesmo em situações em que um protetor "emergencial" seja necessário (p. ex., um atleta que perdeu seu protetor durante uma competição). Por outro lado, um protetor apenas de uma lâmina não é recomendado para atividades de grande contato e risco de golpes à região facial, e, por não ter um controle tão grande de sua espessura, o ajuste oclusal é mais limitado (Figura 6.12).

Protetor com Alívio

É muito semelhante aos protetores mono e multilaminados convencionais, porém é confeccionado para pacientes com ausência parcial ou total de elementos dentários. Essa técnica deve ser empregada se essa ausência for corrigida em pouco tempo. Por exemplo, se um paciente já realizou uma cirurgia para colocação de um implante e está esperando a osteointegração antes de instalar uma coroa protética, ele terá um espaço que em breve será preenchido. A fim de evitar custo extra para o paciente, é sugerida essa técnica para confeccionar um protetor bucal com alívio na região em que rece-

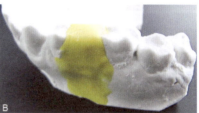
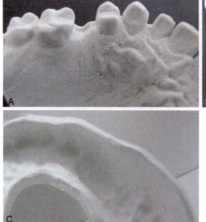

Figura 13A. Modelo em gesso de atleta com ausência de elemento dental. B. Alívio realizado em modelo de gesso. C. Vista interna do protetor bucal com alívio.

berá esse preenchimento. É sempre bom deixar claro para o atleta que, na região aliviada, a adaptação será menor. No modelo de gesso, na região a ser preenchida, deve ser simulado o volume que terá, por exemplo, a peça protética. Essa simulação deve ser feita com gesso ou silicone de condensação (pesado). Após esse preenchimento, o processo mantém-se inalterado (Figura 6.13A a C).

Protetor com uma Lâmina para Paciente Ortodôntico

Durante o tratamento ortodôntico de um atleta, ele normalmente usará diversos protetores bucais diferentes (por uma melhor relação de custo-benefício, o protetor de escolha é o simples, apenas com uma lâmina). Isso acontece em decorrência do reposicionamento dentário e, de tempos em tempos, o protetor perderá sua retentividade e adaptação, tornando-se inutilizável. Para evitar que o protetor dure pouco tempo, nessa técnica é confeccionado um alívio entre o modelo e o protetor.

A moldagem pode ser realizada com alginato, e, mesmo sabendo que o material pode se rasgar, é imprescindível que seja copiada a maior quantidade de detalhes possível, razão pela qual os autores preferem realizar a moldagem sem o fio ortodôntico.

Com o modelo já em mão e recortado, conforme explanado anteriormente, é realizada uma barreira (de gesso ou silicone) ocupando o espaço que seria ocupado pelo fio ortodôntico. O modelo estará pronto para receber uma primeira placa de EVA de 1 mm para fazer o alívio. Essa placa deve ser recortada cobrindo apenas a coroa clínica dos dentes que estão contidos na movimentação ortodôntica. Para esse alívio poder ser removido do protetor, é importante que não haja aderência entre a primeira e a segunda placa; os autores escolheram a base de esmalte para unhas (é atóxica, incolor e não adere ao EVA) para cumprir essa função. Para fazer o protetor propriamente dito, deve ser colocado na base da plastificadora o modelo de gesso com a barreira e a placa de alívio (Figura 6.14).

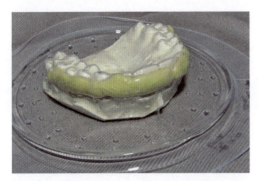

Figura 6.14 Placa de alívio para confecção de protetor em paciente em tratamento ortodôntico.

Após a plastificação, conformação e esfriamento da placa de EVA (3 ou 4 mm), o protetor deve ser removido do modelo e recortado. A placa de alívio é facilmente retirada com o auxílio de uma pinça clínica. Toda as outras etapas da confecção do protetor seguem as instruções do protetor convencional.

Obs.: Nos casos em que o paciente necessite de protetor bucal nos dois arcos, é sugerido que, no arco mais posterior (p. ex., arco inferior em pacientes classe I ou II de Angle), seja confeccionado um protetor menos espesso (2 mm) para não dimensão vertical e causar um afastamento excessivo da cabeça do côndilo da fossa articular da ATM (Figura 6.15).

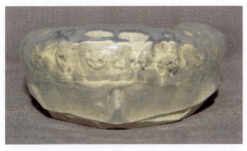

Figura 6.15 Vista frontal do protetor para paciente em tratamento ortodôntico.

Protetor de Duas Lâminas Comum

Já é consolidada na literatura a afirmação de que o protetor bucal multilaminado tem características superiores aos protetores de uma lâmina apenas. Descrevemos a seguir alguns pontos fortes dessa técnica.

Pontos Fortes

- Confeccionar protetores com maior espessura e, portanto, maior capacidade de absorver energia.
- Obter um ajuste oclusal de qualidade, sendo possível ter um controle maior da espessura em diferentes áreas. Por exemplo, ao conformar uma lâmina sobre um modelo de gesso, invariavelmente haverá maior espessura na região oclusal em um molar e menor na borda incisal dos dentes anteriores; ocorre um "efeito tesoura", aumentando o espaço entre os arcos na região anterior. Esse efeito dificulta o ajuste oclusal, pois necessitará de um grande desgaste na região oclusal de molares, atingindo uma espessura menor que 2 mm.
- Possibilidade de personalização, aumentando a aceitação do uso pelos atletas.
- Alguns autores também propõem a inclusão de diferentes materiais entre duas lâminas de EVA para aumentar a capacidade protetora; entretanto, esse aumento ainda não foi totalmente comprovado.

Seguindo os passos da confecção do protetor bucal de uma lâmina, é obtida a primeira camada do protetor bucal multilaminado, mas os seguintes detalhes devem ser observados:

- Término da primeira lâmina cerca de 1 mm antes da marcação do término do protetor bucal.
- Toda a borda da primeira lâmina deve estar em bisel, para diminuir a chance de se formar um degrau que dificulta a união das placas (Figura 6.16A).
- Antes da colocação do adesivo para personalização e da plastificação da segunda lâmina, é importante que a primeira lâmina esteja limpa e desengordurada (para isso pode-se usar o álcool isopropílico).

Após o condicionamento e personalização realizados na primeira lâmina, o modelo de gesso com a lâmina em posição deve ser levado à base da plastificadora. (Atenção! Lembrar que, para confeccionar protetores bucais multilaminados, é necessária a utilização de plastificadoras que funcionem com pressão positiva.)

Para a plastificação e conformação da segunda lâmina, siga as orientações do fabricante da plastificadora e do material termoplástico. Após essa etapa, o processo de corte, acabamento e polimento é o mesmo utilizado na finalização do protetor bucal monolaminado (Figura 6.16A e B).

Protetor de duas lâminas com preenchimento

Essa técnica foi desenvolvida pelos autores deste capítulo; portanto, apresenta algumas particularidades, e destina-se aos atletas com ausência de elementos dentários que utilizam próteses removíveis (Figura 6.17). Para manter a estética e a função, planejou-se a realização de preenchimentos do mesmo material utilizado para confeccionar o protetor bucal – no caso, o EVA.

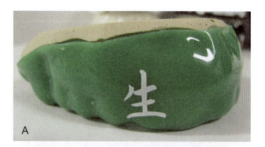

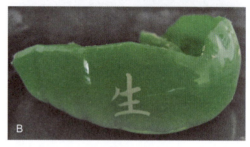

Figura 6.16A. Vista do protetor bucal para esporte na primeira lâmina. **B.** Protetor bucal para esporte bilaminado finalizado.

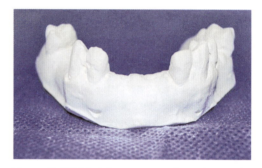

Figura 6.17 Modelo em gesso do paciente atleta com ausência de elementos dentários.

A técnica é muito semelhante à utilizada para confeccionar o protetor multilaminado, com duas pequenas mudanças: a moldagem é realizada sem a prótese e procede-se à a inclusão de enxertos de EVA antes da conformação da primeira lâmina. Como o EVA é um material termoplástico, foi escolhida uma fonte de calor constante e de temperatura não muito alta (evitando queimar o material) para plastificar pequenas lâminas e preencher

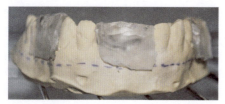

Figura 6.18 Modelo em gesso do paciente atleta com os preenchimentos com EVA.

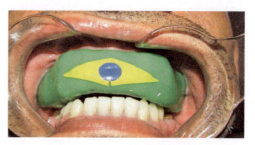

Figura 6.20 Paciente parcialmente desdentado com o protetor bucal individualizado instalado.

os espaços completados pela prótese parcial removível (Figura 6.18).

Pequenas porções do material são cortadas em um tamanho um pouco maior que o espaço a ser preenchido. É aplicado calor até que a lâmina se plastifique e se deforme; normalmente são necessárias três lâminas aquecidas e sobrepostas uma sobre outra para atingir a altura "cérvico-oclusal" necessária. Após a plastificação e conformação do enxerto de EVA, este deve ser recortado simulando o volume que seria ocupado pelos elementos ausentes.

Com todos os preenchimentos necessários confeccionados e posicionados sobre o modelo, o conjunto pode ser levado a um forno elétrico para plastificar toda a superfície de todos os enxertos simultaneamente, garantindo uma situação uniforme e, consequentemente, mais estável. Após esse acondicionamento, a técnica é a mesma utilizada para o protetor multilaminado (Figuras 6.19 e 6.20).

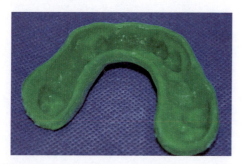

Figura 6.19 Vista interna do protetor bucal para esporte com preenchimentos com EVA.

Bibliografia

American Standards of Testing of Materials. ASTM F697-80 Standard Practice for Care and use of Mouthguards. In: Annual Book of ASTM Standards. Philadelphia: ASTM, 1981.

Cascone P, Petrucci B, Ramieri V, Marianetti TM. Security Hi-tech Individual Extra-light Device Mask: a new protection for [soccer] players. J Craniofac Surg, 2008; 19(3): 772-6.

Coto NP. Estudo do comportamento mecânico de protetores bucais para esporte confeccionados em copolímero de etileno e acetato de vinila (EVA): modelo experimental de arcos dentais obtidos em epóxi Dissertação de Mestrado. São Paulo: Faculdade de Odontologia da USP, 2006.

Craig RG, Godwin WC. Physical properties of material for custom made mouth protectors. J Mich State Dent Assoc, 1967; 47:34-40.

Dias RB, Coto NP. Odontologia desportiva. Revista Interacional de Prothesis Estomatologica, 2004; 6(4):299-302.

Dias RB, Maia FAS, Coto NP. Odontologia desportiva. In: Odontologia, Arte, Ciência e Técnica. São Paulo: Artes Médicas, v. 2, 2002: 465-76.

Dias RB, Silva CMF, Coto NP, Pereira SL, Cardim RH. Custo e benefício dos protetores bucais. SOBRALOR, 2004; 1:36-45.

Dias RB. Traumatismos buco-dentários Protección y prevencion (protectores buco dentários). In: Protese Buco Maxilo Facial. Quintessense, 2003: 209-14.

Ellis E, Kittidumkerng W. Analysis of treatment for isolated zygomaticomaxillary complex fractures. J Oral Maxillofac Surg, 1996; 54(4):386-400; discussion 1.

Ferrari CH, Medeiros JMF. Dental trauma and level information: mouthguards use in different contact sports. Dental Traumatology, 2002; 18:144-7.

Garza JR, Baratta RV, Odinet K, Metzinger S, Bailey D, Best R et al. Impact tolerances of the rigidly fixatated maxillofacial skeleton. Ann Plast Surg, 1993; 30(3):212-6.

Guevara PA, Ranalli DN. Techniques for mouthguard fabrication. Dent Clin North Am, 1991; 35(4):667-82.

Hampson D. Facial injury: a review of biomechanical studies and test procedures for facial injury assessment. J Biomech, 1995; 28(1):1-7.

Heise M, Eufinger H. Individueller Gesichtsschutz nach frakturversonrgung am nasenbein und jochbogen bei profifuBballern. Mund Kiefer Gesichts Chir, 2001; 5:320-22.

Hodgson VR. Tolerance of the facial bones to impact. Am J Anat, 1967; 120:113-22.

Jacobs WH. Dentistry gave boxing the mouthpiece. Oral Hyg, 1938; 28:1148-53.

Kaplan S, Driscoll CF, Singer MT. Fabrication of a facial shield to prevent facial injuries during sporting events: a clinical report. J Prosthet Dent, 2000; 84(4):387-9.

Kim HS, Shafig RM. Model for thickness effect with impact testing of viscoelastic material. J Appl Polymer Scien, 2001; 81:1762-7.

King AI. Progress of research on impact biomechanics, 1993; 115(4B):582-7.

Knapik JJ, Marshall SW, Lee RB, Darakjy SS, Jones SB, Mitchener TA, dela Cruz GG, Jones BH. Mouthguards in sport activities: history, physical properties and injury prevention effectiveness. Sports Med, 2007; 37(2):117-44.

Le Fort R. Étude experimentale sur les fractures de la machoire superieure. Rev de Chir, 1901; 23:208-306.

Levin L, Friedlander LD, Geiger SB. Dental and oral trauma and mouthguard use during sport activities in Israel. Dent Traumatol, 2003; 19(5):237-42.

McIntosh AS, McCrory P. Impact energy attenuation performance of football headgear. Br J Sports Med, 2000; 34(5):337-41.

Ranalli DN, Demas PN. Orofacial injuries from sport: preventive measures for sports medicine. Sports Med, 2002; 32(7):409-18.

Reed RV Jr. Origin and early history of the dental mouthpiece. Br Dent J, 1994 Jun 25; 176(12):478-80.

Verschueren P, Delye H, Depreitere B, Van Lierde C, Haex B, Berckmans D et al. A new test set-up for skull fracture characterisation. J Biomech, 2007; 40(15):3389-96.

Welbourne ER, Ramet M, Zarebski M. A comparison of facial fracture tolerance with the performance of a surrogates test device. Proc 12th Experimental Safety Vehicle Conf 1989.

Welbourne ER, Ramet M, Zarebski MA. A comparison of facial fracture tolerance with the performance of a surrogates test device. Proc 12th Experimental Safety Vehicle Conf 1989.

Withnall C, Shewchenko N, Gittens R, Dvorak J. Biomechanical investigation of head impacts in football. Br J Sports Med, 2005; 39(suppl 1):149-57.

Wong EW, White RC. Development of a shock absorbing biomedical elastomer for a new total elbow replacement design. Biomat Med Dev Art Org, 1979; 7(2):283-90.

Capítulo 7

Proteção Facial na Prática do Esporte

Reinaldo Brito e Dias
Neide Pena Coto

Diferentemente dos protetores bucais para esporte, os protetores faciais ainda não foram normatizados, isto é, material e geometria ainda não são um consenso comum (Figuras 7.1 a 7.3). Dependendo da região facial a ser protegida, o protetor apresentará uma geometria diferenciada,

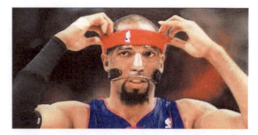

Figura 7.3 Protetor facial 3. http://www.pistonpowered.com/2010/12/the-sad-saga-of--richard-hamilton/

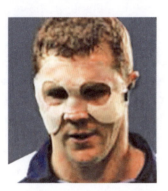

Figura 7.1 Protetor facial 1. http://www.cavendishimaging.com/sports-masks-2/.

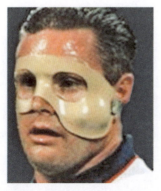

Figura 7.2 Protetor facial 2. http://sports.takungpao.com/photo/lace/q/2013/0208/1273617_8.html

mas essa geometria deve seguir conceitos de resistência e fragilidade da face. Sabe-se que nos últimos anos houve um aumento significativo no número de fraturas faciais em atividades desportivas.[1,2]

Quando ocorre uma fratura, sua reparação dependerá diretamente da estabilidade da redução óssea, portanto não deve sofrer deslocamentos durante o período de cicatrização. Nesse momento, o afastamento do atleta que sofreu a fratura é inevitável, ficando este sem participar de treinos e competições por um longo período de tempo. Essa situação acarreta prejuízo físico e psicológico ao atleta e financeiro ao clube.[3-8] A solução para impedir todo esse acontecimento catastrófico é o uso de um protetor facial durante a prática esportiva. Este evita que o osso sofra refratura ou deslocamento em uma ocorrência de impacto, podendo também ser usado como um dispositivo de prevenção de fraturas faciais.[9-11]

O material utilizado para a confecção do protetor deve ter alta capacidade amortecedora.

A característica amortecedora de um protetor facial está relacionada à distribuição de energia e à deformação do material. Isto significa que a transmissibilidade de energia para as estruturas circunvizinhas torna-se baixa, o que é esperado em um material utilizado na confecção de um dispositivo protetor.

Diversos materiais são propostos para a confecção do protetor nasal, procurando sempre maior proteção e conforto.

Os polímeros são materiais muito interessantes para fabricação de protetores nasais, tanto do ponto de vista mecânico como pela facilidade de conformação a baixa temperatura.

Entre os polímeros que são utilizados para confecção de protetores nasais pode-se citar: policarbonato, resina acrílica, Aquaplast® e Plexiglas®. Silicone e espuma também são utilizados em associação com policarbonato e resina acrílica, respectivamente, a fim de conferir conforto e evitar lesões aos tecidos adjacentes.[9,12-14]

Um material que se destaca nesse requisito é o copolímero de etileno e acetato de vinila (EVA). O EVA é um polímero termoplástico, com grande aplicabilidade em indústria de calçados e pisos amortecedores, que tem se tornado o material preferido para confecção de protetores na área odontológica em diversas situações. Além da capacidade amortecedora, o EVA apresenta as seguintes vantagens: conformação a baixa temperatura, facilidade de manipulação, modabilidade, reprodutibilidade, boa coesão entre camadas, durabilidade, facilidade de acabamento, transparência e baixo custo.[15-17] É indicado para a confecção de protetores bucais, nasais e faciais para esporte, pois apresenta grande capacidade de absorção de energia, e sua espessura interfere diretamente nessa capacidade: quanto mais espesso mais energia absorve.[17-19]

A despeito do material utilizado, a manutenção da visão periférica é um requisito importante para garantir que o atleta não perca nenhum movimento ao seu redor, fundamental em seu desempenho.

Quando um protetor facial é idealizado, deve-se estabelecer seus pontos de ancoragem na face, a fim de garantir proteção, conforto e visão periférica, para que o desempenho físico do atleta não seja comprometido durante treino e competições. Como a face é a região mais exposta do crânio, fica mais sujeita a golpes e impactos diretos, frequentes em esportes de grande contato; por esse motivo, a estrutura, conhecida como zona de resistência do esqueleto fixo da face, dá suporte para a ancoragem dos protetores faciais. Estes devem ser estendidos até essas regiões. Os ossos que formam essa região têm a função de proteger elementos vitais como cérebro, olhos e estruturas neuromusculares.[20-22]

As fraturas faciais ocorrem de três maneiras distintas: contra equipamentos da quadra ou do campo, contra o solo e contra outro esportista. O impacto contra outro esportista ocorre em cerca de 43% das fraturas na face seguido por impacto de cotovelo-cabeça e cabeça-cabeça; ocorre normalmente por colisão onde há o choque face com cabeça, face com parte do corpo. Devido à sua localização, mais exposta a lesões, a fratura nasal é a terceira em ocorrência dos traumas desportivos, precedida pela fratura da clavícula e do punho.[23-25]

As fraturas são resultado de ação e reação, em que os ossos fraturam devido à tensão criada no local. Os fatores que influenciam a *ação* são: direção, duração, intensidade e ponto de aplicação da força; massa e forma do agente ofensivo; a *reação* é influenciada por: resistência e módulo de elasticidade dos componentes mesofaciais. Normalmente, nos esportes, o estímulo da ação e reação é provocado por impactos durante a prática esportiva.

Desse modo, é importante fazer algumas considerações sobre o impacto e suas características.

▶ IMPACTO

Por definição, o impacto é um fenômeno de colisão entre dois corpos que ocorre em curta duração, na ordem de milissegundos.

O impacto de dois corpos envolve uma violenta mudança no movimento causada por forças que atuam em um intervalo de tempo muito curto, que vai do instante em que os corpos entram em contato até o instante em que eles se separam, como ilustra a Figura 7.4. A tendência de um objeto em movimento em certa direção de se manter em movimento na mesma velocidade e direção recebe o nome de *momento linear*, que é o produto da massa do objeto por sua velocidade.

Em um impacto, há transferência de momento de um corpo a outro.

A taxa de mudança de momento de um corpo é proporcional à força aplicada ao corpo e na direção da força. Impulso é a única maneira de transferir momento (impulso é força × tempo). Mantendo o momento a ser transferido constante, portanto, a intensidade da força aplicada depende do intervalo de tempo de contato do impacto. Como exemplo tem-se o impacto de uma bola de golfe e de uma bola de beisebol (Figura 7.5A e B); a bola de golfe, por ser muito "dura", não se deforma muito quando recebe um impacto, gerando uma curva de impulso curta e de alta intensidade (Figura 7.6); já a bola de beisebol, por ser mais macia, deforma-se bastante, ficando em contato com o taco de madeira por um tempo maior (durante sua deformação, aumenta a superfície de contato), formando, assim, uma curva de impulso mais longa e menos intensa (Figura 7.7).

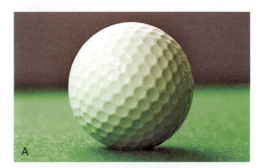

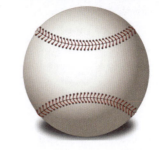

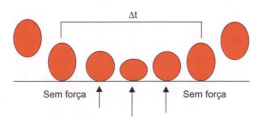

Figura 7.4 Impacto de uma bola com o solo, ocorrendo em um intervalo de tempo Δt.

Figura 7.5A. Bola de golfe. **B.** Bola de beisebol.

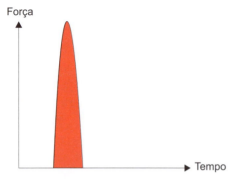

Figura 7.6 Curva de impulso da bola de golfe.

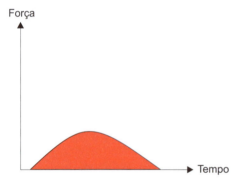

Figura 7.7 Curva de impulso da bola de beisebol.

A energia cinética recebida pelo corpo é transformada, em grande parte, em energia de deformação. A diferença entre essa energia de deformação e a capacidade de absorção do osso pode resultar em fratura.

Tal diferença traz ideias conflitantes entre os pesquisadores a respeito da participação dos músculos, articulações, movimentação da cabeça e pescoço e deformações dos tecidos moles na absorção da energia do impacto. Há autores que consideram esses tecidos absorvedores de energia; outros estudos mostram que não ocorre resposta muscular em um tempo tão curto.[27-29]

Prevenir lesões orofaciais é um grande investimento quando comparado ao desconforto e custo que uma fratura traz ao atleta e ao clube. Investir em protetores faciais e bucais reduz a frequência e gravidade das lesões orofaciais nos esportes e afastamento do atleta de treinos e competições. O protetor deve evitar que, durante um impacto, o osso seja fraturado ou, quando em processo de reparação, seja deslocado ou sofra refratura. É dever do profissional de saúde informar à gama de profissionais envolvidos na carreira, no interesse de aumentar o desempenho do atleta, o quão são necessárias as ações preventivas para a carreira do atleta e, em consequência, para o clube por ele representado.

Protetores Nasais para Esporte

Antes de dar continuidade ao tema confecção de protetores, usando o protetor nasal como base, deve-se saber um pouco mais sobre fraturas nasais.

Abordando especificamente o osso nasal, que, como a maxila encontra-se na zona de fragilidade da face, ele apresenta grande índice de fraturas em atividades ligadas ao esporte: cerca de 56%, sendo 15% recorrentes. O tipo de fratura produzida no osso nasal está diretamente relacionado a direção e força do impacto, associa-se ou não a laceração de tecidos moles.[7,25,26]

Após uma fratura nasal, a redução cirúrgica deve ocorrer nas primeiras 3 h, restabelecendo-se a respiração. Sua estabilização é realizada com auxílio de gesso sobre o osso nasal, em um período de 7 a 10 dias. Deve-se aguardar de 4 a 7 dias para a moldagem da face e confecção do protetor nasal, que impedirá deslocamento da fratura durante treinos e competições.[6,12,13]

Se o atleta retornar às suas atividades de treinos e competições antes do período de 30 dias, tempo mínimo necessário para a consolidação do osso nasal, corre o risco de refratura, agravando o quadro e acarretando um afastamento ainda maior.[4,5,32] A instituição The National Youth Sports Foundation for the Prevention of Athletic Injuries afirma que há 45% de chances de fratura nasal quando o atleta não usa protetor nasal.[8]

No ano de 2006, o Grupo de Pesquisa de Odontologia do Esporte da Faculdade de Odontologia da Universidade de São Paulo, liderado pelo Prof. Dr. Reinaldo Brito e Dias, recebeu a solicitação do São Paulo Futebol Clube para auxiliar na proteção de seu zagueiro Diego Lugano. Nesse mesmo ano foi defendida dissertação de mestrado, sob orientação do Prof. Reinaldo, sobre proteção bucal nos esportes e estudo mecânico com o EVA. O grupo já tinha experiência com esse material e sabia de suas propriedades amortecedoras. Foi então confeccionado um protetor nasal para o atleta, que participou de três jogos, não sentiu comprometimento na visão periférica, recebeu golpes frontais e laterais sem sofrer danos no osso nasal (Figuras 7.8 a 7.10).

Para comprovar a eficácia do protetor nasal proposto pelo grupo de estudo, foi realizado estudo usando elementos finitos (EF), que se apresentam como uma ferramenta numérica para resolução de equações diferenciais. Essa ferramenta é amplamente utilizada na análise estrutural, uma vez que a equação de equilíbrio de um corpo deformável nada mais é que uma complexa equação diferencial apresentando solução exata e fechada somente para casos muito simples. Com a

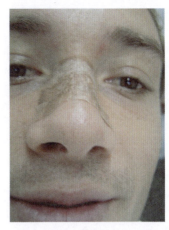

Figura 7.8 Fratura nasal do atleta Lugano.

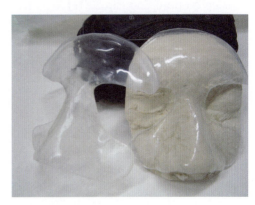

Figura 7.9 Protetor nasal idealizado pelo grupo para o atleta Lugano.

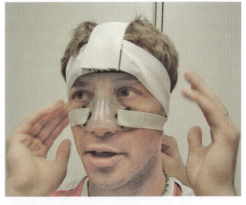

Figura 7.10 Protetor nasal idealizado pelo grupo para o atleta Lugano.

evolução dos computadores, foi possível a criação de modelos cada vez maiores e mais complexos, de modo que, hoje, com grande precisão, pode-se recriar virtualmente o comportamento real de uma estrutura. Amplamente utilizado desde a década de 1980 na engenharia, o método dos elementos finitos (MEF) tornou-se cada vez mais importante, na área odontológica, para a determinação da distribuição das tensões e deformações decorrentes de forças aplicadas em sistemas estruturais como dente, osso e tecido.

Em muitos casos práticos das áreas médica e odontológica, o MEF é a única ferramenta disponível, ainda que, do ponto de vista matemático, a solução seja considerada uma aproximação, como é o caso de fraturas em ossos da face. Onde a pesquisa sobre o mecanismo de lesões ocasionadas por impacto não é viável *in vivo*, o MEF pode ajudar a entender o mecanismo da lesão, quantificar mecanicamente os parâmetros específicos do impacto, assim como formular sua tolerância. Todavia, é importante ressaltar que resultados experimentais são sempre necessários para validar um modelo virtual. Esses resultados, porém, podem vir de experimentos similares ao da pesquisa, em condições técnicas e éticas apropriadas. A aplicação de cargas estáticas em crânios humanos, por exemplo, ajuda a determinar áreas críticas de suscetibilidade à lesão devido a proeminência e/ou fragilidade dos tecidos faciais. E, com o aumento da confiabilidade da predição de modelos computacionais, podem-se reduzir esforços experimentais e aumentar a gama de condições pesquisadas.

Além disso, MEF é a ferramenta apropriada para estudar com mais precisão o ambiente de tensão-deformação para estruturas complexas como os ossos faciais. No caso de impacto, por exemplo, os parâmetros determinantes da resistência óssea são: intensidade e distribuição da força, duração do impacto, espessura, elasticidade e densidade do osso impactado.

Para tanto, foi necessária uma interação multidisciplinar e multilaboratorial, pois a geometria da face foi adquirida mediante tratamento de imagem de uma tomografia computadorizada exportada para o programa de *Análise em Elementos Finitos* (AEF), no qual recebeu a geometria do protetor nasal e o agente impactante. Esse estudo foi defendido como tese de doutorado, como mostram as Figuras 7.11 a 7.16.

O estudo mostrou que o EVA rígido apresentou capacidade de desaceleração, o que descaracteriza o fenômeno impacto, como já explicado aqui. E o EVA flexível, como nos protetores bucais, tem capacidade amortecedora, sendo capaz

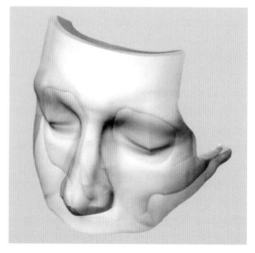

Figura 7.11 Geometria da face em *stereolitography* (STL).

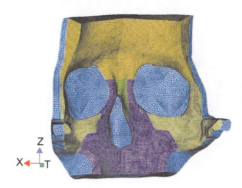

Figura 7.12 Geometria da face com tecidos ósseo e mole.

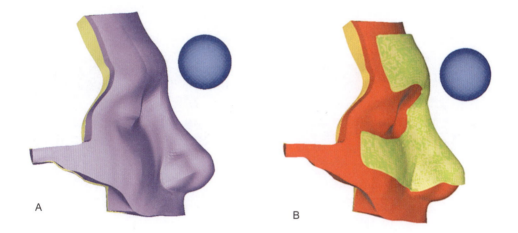

Figura 7.13A. Geometria sem protetor nasal antes do impacto. B. Geometria com protetor nasal antes do impacto.

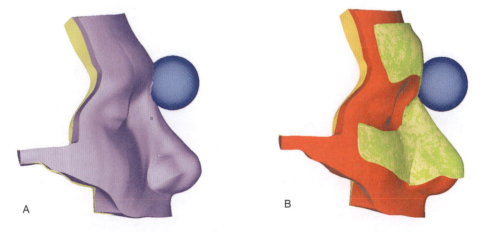

Figura 7.14A. Geometria sem protetor nasal no momento do impacto. B. Geometria com protetor nasal no momento do impacto.

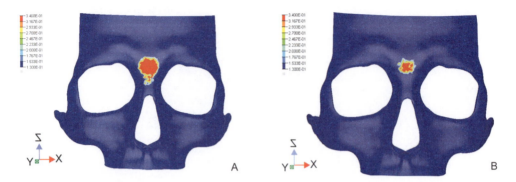

Figura 7.15A. Resultado da AEF do impacto no osso nasal sem protetor nasal. B. Resultado da AEF do impacto no osso nasal com protetor nasal.

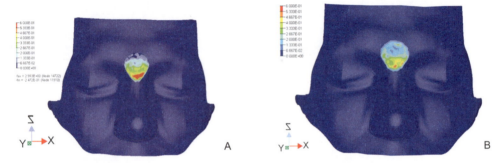

Figura 7.16A. Resultado da AEF do impacto no tecido mole sem protetor nasal. B. Resultado da AEF do impacto no tecido mole com protetor nasal.

de dissipar energia de deformação até os bordos do protetor. Esse estudo permite que seja demonstrada a confecção do protetor nasal para esporte com certeza de sua eficácia.

▶ CONFECÇÃO DOS PROTETORES FACIAIS

Os protetores nasais e faciais atenuam e distribuem a energia de impacto pela face. Protetores orofaciais reduzem em 50% o total de fraturas orofaciais relatadas nos esportes, e o cirurgião-dentista deve ser o profissional responsável pela sua confecção.[10,16]

Recomenda-se o uso de protetor facial individualizado para qualquer região lesionada da face, isto é, confeccionado por cirurgião-dentista. Para tanto, a moldagem da face é necessária. Deve-se moldar toda a região, desde o pré-tragus esquerdo até o pré-tragus direito na abordagem laterolateral, e da raiz do cabelo no osso frontal até o apêndice nasal, para fraturas de nariz, zigomático e qualquer porção óssea que compreenda o terço médio da face. Se a fratura for mandibular deve-se observar a região comprometida e estudar os pontos de ancoragem do protetor, sempre ancorando-o nas zonas de resistência da face.

Para a moldagem da face, deve-se isolar a região a ser moldada, proteger os cabelos do paciente com gorro cirúrgico descartável, vaselinar pelos e inserção do cabelo. No caso de protetor nasal, deve-se proteger as narinas com algodão vaselinado (Figura 7.17).

A moldagem da face é realizada com o auxílio de hidrocoloide irreversível (alginato), clipes de retenção ou gaze (Figura 7.18) e gesso tipo I (Figura 7.19).

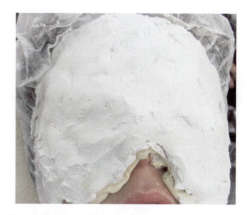

Figura 7.19 Moldagem da face – gesso comum.

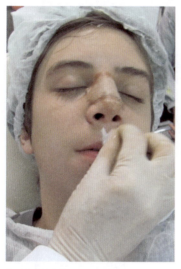

Figura 7.17 Moldagem da face, primeira camada – alginato.

Após a geleificação do alginato e a cristalização do gesso, deve-se retirar o conjunto da face fazendo movimentos para a frente e para baixo. Nesse momento solicita-se ao paciente atleta que faça movimentos exagerados de mímica para auxiliar a retirada da moldagem (Figura 7.20). Para a obtenção do modelo em gesso, deve ser usado gesso pedra tipo II, tomando-se o cuidado de verter o gesso sobre o molde lentamente, para que não haja inclusão de bolhas (Figura 7.21). A camada de gesso deve ter a espessura suficiente para dar resistência ao modelo obtido (Figura 7.22). A partir desse passo,

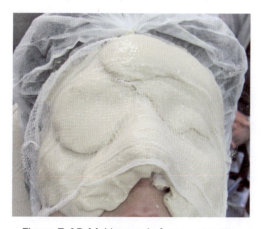

Figura 7.18 Moldagem da face – retenção.

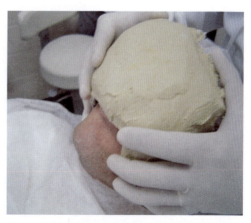

Figura 7.20 Retirada do molde da face do atleta.

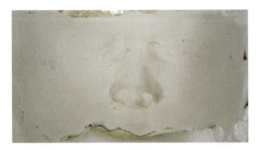

Figura 7.21 Vista interna do molde da face.

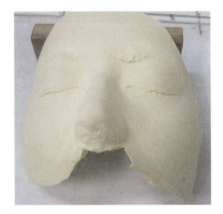

Figura 7.23 Modelo em gesso recortado.

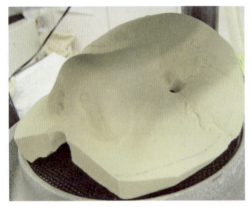

Figura 7.22 Espessura do modelo em gesso da face.

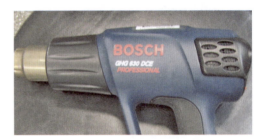

Figura 7.24 Soprador térmico.

a confecção do protetor deve ser específica para cada região da face. Serão demostrados a seguir os passos para confecção de protetores nasais para esporte.

Confecção do Protetor Nasal para Esporte

Com o modelo em gesso recortado (Figura 7.23) e posicionado, coloca-se uma lâmina de EVA rígida de 1 mm sobreposta a uma lâmina de EVA flexível 2 mm sobre ele, e, com o auxílio de um soprador térmico (Figura 7.24), cuidadosamente, aquecem-se as lâminas sobrepostas (Figura 7.25). O soprador térmico deve ser usado a temperaturas entre 80 e 110ºC.

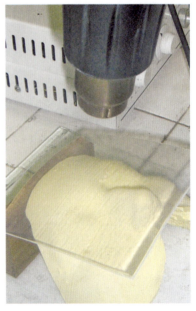

Figura 7.25 Lâminas de EVA sobrepostas para a confecção do protetor nasal.

Cuidado: Observe a temperatura do soprador térmico.

Pode chegar a 500°C!

Após esfriamento das lâminas, deve-se recortar na geometria ideal para que a energia de impacto seja recebida e dissipada para as zonas de resistência da face.

A Figura 7.26 mostra o recorte que deve ser realizado para que a visão periférica seja preservada e haja dissipação correta da energia de deformação.

A fixação do protetor nasal na face é conseguida com o auxílio de elásticos e velcro na região craniooccipital, o que permite ao atleta participar de defesas e divisão de bola sem comprometer a segurança dos outros atletas e sem interferir também em sua visão periférica. Dependendo da modalidade esportiva que o paciente atleta pratica as tiras elásticas podem ser *reforçadas* como na Figura 7.27, ou *simples*, como na Figura 7.28. Pesquisas são realizadas no intuito de otimizar a fixação, como se observa na Figura 7.29, que mostra um passo dessa busca.

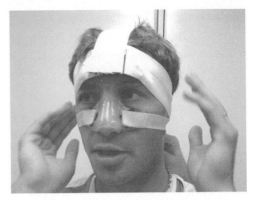
Figura 7.27 Retenção do protetor nasal reforçada.

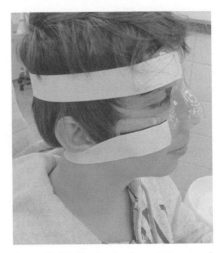
Figura 7.28 Retenção do protetor nasal.

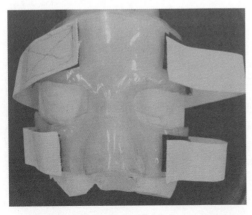
Figura 7.26 Recorte do protetor nasal.

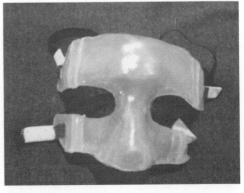
Figura 7.29 Retenção do protetor nasal modificada.

Referências Bibliográficas

1. Frenguelli A, Ruscito P, Bicciolo G, Rizzo S, Massarelli M. Head and neck trauma in sporting activities. Review of 208 cases. *J Craniomaxillofac Surg*, 1991; 19(4): 178-81.
2. Carroll SM, Jawad MA, West M, O'Connor TP. One hundred and ten sports related facial fractures. *Br J Sports Med*, 1995; 29(3):194-5.
3. Levin L, Friedlander LD, Geiger SB. Dental and oral trauma and mouthguard use during sport activities in Israel. *Dent Traumatol*, 2003; 19(5):237-42.
4. Garza JR, Baratta RV, Odinet K, Metzinger S, Bailey D, Best R et al. Impact tolerances of the rigidly fixated maxillofacial skeleton. *Ann Plast Surg*, 1993; 30(3):212-6.
5. Ellis E, 3rd, Kittidumkerng W. Analysis of treatment for isolated zygomaticomaxillary complex fractures. *J Oral Maxillofac Surg*, 1996; 54(4):386-400; discussion 1.
6. Cascone P, Petrucci B, Ramieri V, Marianetti TM. Security Hi-tech Individual Extra-light Device Mask: a new protection for [soccer] players. *J Craniofac Surg*, 2008; 19(3):772-6.
7. Ranalli DN, Demas PN. Orofacial injuries from sport: preventive measures for sports medicine. *Sports Med*, 2002; 32(7):409-18.
8. Kaplan S, Driscoll CF, Singer MT. Fabrication of a facial shield to prevent facial injuries during sporting events: a clinical report. *J Prosthet Dent*, 2000; 84(4):387-9.
9. Kim HS, Shafig RM. Model for thickness effect with impact testing of viscoelastic material. *J Appl Polymer Scien*, 2001; 81:1762-7.
10. McIntosh AS, McCrory P. Preventing head and neck injury. *Br J Sports Med*, 2005; 39(6):314-8.
11. McIntosh L, Cordell JM, Wagoner Johnson AJ. Impact of bone geometry on effective properties of bone scaffolds. *Acta Biomater*, 2009; 5(2):680-92.
12. Crow RW. Diagnosis and management of sports-related injuries to the face. *Dent Clin North Am*, 1991; 35(4):719-32.
13. Morita R, Shimada K, Kawakami S. Facial protection masks after fracture treatment of the nasal bone to prevent re-injury in contact sports. *J Craniofac Surg*, 2007; 18(1):143-5.
14. Haug SP, Haug RH. Fabrication of a facial orthotic for protection of a fractured nose. *J Oral Maxillofac Surg*, 1992; 50(7):765-6.
15. Coto NP, Meira JB, Brito e Dias R, Driemeier L, de Oliveira Roveri G, NoritomiPY. Assessment of nose protector for sport activities: finite element analysis. *Dent Traumatol*, 2012; 28(2):108-13.
16. Flanders RA, Bhat M. The incidence of orofacial injuries in sports: a pilot study in Illinois. *J Am Dent Assoc*, 1995; 126(4): 491-6.
17. Coto NP, Dias RB, Costa RA, Antoniazzl TF, de Carvalho EP. Mechanical behavior of ethylene vinyl acetate copolymer (EVA) used for fabrication ofmouthguards and interocclusal splints. *Braz Dent J*, 2007; 18(4): 324-8.
18. Mendel DA, Ucar Y, Brantley WA, Rashid RG, Harrell SL, Grentzer TH. Impact energy absorption of three mouthguard materials in an aqueous environment. *Dent Traumatol*, 2009; 25(1):130-5.
19. Coto NP. Estudo do comportamento mecânico de protetores bucais para esporte confeccionados em copolímero de etileno e acetato de vinila (EVA): modelo experimental de arcos dentais obtidos em epóxi. *Dissertação de Mestrado*. São Paulo: Faculdade de Odontologia da USP, 2006.
20. Delaney JS, Al-Kashmiri A, Drummond R, Correa JA. The effect of protective headgear on head injuries and concussions in adolescent football (soccer) players. *Br J Sports Med*, 2008 Feb; 42(2):110-5; discussion 5.
21. Chao MT, Paletta C, Garza JR. Facial trauma, sports-related injuries. *Medscape J Med*, 2008; 1:1-14.
22. Ruan JS, Khalil T, King AI. Dynamic response of the human head to impact by three-dimensional finite element analysis. *J Biomech Eng*, 1994; 116(1):44-50.

23. Dingman RO, Natvig P. *Cirurgia das Fraturas Faciais*, 2001: 267-94.
24. Delilbasi C, Yamazawa M, Nomura K, Iida S, Kogo M. Maxillofacial fractures sustained during sports played with a ball. *Oral Surg Oral Med Oral Pathol Oral Radiol Endod*, 2004; 97(1):23-7.
25. Rontal E, Rontal M. Maxillofacial injuries in football players: an evaluation of current facial protection. *J Sports Med Phys Fitness*, 1971; 11(4):241-5.
26. Westerman B, Stringfellow PM, Eccleston JA, Harbrow DJ. Effect of ethylene vinyl acetate (EVA) closed cell foam on transmitted forces in mouthguard material. *Br J Sports Med*, 2002; 36(3):205-8.
27. Hampson D. Facial injury: a review of biomechanical studies and test procedures for facial injury assessment. *J Biomech*, 1995; 28(1):1-7.
28. Hodgson VR. Tolerance of the facial bones to impact. *Am J Anat*, 1967;120:113-22.
29. Welbourne ER, Ramet M, Zarebski MA. A comparison of facial fracture tolerance with the performance of a surrogates test device. *Proc 12th experimental safety vehicle conf*, 1989.
30. Le Fort R. Etude expérimentale sur les fractures de la machoire superieure. *Rev de Chir*, 1901; 23:208-306.
31. Follmar KE, Baccarani A, Das RR, Erdmann D, Marcus JR, Mukundan S. A clinically applicable reporting system for the diagnosis of facial fractures. *Int J Oral Maxillofac Surg*, 2007; 36(7):593-600.
32. Westerman B, Stringfellow PM, Eccleston JA, Harbrow DJ. Effect of ethylene vinyl acetate (EVA) closed cell foam on transmitted forces in mouthguard material. *Br J Sports Med*, 2002; 36(3):205-8.

Capítulo 8

Respostas Hormonais e Imunológicas no Esporte: a Utilização da Saliva como Meio para o Monitoramento

Alexandre Moreira

Os procedimentos de coleta e análise de saliva vêm se desenvolvendo rapidamente e sendo utilizados, cada vez mais, para a avaliação e o monitoramento de marcadores fisiológicos no treinamento esportivo.[1,2] O uso da saliva como instrumento para o monitoramento de hormônios esteroides, marcadores imunológicos e peptídeos no esporte, tem se mostrado bastante atrativo, tanto para pesquisadores como para comissões técnicas e profissionais da área da Saúde envolvidos com o esporte e com o dia a dia de atletas.

A saliva é uma alternativa menos invasiva e bastante útil quando comparada a outros fluidos como soro, plasma e urina, particularmente porque sua coleta é relativamente rápida e pode ser realizada com maior frequência e com um mínimo de "estresse adicional" para os indivíduos.[1-3] Além disso, a coleta de saliva não requer pessoal altamente especializado e pode ser realizada "em campo". Essas vantagens têm influenciado a crescente popularização da utilização da saliva no âmbito do esporte e do exercício físico, para o monitoramento das respostas agudas e crônicas dos diferentes marcadores, em distintas condições de treinamento e competição.

Entre os diversos marcadores hormonais e imunológicos, além de peptídeos, analisados com maior frequência a partir de amostras salivares no esporte, destacam-se os hormônios cortisol e testosterona e a imunoglobulina salivar A (imunoglobulina A secretora; SIgA), os quais serão alvo de consideração no presente capítulo.

Atualmente, os efeitos agudos e crônicos do exercício nos níveis desses componentes hormonais e imunológicos vêm sendo amplamente investigados. No entanto, estudos prévios utilizaram preferencialmente amostras de sangue para detectar as concentrações desses marcadores.[4-7] Mais recentemente, amostras salivares têm sido utilizadas para analisar o nível desses componentes em resposta ao exercício e ao treinamento.[8-17]

Medidas salivares dos hormônios esteroides podem prover referência para suas respectivas concentrações sanguíneas, oferecendo informações úteis e consistentes de como a concentração dos hormônios esteroides é modificada em resposta aos estresses do treinamento e da competição.[18]

A utilização das amostras de sangue e urina no esporte para a análise das medidas de concentração dos hormônios esteroides dificulta a realização de coletas com maior frequência e, assim, compromete o monitoramento sistemático e regular das respostas e do comportamento desses esteroides em diferentes condições de treinamento e competição. O monitoramento do cortisol e da testosterona por meio de amostras de saliva, por sua vez, além de ser um método menos invasivo, permite uma maior frequência de coleta no dia a dia do treinamento dos atletas.

Estudos de validação desenvolvidos sob condições de repouso[19] ou em atividades de alta intensidade[9] confirmam que medidas de testosterona e cortisol salivar refletem acuradamente a concentração total no sangue e/ou da fração livre circulante. Além disso, o uso da saliva pode oferecer um maior entendimento dos efeitos do treinamento e do exercício, considerando que é um marcador do "hormônio livre", biologicamente ativo.[9,20]

Marcadores imunes também são detectáveis na saliva, e a avaliação de proteínas antimicrobianas pode indicar a magnitude e o efeito da carga de treinamento na função da imunidade da mucosa oral e auxiliar na avaliação do risco para infecções respiratórias, que, em última instância, podem afetar o desempenho esportivo e, por isso, precisam ser mais bem controladas e compreendidas.

Esse possível incremento da probabilidade de contrair infecções/inflamações e/ou doenças decorrentes de períodos rigorosos e intensivos de treinamento levou, entre outras consequências, à formação da "teoria da janela aberta da imunossupressão".[21] A teoria da janela aberta propõe, portanto, que esportistas submetidos a regimes rigorosos de treinamento estão sob maior risco de contrair infecções/inflamações por conta da repetida diminuição da função do sistema imune, como consequência do vigoroso programa de treinamento ou mesmo da participação em sessões de alta intensidade.

Mesmo sendo de natureza temporária, a diminuição da função imune após períodos de treinamentos rigorosos ou de sessões de alta intensidade pode incrementar significativamente o risco para infecções/inflamações do trato respiratório superior (ITRS) e, portanto, poderia acarretar diminuição do desempenho esportivo. Na última década, tem havido um crescente interesse na relação ITRS, imunossupressão e desempenho em esportistas de alto nível.[22] Apesar de ter sido demonstrado que os esportistas apresentam maior incidência de ITRS do que grupos-controle,[23] a associação com a imunossupressão ainda não está bem esclarecida.[24-26]

A alta frequência de infecções reportadas em indivíduos com deficiência seletiva de imunoglobulina A secretora (SIgA) ou com taxa de fluxo salivar baixa, somada às evidências de níveis reduzidos de SIgA em esportistas ou, ainda, a quedas transitórias da SIgA associadas ao aumento do risco de ITRS, explica o interesse substancial de pesquisadores pelos efeitos agudo e crônico do exercício na imunidade da mucosa oral,[27] particularmente no que se refere à SIgA.

▶ MONITORAMENTO DA PREPARAÇÃO DO ESPORTISTA

O monitoramento sistemático dos hormônios esteroides e da imunidade da mucosa oral, em conjunto com marcadores de comportamento e de desempenho físico e esportivo, é fundamental para o controle apropriado da preparação do esportista e, portanto, pode auxiliar na otimização da organização das estratégias de periodização, organização e distribuição do conteúdo do treinamento.

A importância desse monitoramento se justifica pelo reconhecimento de que a preparação de um esportista para as competições implica treinamento sistemático com o objetivo de induzir adaptações musculares, metabólicas, cardiovasculares, neurológicas[28] e imunológicas. Entretanto, um desequilíbrio entre os fatores estressantes do treinamento e da preparação em geral e a recuperação pode induzir respostas adaptativas indesejáveis, desfavoráveis ao aumento do desempenho e, até mesmo, comprometer a saúde do esportista.[5,6,82]

As adaptações aos estresses de treinamento (cargas de treinamento) são associadas a alterações que favorecem o aumento no desempenho, como a protelação do início da fadiga ou o incremento da potência gerada em determinada tarefa.[29] No entanto, o desafio na organização do processo de treinamento é determinar a relação ideal entre dose e resposta, evidenciando a importância de buscar o monitoramento sistemático do estresse de treinamento e competição.

Cada sessão de treinamento ou competição impõe ao atleta um estresse psicofisiológico.[30] Como em todas as formas de estresse, a participação do esportista em sessões de treinamento e competição implica uma reação homeostática que, por sua vez, resulta em alterações metabólicas e fisiológicas transitórias[31] cuja magnitude parece ser decorrente e dependente da combinação entre as demandas física e emocional.[10,32]

No processo de preparação esportiva é fundamental compreender e relacionar os fatores que influenciam a dinâmica da resposta de adaptação dos sistemas orgânicos dos esportistas submetidos a determinadas influências, habitualmente compreendidas como estresse fisiológico. Esse enfoque sugere a importância de observar as alterações de determinados parâmetros, entendidos como marcadores das respostas de adaptação dos diferentes sistemas orgânicos envolvidos, bem como a integração entre eles, tanto em ambiente de treinamento quanto em competição, buscando, assim, identificar possíveis relações causais de dose-resposta.

Desse modo, a utilização de amostras de saliva para a análise de marcadores esteroides e da imunidade da mucosa oral oferece a possibilidade de uma maior frequência de coletas em comparação a outros meios, como sangue e urina, auxiliando a realização de um monitoramento mais eficaz do processo de preparação.

O monitoramento por marcadores salivares durante o processo de preparação, treinamento e competição dos atletas encontra suporte teórico na interação conhecida entre o sistema nervoso central, o endócrino e o sistema imune. Estender o conhecimento dessa interação em condições reais e em diferentes modalidades esportivas, assim como avançar o entendimento de como o comportamento e o estresse podem modular essa interação, tem sido alvo de investigações e de interesse de pesquisadores de várias áreas do conhecimento.[33]

▶ **RESPOSTAS DOS HORMÔNIOS ESTEROIDES AO ESTRESSE PSICOFISIOLÓGICO DO EXERCÍCIO E DO TREINAMENTO**

As investigações das respostas e comportamentos associados aos eixos hipotálamo-hipófise-adrenal (HHA) e/ou gonadal (HHG) e simpático-adrenal-medular (SAM) têm merecido destaque na literatura. Agentes estressores que ativam os eixos HHA, HHG e SAM podem modular a resposta do sistema imune.[34] O sistema endócrino responde ao estresse físico e psicológico; essa resposta, por sua vez, parece estar intimamente associada à intensidade do exercício, à característica e importância da atividade e ao treinamento extenuante, entre outros fatores.[35,36]

O eixo HHA parece desempenhar um papel essencial na adaptação aos estresses de treinamento[37,38] em antecipação, ou durante uma situação de estresse, como resposta alostática do corpo. As respostas do eixo HHA são iniciadas por neurônios neurossecretores na divisão parvocelular medial do núcleo paraventricular do hipotálamo (NPV). Esses neurônios sintetizam e secretam o hormônio liberador de corticotrofina, bem como outros fatores, como arginina vasopressina, que modulam a liberação do hormônio adrenocorticotrófico (ACTH). A liberação de ACTH na circulação sistêmica, por sua vez, promoverá a síntese e posterior liberação dos glicocorticoides, dentre os quais se destaca o cortisol pelo córtex adrenal.[39]

O eixo HHA é ativado por sinais internos e externos, como o ciclo circadiano, com picos correspondentes ao início da fase ativa do ciclo diurno,[40] percepção interna de ruptura do estado de equilíbrio dinâmico do organismo, entre outros. Dada a conexão entre estresse e desordens afetivas, vale destacar que o hipocampo, a amígdala e o córtex pré-frontal estão implicados na regulação do eixo HHA. O hipocampo e o córtex pré-frontal parecem exercer papel principal de inibição do eixo HHA; por outro lado, ainda que não exclusivamente, a amígdala está intimamente associada à ativação da secreção dos glicocorticoides.[41]

As respostas comportamentais associadas às regiões límbicas são coordenadas pelo hipotálamo, que age sobre três dos principais sistemas corporais: endócrino, imunológico e neural.[42] Essa ligação estreita entre regiões límbicas, estresse, comportamento e ativação do eixo HHA sugere que estados afetivos diferentes, ambientes distintos e a capacidade de lidar com as emoções possam ter papel importante nos processos de adaptação associados ao exercício físico e, principalmente, no esporte, que, por sua vez, contempla cenários diversos, notadamente no que se refere a seu caráter competitivo.

Cortisol

Dependendo da intensidade e duração do exercício, hormônios com propriedades anabólicas ou catabólicas, como a testosterona e o cortisol, respectivamente, apresentam alterações quantitativas sinalizando um desses estados (anabolismo e catabolismo).[43] Por conta da alteração na concentração do cortisol, decorrente de diferentes formas de exercício, esse hormônio tem sido utilizado para determinar o estresse fisiológico imposto pelo exercício em sessões repetidas (crônicas) e isoladas (agudas) de treinamento.

O cortisol é um hormônio esteroide e um importante membro da família dos glicocorticoides. É secretado pelo córtex adrenal, via HHA, e é incrementado em resposta ao estresse, incluindo o esforço físico. Níveis elevados de cortisol são associados a ansiedade,[44] estados de de-

-pressão[45] e exercício físico intenso.[46,47] O cortisol é considerado o principal hormônio responsável pelo processo catabólico, reduzindo a síntese proteica incrementando a degradação proteica[48] e inibindo o processo inflamatório e mediando a imunidade.[49] O cortisol também contribui para o desempenho humano regulando ou controlando o metabolismo energético,[36] a função do córtex motor,[50] as propriedades eletrofisiológicas dos músculos[51] e as sinalizações intracelulares. Além disso, a concentração de cortisol pode afetar a atividade neural do cérebro[51] e a função cognitiva.[53]

Testosterona

A testosterona é o principal hormônio esteroide da família dos androgênios, e sua secreção é regulada pelo eixo HHG.[54] É sintetizada e secretada pelas células de Leydig nos testículos, nos homens, e nos ovários, nas mulheres, e menores quantidades produzidas pelas glândulas adrenais. A testosterona exerce ações anabólicas sobre o tecido muscular esquelético, assim como desempenha importante papel no crescimento muscular a partir do incremento da síntese proteica e diminuição da degradação, contribuindo, portanto, para o aumento da força relacionada ao desempenho do atleta.[55] Ações anabólicas indiretas da testosterona incluem a estimulação da secreção de outros hormônios anabólicos, como o hormônio do crescimento (GH).

A maior parte da testosterona circulante é ligada a albumina e globulinas (~95 a 98%), enquanto uma menor quantidade (~2 a 5%) se mantém "livre" ou "não ligada" na circulação.[54] A concentração "livre" reflete a fração biologicamente ativa da testosterona circulante, disponível para os tecidos-alvo.

Correlações significativas entre concentrações salivares e sanguíneas de testosterona têm sido registradas em repouso,[56-60] demonstrando que medidas salivares podem ser utilizadas como indicador fidedigno das concentrações séricas ou plasmáticas. Adicionalmente, Crewther et al.[9] demonstraram que o pico relativo de incremento da testosterona salivar em uma atividade curta de alta intensidade excede o incremento relativo da concentração plasmática total e livre, sugerindo que as medidas salivares são mais sensíveis para a avaliação da resposta hormonal ao exercício. O ritmo circadiano também se evidencia no nível da testosterona salivar, com as maiores concentrações sendo observadas no período da manhã e as menores à noite.[61]

Papel da Testosterona no Desempenho Físico e Esportivo

A produção e a concentração hormonal têm um papel-chave na regulação do metabolismo muscular, tanto em indivíduos saudáveis quanto naqueles acometidos por doenças. O interesse pelo papel da testosterona no desempenho atlético e esportivo se justifica, em parte, pelos efeitos já conhecidos desse hormônio no crescimento do músculo esquelético (hipertrofia),[62-65] por mecanismos genômicos (longo prazo; transcrição gênica).

Além disso, também tem sido demonstrado que a testosterona influencia o desempenho em atividades de força, potência e velocidade. Resultados de estudos que buscaram entender a associação entre o desempenho em tarefas de força, velocidade ou potência com a concentração de testosterona adicionaram importantes evidências sobre a existência dessa relação. Por exemplo, quando atletas de diferentes modalidades esportivas, incluindo esportistas de força-velocidade, resistência e de esporte coletivo, foram comparados considerando-se a concentração de testosterona e a elevação do centro de gravidade, avaliada a partir do salto vertical com contramovimento (realizando um agachamento rápido e prévio ao salto propriamente dito), foi observado que tanto as mais altas concentrações de testosterona quanto os melhores resultados no salto vertical eram verificados para os corredores de curta distância (*sprinters*; força-velocidade) e os menores valores, em ambas as variáveis, eram observados para os atletas da modalidade classificada como "de resistência" (esquiadores); e, ainda, que valores intermediários eram apresentados por jogadores de futebol.[66]

Do mesmo modo, Bosco *et al*.[67] apontaram forte correlação entre produção de potência durante uma tarefa de 60 s de saltos verticais consecutivos e concentração de testosterona. Esses resultados demonstram que o desempenho de atletas em tarefas de força, potência e velocidade possa estar, pelo menos em parte, associado à concentração de testosterona circulante.

Estudos com mulheres também têm sido conduzidos, e os resultados apontam para a influência da testosterona no desempenho e na adaptação ao treinamento, mesmo para essa população que possui nível inferior de testosterona circulante e fontes de secreção diferentes das observadas nos homens. Curiosamente, estudos recentes têm demonstrado que alterações no equilíbrio anabólico-catabólico, indicadas pela razão testosterona:cortisol, estão relacionadas à capacidade de gerar força máxima e de se adaptar ao treinamento, em atletas mulheres.[68]

A principal fonte de testosterona nas mulheres é a conversão enzimática periférica do hormônio androstenediona e desidroepiandrosterona, com o restante da concentração de testosterona sendo secretada pelos ovários e pelo córtex adrenal.

As glândulas adrenais (em ambos os gêneros) e os ovários, nas mulheres, produzem concentrações baixas de testosterona, mas secretam outros hormônios. Entre eles, notadamente, o hormônio desidroepiandrosterona (DHEA), secretado pelas adrenais, e a androstenediona, secretado pelas adrenais e ovários, têm importância fisiológica para as mulheres e são convertidos em androgênios mais potentes, como a própria testosterona e a desidrotestosterona-5α.[69]

Apesar de o nível circulante de testosterona ser aproximadamente 9,5% inferior ao verificado em homens e, possivelmente, explicado pela diferença entre as fontes primárias de produção e secreção desse hormônio esteroide, tem sido demonstrado que também entre as mulheres a testosterona exerce papel importante na produção e na adaptação aos treinamentos de força e potência, o que parece ser crucial para o sucesso esportivo. Marx *et al*.[70] reportaram que, após 12 semanas de treinamento, as mulheres de um grupo experimental (treinamento de força) apresentaram concentrações significativamente maiores de testosterona do que aquelas do grupo-controle. Cardinale e Stone,[71] por sua vez, demonstraram que concentrações basais de testosterona eram diferentes entre mulheres atletas e dependentes da natureza do esporte praticado. Os autores reportaram valores mais elevados para corredoras de curta distância (*sprinters*), quando comparados aos de jogadoras de voleibol.

Efeito de "Curto Prazo" dos Hormônios Esteroides

Além do importante efeito mediador para a adaptação ao treinamento, particularmente ao relacionado às tarefas de força, potência e velocidade, e da associação entre o nível circulante de testosterona e desempenho nessas tarefas, tem sido demonstrado que os hormônios esteroides podem regular o desempenho neuromuscular por vários mecanismos de curto prazo.[72] Diversas revisões de dados experimentais mostraram os efeitos "rápidos" dos hormônios esteroides (segundos até horas) em diferentes aspectos associados ao sistema neuromuscular, incluindo comportamento, função cognitiva, atividade neuronal e de neurotransmissores e função metabólica.[72,73] Essas informações sustentam a possibilidade de que tanto a testosterona quanto o cortisol podem mediar o desempenho e o movimento humano mediante vários mecanismos que são independentes do crescimento muscular e da transcrição gênica; além disso, os efeitos desses hormônios podem ocorrer em um tempo relativamente curto.

A existência do efeito de curto prazo dos hormônios esteroides no sistema neuromuscular sustenta um novo paradigma na investigação do desempenho esportivo e na adaptação ao treinamento. Atletas de alto rendimento apresentam potencial limitado para o crescimento muscular e, desse modo, o efeito de curto prazo dos hormônios esteroides poderia ter um papel importante na adaptação do sistema neuromuscular aos estresse de treinamento nessa população.[74]

A identificação de receptores para os hormônios esteroides na membrana das células levou a um novo ponto de vista no entendimento dos efeitos biológicos desses hormônios.[75] Entre os receptores identificados estão os canais de íons, neurotransmissores, proteínas-quinase e proteínas-G. Diferentemente dos efeitos mais lentos da testosterona e do cortisol mediados por receptores específicos localizados no citoplasma das células-alvo, os quais regulam a transcrição dos DNA,[73,75] os efeitos rápidos (efeitos em segundos e minutos) são mediados por receptores de membrana, que parecem ser independentes dos receptores de citoplasma e da transcrição gênica, e envolvem a participação de mensageiros secundários.

Essas evidências de ação rápida e não genômica dos hormônios esteroides (particularmente da testosterona), juntamente com a hipótese do pré-condicionamento – fenômeno também associado a rápida mobilização do sistema neuromuscular[72] e, consequentemente, relacionado a um aumento do desempenho nas tarefas de força-velocidade (potência e velocidade), mediado pela concentração de testosterona – apontam para um novo espectro para a investigação no esporte, notadamente em atletas de modalidades esportivas cujas ações específicas, ou mesmo o desempenho propriamente dito, parecem associar-se a níveis elevados de força e potência.

Testosterona Salivar: Possíveis Associações com o Comportamento e o Desempenho em Jovens Atletas

O efeito da testosterona no comportamento e desempenho de atletas tem sido investigado em diferentes condições experimentais e distintas populações. Por exemplo, em um estudo com jogadores de basquetebol,[76] o grupo de estudos e pesquisa em Planejamento e Monitoramento do Treinamento Físico e Esportivo da Escola de Educação Física e Esporte da Universidade de São Paulo (EEFE-USP) examinou a influência do local das partidas nas respostas da testosterona salivar e na percepção subjetiva de esforço da sessão desses jogadores.

Dezoito jogadores do sexo masculino, pertencentes a dois times distintos, ranqueados na primeira e segunda colocações na competição durante o período da investigação, foram monitorados em dois jogos oficiais disputados entre eles. Assim, cada time realizou uma partida "em casa" e uma partida "na casa do adversário". Os resultados do estudo revelaram que, quando jogaram "em casa", as equipes apresentaram nível de testosterona salivar significativamente maior do que o verificado quando jogaram "fora de casa", antes do início das partidas (efeito antecipatório). Elevações significativas da concentração de testosterona salivar foram observadas em ambas as condições ("em casa" e "fora de casa"), quando comparados os momentos pré-jogo (antes da partida) e pós-jogo (depois da partida), porém sem diferença significativa entre as condições. Adicionalmente, não houve diferença na percepção subjetiva de esforço da sessão entre as duas condições (casa e fora), e cada time venceu um jogo, tendo a vitória ocorrido, nas duas ocasiões, para o time que jogava "em casa".

Esses resultados, particularmente os maiores valores de testosterona salivar verificados antes das partidas para as equipes "mandantes" (condição "em casa"), sugerem a existência da associação entre comportamento, ambiente, resposta hormonal antecipatória, capacidade de lidar com os diferentes agentes estressores, e podem ser, possivelmente, explicados e relacionados ao conceito de territorialidade, e, ainda, a territorialidade e sua associação com a dominância, agressividade e *status* social.

Portanto, é razoável especular que o referencial da territorialidade e seus conceitos associados emergem como candidatos para explicar a vantagem observada para os times de esportes coletivos que jogam "em casa", comparados com os resultados dos "visitantes",[77,78] conceituada como "*home advantage*"[77,78] e interpretada a partir da observação de que os "mandantes" vencem mais de 50% de seus jogos. Além disso, os resultados desse estudo[76] reforçam os argumentos da associação estreita entre comportamento e resposta hormonal, decorrente da interação entre aspectos cognitivos, emocionais, sociais e sistema endócrino.

Curiosamente, nesse estudo[76] o local do jogo ("em casa" ou "fora de casa") não afetou a resposta da testosterona salivar (quando comparados os momentos pré e pós-jogo) nem a percepção subjetiva de esforço da sessão, sugerindo que a percepção e a resposta da testosterona independem do local de jogo e do correspondente resultado, ou seja, vitória ou derrota.

O papel da testosterona salivar e sua contribuição no desempenho físico de jogadores de futebol pré-adolescentes também foi alvo de investigação do mesmo grupo.[79] Em conjunto com o pico de velocidade de crescimento da estatura e da interação massa corporal pela estatura, a concentração de testosterona foi utilizada em um modelo de regressão no sentido de verificar o papel e a contribuição da concentração da testosterona no desempenho do salto vertical (potência) e no teste denominado Yo-Yo (teste de resistência à fadiga, indicador do componente aeróbio) de jogadores de futebol pré-adolescentes.

Quarenta e cinco jogadores com idade de 12,5 ± 0,5 anos, massa corporal de 48,6 ± 10,2 kg e estatura de 155,7 ± 10,0 cm, pertencentes a uma equipe de futebol da elite nacional na categoria profissional, foram avaliados em quatro momentos distintos da temporada competitiva, com duração total do estudo de 21 semanas. Nenhum dos atletas havia alcançado o pico de velocidade de crescimento da estatura. Os resultados da regressão múltipla, considerando os quatro pontos de análise, demonstraram que o modelo explicava 42% da variação no desempenho de salto vertical ($R^2 = 42,88$; $p < 0,000$) e que a concentração de testosterona era a principal variável e contribuía com 32% da variação no desempenho. No que tange ao teste do Yo-Yo (componente aeróbio), a concentração de testosterona foi a única variável retida pelo modelo, explicando 21% da variação no desempenho ($R^2 = 21,32$).

O teste t para amostras independentes, aplicado para comparar dois grupos divididos *a posteriori*, sendo um grupo de maior concentração de testosterona, e o outro com menor concentração, separados pela mediana, mostrou diferenças significativas para o desempenho no salto vertical; o grupo "maior concentração de testosterona" apresentou desempenho significativamente melhor do que o grupo com menor concentração. Esses resultados demonstram a importância e o papel da testosterona no desempenho físico e na interpretação desse desempenho também para jogadores de futebol pré-púberes, e ainda indicam a importância e a utilidade das medidas de testosterona salivar no processo de preparação e monitoramento do treinamento em jogadores jovens.

▶ **ESTRESSE PSICOFISIOLÓGICO, TREINAMENTO ESPORTIVO E IMUNIDADE: O FOCO NA IMUNIDADE DA MUCOSA ORAL NO ESPORTE**

No que diz respeito à associação entre respostas incrementadas do cortisol decorrente de realização do exercício físico (estresse fisiológico) e o impacto no sistema imunológico, é bem documentado que, conforme a intensidade do exercício se incrementa, o braço imunossupressivo do eixo HHA é ativado, com a consequente liberação dos hormônios denominados "imunomoduladores", como o próprio cortisol, em decorrência do aumento na circulação sistêmica do ACTH. Essa resposta é consistente com alterações na tendência e risco para infecções/inflamações do trato respiratório superior.[80]

Evidências sustentam a existência da interação entre respostas neuroendócrinas e imunológicas decorrentes do exercício físico;[81] por exemplo, a elevação dos hormônios de estresse, como a adrenalina, cortisol, hormônio de crescimento e prolactina, é conhecida por seus efeitos imunomodulatórios.[82] Portanto, cargas intensas de treinamento, ou mesmo situações estressantes como as de competição, poderiam resultar em alteração da imunidade e, assim, incrementar a probabilidade do atleta de contrair infecções/inflamações do trato respiratório superior (ITRS).[83]

O incremento deliberado das cargas de treinamento, conhecido como intensificação do treinamento, é comumente realizado por atletas na tentativa de aumentar o desempenho esportivo e, habitualmente, é conduzido antes de um período de redução das cargas, denominado como "taper". Esse período de intensificação de cargas de treinamento, que antecede o "taper", tem sido frequentemente associado com a supressão de vários aspectos da imunidade. Durante a intensificação os atletas estão mais suscetíveis às infecções.[84-86]

Adicionalmente, o treinamento extenuante de longo prazo também tem sido associado à supressão da imunidade, em particular à função imune da mucosa.[87] Durante esse período de "janela aberta", os atletas estão mais suscetíveis às ITRS, podendo afetar a participação no treinamento e o próprio desempenho competitivo.[88] Atletas engajados em treinamentos por períodos prolongados têm apresentado queda no nível de SIgA.[22,25,89,90] Alguns autores observaram níveis de SIgA mais baixos em atletas durante a realização de treinamento intensivo do que em não atletas.[91]

Essas evidências indicam que o exercício extenuante e prolongado, do mesmo modo que a participação do atleta em períodos de treinamento intensivo, e a própria competição, pode afetar a função imune, aumentando a suscetibilidade para ITRS, possivelmente por conta da redução da secreção da SIgA, da atividade das células NK e da produção das citocinas pró-inflamatórias.[22,89,92,93] Por outro lado, o aumento na concentração de SIgA tem sido relatado após o exercício moderado. Assim, em oposição à redução do nível de SIgA decorrente de períodos de treinamento intensivo e participação em competições, o incremento da concentração de SIgA, em resposta ao exercício regular e moderado, pode contribuir para redução da suscetibilidade a ITRS.[27]

Além do estresse físico e fisiológico do treinamento e da participação em competições oficiais, o estresse psicológico também pode influenciar a função da imunidade da mucosa oral. Períodos sustentados de estresse psicológico têm sido associados à redução na concentração de SIgA,[94] o que sugere que o estresse das competições, a pressão por resultados, entre outros fatores inerentes à prática esportiva, em associação com as cargas intensas de treinamento, poderiam afetar a função da imunidade da mucosa oral e aumentar os riscos para ITRS.

O crescente interesse dos pesquisadores pelo avanço no conhecimento das relações entre treinamento esportivo, imunidade da mucosa oral, ocorrência e gravidade de ITRS, em atletas de diferentes níveis e modalidades esportivas, justifica-se, em grande parte, porque a imunidade da mucosa oral é considerada a primeira linha de defesa contra a ITRS; nesse sentido, vale destacar que as medidas de concentração de SIgA são frequentemente utilizadas como indicador de *status* da imunidade da mucosa oral.[95]

Estudos prévios delineados para investigar as respostas da imunidade da mucosa oral focaram inicialmente nas possíveis alterações agudas de SIgA, investigadas a partir de delineamentos que buscaram comparar as concentrações de SIgA antes e depois de sessões de exercício físico e treinamento.[96,97] Além disso, em uma perspectiva longitudinal, tanto de curto como de longo prazo, vários autores têm utilizado a concentração de SIgA para investigar a relação entre alterações da função imune da mucosa oral com o processo de treinamento, e com a incidência, ocorrência e gravidade de ITRS.[91,98-101]

Esse interesse pelas medidas de concentração de SIgA se deve primariamente à correlação mais estreita entre ITRS e SIgA do que com os outros parâmetros imunes.[87] Além disso, a ocorrência e a incidência de ITRS podem afetar o desempenho esportivo, o que sugere a necessidade de identificar essas relações. Essa congruência entre diminuição do nível de SIgA, ocorrência de ITRS e impacto no desempenho foi demonstrada no estudo de Pyne *et al.*[102] Os autores acompanharam, durante 15 semanas, a equipe nacional australiana de natação e reportaram diminuição significativa da imunidade da mucosa oral (queda do nível de SIgA), tanto em nadadores quanto em membros da comissão técnica, que relataram episódios de ITRS. O estudo revelou, ainda, que os nadadores que não reportaram sinais e sintomas de ITRS obtiveram melhor desempenho na competição que seus pares afetados pelos sintomas de ITRS.

▶ **FATORES ESTRESSANTES, CORTISOL E RESPOSTAS IMUNOLÓGICAS**

As abordagens longitudinais, contemplando diferentes modalidades esportivas, tanto de curto como de longo prazo, vêm crescendo nos últimos anos. O foco dessas pesquisas tem sido no sentido de identificar marcadores que se relacionem consistentemente com os episódios de ITRS e que assim, na prática, auxiliem a evitar inflamações respiratórias, especialmente antes e no decorrer da competição.[25,98,99,101,103-105]

Entre esses estudos, é importante destacar os resultados de Gleeson *et al.*[22] Esses autores demonstraram a supressão crônica da SIgA, analisando nadadores de alto rendimento submetidos a um período de 7 meses de treinamento, objetivando uma competição-alvo, e revelaram que níveis baixos, em repouso, de SIgA, correlacionavam-se com um incremento do risco de ITRS entre os nadadores. Esses resultados sugerem que um período prolongado de treinamento poderia afetar a imunidade da mucosa oral, o que, por sua vez, poderia trazer efeitos deletérios para o processo de treinamento e, consequentemente, para o desempenho na competição.

Alterações da SIgA durante períodos de treinamento[101] foram observadas em outro estudo do Grupo de Estudos e Pesquisa em Planejamento e Monitoramento do Treinamento Físico e Esportivo da EEFE-USP. Nessa investigação, foi verificada uma diminuição da SIgA em jogadores da Seleção Brasileira de Basquetebol, após 17 dias de treinamento para uma competição internacional. Essa queda no nível de SIgA também foi evidenciada em membros da comissão técnica, entretanto com uma magnitude inferior à apresentada pelos jogadores.

Esses resultados revelam a natureza multifatorial do estresse que podem influenciar as alterações na imunidade da mucosa oral e, consequentemente, incrementar o risco de contrair ITRS. Os resultados do estudo com a Seleção Brasileira em preparação para um campeonato internacional da modalidade coincidem com os achados de outros estudos que investigaram a resposta da SIgA em relação ao estresse psicológico crônico, nos quais, do mesmo modo, evidenciou-se diminuição dos níveis de SIgA,[94,106] indicando que a imunidade da mucosa oral é sensível também às variáveis psicológicas.

Com objetivo de conhecer melhor as relações entre estresse, treinamento e imunidade da mucosa oral, Cunniffe et al.[90] examinaram a relação entre ITRS, alterações da SIgA e lisozima salivar [LS]) e carga de treinamento, em jogadores de rúgbi, durante uma temporada de 11 meses. Os autores reportaram correlações significativas entre diminuição da concentração absoluta de SIgA e LS com incremento correspondente nas concentrações de cortisol salivar. Os menores valores de SIgA e LS durante a temporada foram congruentes com a maior incidência de ITRS para determinado grupo de jogadores avaliados. Cunniffe et al. concluíram que o monitoramento regular da SIgA e LS poderia prover informações importantes na avaliação do estresse e do risco de ITRS em jogadores de esportes coletivos durante uma temporada anual.

Os resultados de Cunniffe et al. estão alinhados com os apresentados em outro estudo do Grupo de Estudos e Pesquisa em Planejamento e Monitoramento do Treinamento Físico e Esportivo da EEFE-USP,[86] também relacionado ao esporte coletivo. Nesse estudo, buscou-se investigar a relação entre ITRS, tolerância ao estresse, carga de treinamento e parâmetros salivares em 15 jogadores do basquetebol do sexo masculino. O estudo teve duração de 4 semanas durante o período competitivo. Os resultados demonstraram uma forte associação entre carga de treinamento, ocorrências de ITRS e tolerância ao estresse, e, ainda, assim como no estudo de Cunniffe et al., um comportamento inverso na concentração de repouso do cortisol salivar (incremento) e da SIgA (redução) ao final do período de investigação.

No tocante a essa relação entre estresse, carga de treinamento, modulação da imunidade humoral (mucosa oral) e ocorrência de ITRS, recentemente, o mesmo grupo da EEFE-USP investigou uma equipe de basquetebol ao longo de uma temporada competitiva.[103] Os resultados do estudo reforçam a existência dessa associação e sugerem a necessidade de um acompanhamento nesse sentido. A investigação[103] objetivou avaliar o efeito da manipulação das cargas externas (prescrição do treinamento) sobre a dinâmica da carga interna de treinamento (CIT), da tolerância ao estresse (TE) e da gravidade de episódios de ITRS em atletas de basquetebol, durante um macrociclo de 19 semanas, dividido em uma etapa preparatória (E1) e duas etapas de competição (E2 e E3). Os instrumentos Wisconsin Upper Respiratory Symptom Survey (WURSS-21) para o monitoramento das ITRS, e o Daily Analysis of Life Demands for Athletes' (DALDA), para a avaliação da tolerância ao estresse, foram preenchidos semanalmente. A CIT foi aferida a partir da percepção subjetiva de esforço da sessão (PSE da sessão).

Foi detectada queda da CIT na E3, quando comparada com as etapas E1 e E2, e decréscimo no número de respostas "melhor que o normal" na parte A (fontes de estresse) e na parte B (sintomas de estresse) do DALDA, em E2 e E3, comparado com E1. Na última etapa (E3), a gravidade de ITRS aumentou significativamente. Além disso, curiosamente, constatamos correlações significativas entre TE e ITRS, sugerindo que a tolerância ao estresse pode modular a gravidade de ITRS.

Também no âmbito do esporte coletivo, Fahlman e Engels[89] investigaram o comportamento da SIgA e sua associação com as ITRS durante 12 meses em jogadores universitários de futebol norte-americano, e revelaram que a diminuição na taxa de secreção da SIgA poderia predizer a ocorrência e a incidência de ITRS nos indivíduos avaliados. A carga de treinamento modulou as respostas da taxa de secreção da SIgA. Nos períodos de incremento da carga de treinamento, foram verificadas alterações significativas desse marcador da função da imunidade da mucosa oral, indicando a associação entre estresse proveniente do treinamento e imunidade da mucosa oral.

Essa associação foi em parte corroborada em outro estudo do Grupo de Estudos e Pesquisa em Planejamento e Monitoramento do Treinamento Físico e Esportivo da EEFE-USP, durante investigação com jovens jogadores de futebol, que participaram de um campeonato de nível nacional, no qual os atletas realizaram sete partidas durante um período de 20 dias.[107] Nesse estudo, foram coletadas amostras salivares em todos os dias de jogos, pela manhã, em jejum, para a análise do cortisol e da SIgA. Os atletas foram monitorados quanto à percepção subjetiva de esforço da sessão, em todos os jogos, e através do acompanhamento diário dos sintomas de ITRS. Os resultados demonstraram que as alterações na concentração de SIgA relacionavam-se com os episódios de ITRS; nos períodos de maior queda da SIgA, os relatos de sintomas de ITRS aumentavam significativamente.

Entre os recentes estudos conduzidos longitudinalmente com o objetivo de examinar o efeito da carga de treinamento na incidência de ITRS, Gleeson et al.[99] examinaram uma amostra composta por homens e mulheres de diferentes modalidades esportivas e distintos níveis de qualificação. Setenta e cinco indivíduos foram avaliados ao longo de 4 meses, e coletas sanguíneas e salivares foram realizadas a fim de se determinar os marcadores da imunidade sistêmica, em conjunto com questionários e recordatórios para carga de treinamento e sinais e sintomas relacionados a ITRS.

Os resultados do estudo indicam que a produção elevada da citocina IL-10 em resposta a um antígeno (in vitro), a baixa secreção de SIgA e a carga de treinamento são fatores de risco para o desenvolvimento de ITRS em indivíduos fisicamente ativos.

Além dos valores absolutos de concentração de SIgA, parece que a diminuição relativa individual também pode ser um marcador, possivelmente ainda mais fidedigno, do incremento do risco de ITRS; e isso sugeriria um acompanhamento longitudinal na perspectiva prática do treinamento e, também, no estudos com essa finalidade, a fim de predizer e controlar essas ocorrências. Essa possibilidade foi demonstrada em um estudo com jogadores de futebol (estudantes), no qual Nakamura et al.[108] revelaram que os valores da taxa de secreção de SIgA nos jogadores diagnosticados com ITRS, durante determinado período, eram inferiores aos valores verificados para o período "de não infecção". Adicionalmente, a queda na taxa de secreção antecedia os sintomas de ITRS. Os resultados sugerem que as ITRS podem estar relacionadas ao nível individual da taxa de secreção da SIgA, e não necessariamente a um valor "de referência" ou "limítrofe"; sugerem também que a diminuição da função da imunidade da mucosa oral ocorreria alguns dias antes da ocorrência de ITRS.

Essa possibilidade de antecipação da ocorrência de episódios de ITRS, a partir do monitoramento do comportamento individual da SIgA, notadamente em situações de treinamento ou competição, foi corroborada mais recentemente. Neville, Gleeson e Folland[25] observaram um declínio nos valores relativos individuais de SIgA durante 3 semanas antes da ocorrência de ITRS em atletas participantes da America's Cup Yatch Racing; a magnitude da diminuição dos valores individuais de SIgA estava relacionada ao risco de ITRS, independentemente da concentração absoluta.[25]

Entretanto, a despeito dessas evidências da existência de associação entre concentração de SIgA, carga de treinamento, estresse psicofisiológico e ITRS, vale ressaltar que a literatura também tem apresentado resultados conflitantes.

Essas discordâncias vêm ocorrendo tanto no que se refere aos estudos da resposta aguda de SIgA ao exercício e treinamento quanto naqueles com perspectiva longitudinal.

Por exemplo, apesar de vários estudos terem demonstrado a diminuição do nível de SIgA após diferentes tipos de exercícios, incluindo a natação,[109] o exercício intervalado,[110] testes de Wingate repetidos,[111] maratona,[112] futsal[113] e tênis,[114] outros não conseguiram identificar alterações agudas na concentração de SIgA após o exercício.[83,115]

Mesmo considerando somente as investigações do Grupo de Estudos e Pesquisa em Planejamento e Monitoramento do Treinamento Físico e Esportivo da EEFE-USP, temos observado a ocorrências dessas incongruências de respostas da SIgA ao exercício. Para ilustrar melhor o cenário, recentemente verificamos alterações significativas da taxa de secreção da SIgA em partidas simuladas de futsal com jogadores profissionais.[113] Apesar da condição simulada, que, por sua vez, implica a redução do estresse inerente às competições oficiais, verificamos queda significativa da taxa de secreção da SIgA em dois jogos simulados com essa amostra. Os resultados indicam, portanto, que mesmo as partidas simuladas de futsal podem afetar a função da imunidade da mucosa oral, o que parece estar alinhado com a alta intensidade da atividade nessa modalidade esportiva.

Contudo, outras investigações do nosso grupo concernentes à resposta aguda da SIgA não demonstraram essas alterações. Por exemplo, em um estudo com atletas profissionais de futebol, não verificamos alteração significativa de nenhuma das expressões de SIgA (concentração absoluta e taxa de secreção) quando comparados os momentos pré e pós de uma partida simulada, a despeito da elevação da proteína total.[115] A ausência de alteração desse marcador (SIgA) da função imune da mucosa oral também foi constatada por outro grupo, que investigou o comportamento da SIgA em uma partida de rúgbi de 80 min de duração.[83] Na investigação do nosso grupo com jogadores profissionais de futebol,[115] buscamos identificar o efeito de uma partida simulada de futebol de campo com 75 min de duração. Apesar da ausência de alteração significativa da SIgA quando comparados os momentos pré e pós-jogo simulado nesse grupo de jogadores profissionais, observamos uma importante variabilidade da resposta, o que sugere, na prática, a necessidade de um acompanhamento individual para minimizar o risco de ocorrências de ITRS nos atletas mais suscetíveis, ou seja, naqueles cuja queda no nível de SIgA, particularmente na taxa de secreção de SIgA, é mais significativa após a realização das tarefas de treinamento ou competição.

No tocante às divergências relatadas, além de inúmeros fatores, como alimentação, procedimentos de coleta e análise da saliva, nível de qualificação dos atletas e tipo de modalidade esportiva, uma das possíveis explicações para as discrepâncias nas respostas agudas de SIgA, ainda pouco contemplada nos delineamentos experimentais, é a questão do "grau de importância" da atividade a ser realizada. Ou seja, condições competitivas percebidas pelos atletas como de maior importância e relevância, como situações decisivas e jogos importantes, poderiam acarretar estresse psicofisiológico de maior magnitude, levando assim a alterações mais significativas na função imune da mucosa oral, ou mesmo na concentração de hormônios esteroides, indicando a grandeza do estresse percebido.

Nesse sentido, realizamos um estudo com jogadores sub-19 de voleibol, objetivando comparar a concentração de cortisol salivar, nível de SIgA e percepção subjetiva de esforço da sessão, em dois jogos oficiais; uma partida da temporada regular e uma partida final do mesmo campeonato, ambas disputadas contra o mesmo adversário.[11] O grupo foi testado nesses dois jogos em um intervalo menor que 3 semanas, durante a temporada de competição. Ambos os jogos oficiais foram disputados entre, aproximadamente, 20 e 22 h. A equipe adversária foi a mesma em ambas as ocasiões. A equipe investigada foi derrotada nas duas ocasiões (3 × 0). A primeira partida oficial pertenceu à fase da temporada regular (segundo turno; fase classificatória), e a segunda partida oficial foi o jogo da final do campeonato. As amostras de saliva foram coletadas antes do aquecimento e aproximadamente 10 a 15 min após cada partida; uma coleta adicional, no mesmo horário, foi realizada na condição de repouso (condição-controle).

Entre os principais resultados do estudo, verificamos maiores concentrações de cortisol salivar nos momentos pré e pós, para o jogo final, quando comparadas com o jogo da temporada regular e com a situação-controle. O valor da concentração absoluta de SIgA no momento pré-jogo foi significativamente inferior na condição "jogo final" do que o observado para as condições de "jogo da temporada regular" e "controle". Além disso, a percepção subjetiva de esforço da sessão (PSE da sessão) foi significativamente maior no jogo final do que no jogo da temporada regular. Os resultados do estudo sugerem que a importância da partida de voleibol e os estressores associados maximizam o estresse, com efeito na magnitude do esforço percebido, na resposta do eixo HHA e na imunidade da mucosa oral.

A importância da atividade competitiva na resposta hormonal e perceptual de atletas de modalidades esportivas coletivas também foi alvo de investigação com jogadores profissionais de basquetebol.[116] Nesse estudo comparamos as respostas do cortisol salivar e da percepção subjetiva de esforço da sessão em condições de simulação de jogo com partidas oficiais. Curiosamente, apesar da simulação, *a priori*, exigir dos atletas uma demanda fisiológica no nível de uma partida oficial, a concentração de cortisol salivar não foi alterada significativamente nessa condição; entretanto, elevação significativa do momento pré-jogo para o momento pós-jogo foi verificada na condição jogo oficial.

Também foram observados valores significativamente superiores de cortisol salivar no momento "pré-jogo-oficial", quando comparado ao momento "pré-jogo-simulação", indicando, assim, o efeito antecipatório do estresse para uma condição de atividade competitiva de maior importância. A percepção subjetiva de esforço da sessão também foi significativamente superior na condição jogo oficial. Esses resultados reforçam que a importância e a relevância da atividade devem ser consideradas nos estudos e nas análises dos marcadores relacionadas ao estresse psicofisiológico no esporte.

A questão da importância e relevância também foi alvo de investigação do nosso grupo em outras modalidades esportivas. Em dois estudos com modalidades de combate, observamos que, a despeito da elevação da concentração de cortisol salivar, tanto em lutas oficiais de jiu-jítsu[117] e *kickboxing*[12] quanto em lutas simuladas, em diferentes momentos da temporada esportiva, não houve alteração significativa para a concentração de SIgA. Adicionalmente, os valores de repouso de SIgA mostraram-se estáveis para os atletas de jiu-jítsu durante o período da investigação, já que amostras salivares em repouso foram coletadas em diferentes momentos da temporada.

Essa estabilidade também foi verificada com atletas jovens de basquetebol.[118] Nesse estudo analisamos as respostas do cortisol salivar e da SIgA em situação de simulação e em partidas oficiais ao longo da temporada, incluindo três simulações e dois jogos oficiais. A concentração de repouso da SIgA não se mostrou significativamente diferente quando comparados os cinco momentos de coleta, ressaltando a estabilidade desse marcador independentemente das diferenças sazonais.

Apesar da estabilidade do nível de SIgA ao longo da temporada, observamos alterações significativas no cortisol salivar para a condição de jogo oficial, mas não para a condição de simulação. No entanto, em ambas as condições, não foram observadas alterações significativas da SIgA.

Os resultados desse estudo, analisados em conjunto com os resultados das nossas investigações com as modalidades de combate, indicam que mecanismos distintos são responsáveis pela resposta da SIgA e do cortisol salivar e que as alterações agudas da SIgA não são afetadas pelas variações na concentração de cortisol salivar.

Apesar de as razões para essas discrepâncias nos achados das investigações não serem totalmente compreendidas,[119] diferenças nos métodos de expressão da SIgA utilizados em cada estudo aparecem como um importante fator para essas divergências. Alguns estudos têm expressado os resultados utilizando concentrações absolutas de SIgA, outros expressam a SIgA em relação à proteína total ou em relação à osmolalidade salivar, ou, ainda, analisando a concentração de SIgA em relação à taxa de secreção salivar.

O tipo e a modalidade de exercício, além da duração e da intensidade, bem como o nível de condicionamento dos indivíduos avaliados, também emergem como fatores importantes para explicar a falta de consenso sobre as respostas de SIgA, notadamente no que se refere à resposta aguda. Pode-se também adicionar outros fatores, tais como método de coleta (sem estimulação *versus* estimulação), diferenças na ingestão alimentar, desidratação, privação de sono, altitude e estresse psicológico.[82]

Entre as principais controvérsias inerentes à resposta de SIgA ao exercício, é importante salientar a discussão sobre os possíveis mecanismos de alteração da secreção salivar e da SIgA. Tanto a secreção da saliva quanto a das proteínas constituintes são reguladas pelo sistema nervoso autônomo. Carpenter *et al.*[120] demonstraram, com modelo animal, que a secreção de SIgA pode ser incrementada por estimulação simpática e parassimpática. Essas evidências sugerem, então, que uma atividade simpática incrementada levaria a um aumento da concentração de SIgA, e não a um decréscimo como tem sido reportado em diversos estudos sobre a resposta aguda de SIgA, particularmente naqueles nos quais a intensidade do exercício é elevada.

Outro ponto a considerar é que, com o aumento da atividade simpática, poderia ocorrer vasoconstrição das glândulas salivares, o que, por sua vez, poderia resultar em diminuição do fluxo salivar. Essa diminuição poderia acarretar o denominado efeito de concentração, para o qual um valor aumentado de SIgA para dado volume de saliva seria interpretado como um indicador de aumento da concentração de SIgA; no entanto, é somente fruto de maior quantidade concentrada naquele determinado volume de saliva, e não na quantidade real de SIgA disponível na superfície da mucosa.

Destaca-se também que, por um lado, a secreção de SIgA é dependente da produção de IgA pelas células plasmáticas – os linfócitos B especializados – e também da taxa de IgA transportada ao longo das células epiteliais, que, por sua vez, é determinada pela disponibilidade do receptor polimérico de IgA(rpIgA). A dinâmica das alterações (em minutos) (*time-course*) da secreção de IgA, observada em resposta ao exercício agudo, sugere que o transporte de IgA via membrana epitelial seja o principal mecanismo pelo qual o exercício agudo influencia a secreção de SIgA.[119] Esse mecanismo, embora não tenha sido demonstrado em humanos, encontra suporte em experimentos com modelos animais.[119] Adicionalmente, os achados que demonstram elevação na secreção de SIgA associados ao incremento na adrenalina plasmática, após a ingestão de cafeína, sugerem a predominância desse mecanismo.[121]

Para concluir, de modo geral, considerando os estudos que o Grupo de Estudos e Pesquisa em Planejamento e Monitoramento do Treinamento Físico e Esportivo da EEFE-USP tem realizado até o presente momento, no que tange às associações entre estresse, carga de treinamento e imunidade da mucosa oral, podemos destacar que:

- Existe uma maior ativação do eixo hipotálamo-hipófise-adrenal (HHA) (maior concentração de cortisol e/ou maior reatividade [pré-pós]) em competições oficiais, quando comparada com as simulações, possivelmente decorrente do incremento do estresse, por conta da adição do fator emocional e alteração no estado afetivo associados à participação na competição oficial.
- Uma maior magnitude de estresse poderia ser esperada durante a participação dos atletas em jogos com maior relevância e importância, notadamente no que se refere aos jogos decisivos, típicos dos denominados *playoffs*, no esporte coletivo. Nessa situação, uma maior ativação do eixo HHA e, portanto, maiores valores de resposta do cortisol salivar são esperados.
- Os resultados do estudo com as modalidades voleibol, basquetebol e futebol de campo sugerem que a atividade competitiva *per se* parece não afetar a resposta aguda da SIgA; no entanto, no futsal, observamos queda da SIgA decorrente da participação em jogos simulados. As diferenças de resposta aguda da SIgA verificadas entre as modalidades esportivas eletivas indicam que a modalidade e a consequente diversidade existente entre elas, notadamente no tocante às diferenças de demanda física e fisiológica, padrões de atividade, entre outras características peculiares, devem ser consideradas na análise do efeito agudo da competição na SigA.
- A preparação para uma partida de grande importância no esporte coletivo pode levar à queda da imunidade da mucosa oral, possivelmente pela associação entre carga de treinamento e estresse psicológico. Os dados observados no voleibol, comparando as partidas de diferentes importâncias, sugerem que a imunidade da mucosal oral é afetada por um período breve de preparação para uma partida decisiva, diferentemente do verificado para uma situação de partida regular, durante a mesma competição.
- Diferentemente dos resultados com as modalidades coletivas, verificamos, na modalidade esportiva de combate BJJ, um incremento significativo do cortisol salivar decorrente não somente da luta oficial, mas também da simulação. No entanto, durante a participação na competição, os valores de concentração de cortisol salivar também se mostraram significativamente superiores, indicando que, além do elevado estresse fisiológico inerente à modalidade, poder-se-ia esperar, em uma situação de competição real, a adição importante e considerável do estresse emocional, inclusive alterando os valores do cortisol salivar imediatamente antes da participação no evento (pré-compe-

tição), fato associado ao *fenômeno da antecipação*.
- O incremento significativo do cortisol salivar nas competições nas modalidades de combate investigadas (*Brazilian Jiu-Jitsu* [BJJ] e *Kickboxing*) pode ser decorrente da demanda fisiológica, psicológica e dos microtraumas inerentes a essas modalidades esportivas; mesmo nos eventos simulados (BJJ), observou-se elevada ativação do eixo HHA, com aumento ainda mais expressivo durante a competição.
- Apesar dos resultados observados para a resposta do cortisol salivar às situações de simulação e de luta oficial, do mesmo modo que o verificado nos esportes coletivos, a imunidade da mucosa oral parece não ser afetada, de forma aguda, por uma luta única tanto no BJJ quanto no *Kickboxing*; assim, os resultados indicam que as alterações da imunoglobulina salivar A não são mediadas pelas alterações no nível do cortisol salivar, o que sugere mecanismos regulatórios distintos para os dois parâmetros e, também, um impacto mínimo da elevação do hormônio do estresse na regulação da imunoglobulina salivar A.
- A preparação para uma competição internacional afeta a imunidade da mucosa oral, tanto nos atletas como na comissão técnica, aumentando o risco para ITRS.
- A participação em uma competição de curto prazo, que envolve a realização de vários jogos em um espaço de tempo reduzido, pode provocar o aumento dos episódios de ITRS – que podem ser explicados, pelo menos em parte, pela queda da concentração absoluta de SIgA. Esse fenômeno e a existência da relação entre queda de SIgA e relatos de sintomas de ITRS foram observados em jovens jogadores de futebol, quando participaram de uma competição na qual realizaram 7 jogos em 20 dias; esses achados sugerem a necessidade de monitorar regularmente os sintomas de inflamação/infecção do trato respiratorio superior nos atletas de modalidades esportivas coletivas, já que, nessa situação, os indivíduos parecem ter o risco aumentado para esses episódios; no caso de aumento de ocorrência e/ou gravidade desses sintomas, a participação dos atletas na preparação seria prejudicada, assim como, inclusive, poder-se-ia se esperar queda de desempenho durante a própria competição. A antecipação dessa situação é amplamente desejável em um contexto de aplicação prática.
- A carga de treinamento, a tolerância ao estresse e a maneira como os atletas lidam com os diferentes agentes estressores afetam o risco e a ocorrência de episódios de ITRS, bem como a dinâmica da resposta dos parâmetros imunoendócrinos. Essa associação foi observada pelo nosso grupo tanto em investigação de curto prazo (4 semanas com basquetebol, voleibol e futsal) quanto em períodos mais prolongados de acompanhamento (1 semestre no basquetebol). Portanto, podemos admitir que esses resultados sugerem a importância do monitoramento em conjunto da carga de treinamento, capacidade dos atletas em lidar com situações estressantes, ocorrências de ITRS, alteração nos parâmetros imunoendócrinos e desempenho.

- Em uma perspectiva prática, os resultados sugerem que:
  - Estratégias devem ser adotadas durante sessões de simulação, tanto nos esportes coletivos quanto nos esportes de combate, para aproximar o estresse do treinamento às demandas da competição, buscando oferecer maior especificidade à sessão, gerando respostas psicofisiológicas mais próximas das verificadas na competição oficial, sempre que este for o objetivo da sessão de treinamento.
  - Estratégias sejam adotadas a fim de dar suporte aos atletas para lidar apropriadamente com a alteração dos estados afetivos e da ansiedade nos momentos que antecedem à competição, otimizando o estado de prontidão para a participação no evento e, consequentemente, seu desempenho posterior.
  - Parece ser importante monitorar regularmente os sintomas de estresse e de inflamação/infecção do trato respiratório superior, especialmente nos momentos de preparação para as competições ou partidas de maior relevância da temporada, pois a imunidade da mucosa oral pode ser afetada, aumentando o risco para esses episódios e, por sua vez, prejudicando o atleta em sua preparação e consequente desempenho.
  - O acompanhamento dos parâmetros salivares (SIgA, testosterona e cortisol), em conjunto com instrumentos psicométricos de tolerância ao estresse, ocorrência de ITRS e controle da carga interna de treinamento, mostrou-se uma abordagem interessante e válida para o monitoramento integrado do treinamento.

Referências Bibliográficas

1. Schneyer LH, Young JA, Schneyer CA. Salivary secretion of electrolytes. *Physiol Rev*, 1972; 52:720–77.
2. Chicharo JL, Lucia A, Perez M, Vaquero AF, Ureña R. Saliva composition and exercise. *Sports Med*, 1998; 26:17–27.
3. Kreusser W, Heidland AHH. Mono- and divalent electrolyte patterns, pCO2 and pH in relation to flowrate in normal human parotid saliva. *Eur J Clin Invest*, 1972; 2:398-406.
4. Urhausen A, Gabriel H, Kendermann W. Blood hormones as markers of training stress and overtraining. *Sports Med*, 1995; 20:251-76.
5. Urhausen A, Gabriel H, Kendermann W. Impaired pituitary hormonal response to exhaustive exercise in overtrained endurance athletes. *Med Sci Sports Exerc*, 1998; 30:407-14.
6. Meeusen R, Nederhof E, Buyse L, Roelands B, De Schutter G, Piacentini MF. Diagnosing overtraining in athletes using the two- bout exercise protocol. *Br J Sports Med*, 2010; 44:642-8.
7. Aldercreutz H, Harkonen M, Kuoppasalmi K, Näveri H, Huhtaniemi I, Tikkanen H, Remes K, Dessypris A, Karvonen J. Effect of training on plasma anabolic and catabolic steroid hormones and their response during physical exercise. *Int J Sports Med* 1986; 7(suppl 1):27-8.
8. Crewther BT, Cook CJ, Lowe TE, Weatherby RP, Gill N. The effects of short-cycle sprints in power, strength and salivary hormones in elite rugby players. *J Strength Cond Res*, 2011; 25:32-9.
9. Crewther BT, Lowe TE, Ingram J, Weatherby RP. Validating the salivary testosterone and cortisol concentration measures in response to short high-intensity exercise. *J Sports Med Phys Fitness*, 2010; 50:85-92.

10. Moreira A, Arsati F, De Oliveira Lima Arsati YB, Da Silva DA, de Araújo VC. Salivary cortisol in top-level professional soccer players. *Eur J Appl Physiol*, 2009; 106:25-30.

11. Moreira AM, Freitas CG, Nakamura FY, Drago G, Drago M, Aoki MS. Effect of match importance on salivary cortisol and immunoglobulin A responses in elite young volleyball players. *J Strength Cond Res*, 2013; 27:202-7.

12. Moreira A, Arsati F, Lima-Arsati YB, Franchini E, de Araújo VC. Effect of a kickboxing match on salivary cortisol and immunoglobulin A. *Percept Mot Skills*, 2010; 111:158-66.

13. Edwards DA, Kurlander LS. Women's intercollegiate volleyball and tennis: effects of warm-up, competition, and practice on saliva levels of cortisol and testosterone. *Horm Behav*, 2010; 58:606-13.

14. Elloumi M, Maso F, Michaux O, Robert A, Lac G. Behaviour of saliva cortisol [C], testosterone [T] and the T/C ratio during a rugby match and during the post-competition recovery days. *Eur J Appl Physiol*, 2003; 90:23-8.

15. Coelho RW, Keller B, da Silva AM. Effect of pre- and postcompetition emotional state on salivary cortisol in top-ranking wrestlers. *Percept Mot Skills*, 2010; 111:81-6.

16. Rahman ZA, Abdullah N, Singh R, Sosroseno W. Effect of acute exercise on the levels of salivary cortisol, tumor necrosis factor-alpha and nitric oxide. *J Oral Sci*, 2010; 52:133-6.

17. He C-S, Tsai M-L, Ko M-H, Chang C-K, Fang S-H. Relationships among salivary immunoglobulin A, lactoferrin and cortisol in basketball players during a basketball season. *Eur J Appl Physiol*, 2010; 110:989-95.

18. Papacosta E, Nassis GP. Saliva as a tool for monitoring steroid, peptide and immune markers in sport and exercise science. *J Sci Med Sport*, 2011; 14:424-34.

19. Arregger AL, Contreras LN, Tumilasci OR, Aquilano DR, Cardoso EML. Salivary testosterone: a reliable approach to the diagnosis of male hypogonadism. *Clini Endocrinol*, 2007; 67:656-62.

20. Vining RF, McGinley RA, Maksvytis JJ, Ho KY. Salivary cortisol: a better measure of adrenal cortical function than serum cortisol. *Ann Clin Biochem*, 1983; 20:329-35.

21. Pedersen BK, Kappel M, Klokker M, Nielsen HB, Secher N. The immune system during exposure to extreme physiologic conditions. *Int J Sports Med*, 1994; 15(suppl 3):S116-21.

22. Gleeson M, McDonald WA, Pyne DB, Cripps AW, Francis JL, Fricker PA, Clancy R. Salivary IgA levels and infection risk in elite swimmers. *Med Sci Sports Exerc*, 1999;31:67-73.

23. Brenner IK, Shek PN, Shephard J. Infections in Athletes. *Sports Med*, 1994; 17:86-107.

24. Nakamura D, Akimoto T, Suzuki S, Kiono I. Daily changes of salivary secretory *immunoglobulin A and appearance of upper respiratory symptoms during physical training*. *J Sports Med Phys Fitness*, 2006; 46:152-7.

25. Neville V, Gleeson M, Folland JP. Salivary IgA as a risk factor for upper respiratory infections in elite professional athletes. *Med Sci Sports Exerc*, 2008; 40:1228-36.

26. Peters-Futre EM. Vitamin C, neutrophil function, and upper respiratory tract infection risk in distance runners: the missing link. *Exerc Immunol Review*, 1997; 3: 32-52.

27. Walsh NP, Gleeson M, Shephard R. Immune function and exercise. *Immunol Review*, 2011; 17:6-63.

28. Borresen J, Lambert MI. The quantification of training load, the training response and the effect on performance. *Sports Med*, 2009; 39:779-95.

29. Lambert MI, Borresen J. Measuring training load in sports. *Int J Sports Physiol Perform*, 2010; 5:406-11.

30. Brooks GA, Fahey TD, Baldwin K. *Exercise Physiology: Human Bioenergetics and its Applications*, 4th ed. New York: McGraw-Hill, 2005.

31. Coyle E. Physical activity as a metabolic stressor. *Am J Clin Nutr* 2000; 72(suppl 2):S512-20.
32. Gatti R, de Palo EF. An update: salivary hormones and physical exercise. *Scand J Med Sci Sports*, 2011; 21:157-69.
33. Fan Y, Tan Y, Lu Q, Feng S, Yu Q, Sui D, Zhao Q, Ma Y, Li S. Dynamic changes in salivary cortisol and secretory immunoglobulin A response to acute stress. *Stress and Health*, 2009; 25:189-94.
34. Glaser R. Stress-Associated immune dysregulation and its importance for human health: a personal history of psychoneuroimmunology. *Brain Behav Immun*, 2005; 19:3-11.
35. Bunt JC. Hormonal alterations due to exercise. *Sports Med*, 1986; 3:331-45.
36. Viru A. Plasma hormones and physical exercise. *Int J Sports Med*, 1992; 13:201-9.
37. Hooper SL, Mackinnon LT, Gordon RD, Bachmann A. Hormonal responses of elite swimmers to overtraining. *Med Sci Sports Exerc*, 1993; 25:741-7.
38. Urhausen A, Kindermann W. Behavior of testosterone, sex hormone binding globulin (SHBG), and cortisol before and after a triathlon competition. *Int J Sports Med*, 1987; 8:305-8.
39. Herman JP, Ostrander MM, Mueller NK, Figueiredo H. Limbic system mechanisms of stress regulation: hypothalamo-pituitary-adrenocortical axis. *Prog Neuropsychopharmacol Biol Psychiatry*, 2005; 29:1201-13.
40. Keller-Wood M, Dallman MF. Corticosteroid inhibition of ACTH secretion. *Endocr Rev*, 1984; 5:1-24.
41. Herman JP, Cullinan WE. Neurocircuitry of stress: central control of the hypothalamo-pituitary-adrenocortical axis. *Trends Neurosci*, 1997; 20:78-84.
42. Kandel ER, Schwartz JH, Jessel T. *Principles of Neural Science*, 4th ed. New York: McGrawHill, 2000.
43. Busso T, Hakkinen K, Pakarinen A, Kauhanen H, Komi PV, Lacour JR. Hormonal adaptations modeled responses in elite weightlifters during 6 weeks of training. *Eur J Appl Physiol Occup Physiol*, 1992; 64:381-6.
44. Lader M. Anxiety and depression. Physiological correlates of human behaviour. Vol III. London: Academic Press, 1983: 155-67.
45. Gold PW, Loriaux DL, Roy A, Kling MA, Calabrese JR, Kellner CH, Nieman LK, Post RM, Pickar D, Gallucci W et al. Response to corticotropin releasing hormone in the hypercortisolism of depression and Cushing's disease. Pathophysiologic and diagnostic implications. *New Engl J Med*, 1986; 314:1329-35.
46. Stupnicki R, Obminski Z. Glucocorticoid response to exercise as measured by serum and salivary cortisol. *Eur J Appl Physiol Occup Physiol*, 1992; 65:546-9.
47. O'Connor PJ, Corrigan DL. Influence of short-term cycling on salivary cortisol levels. *Med Sci Sports Exerc*, 1987; 19:224-8.
48. Viru A, Viru M. Cortisol-essential adaptation hormone in exercise. *Int J Sports Med*, 2004; 25:461-4.
49. Sapolsky RM, Romero LM, Munck AU. How do glucocorticoids influence stress responses? Integrating permissive, suppressive, stimulatory, and preparative actions. *Endocr Rev*, 2000; 21:55-89.
50. Sale MV, Ridding MC, Nordstrom MA. Cortisol inhibits neuroplasticity induction in human motor cortex. *J Neurosci*, 2008; 28:8285-93.
51. Dlouhá H, Vyskocil F. The effect of cortisol on the excitability of the rat muscle fibre membrane and neuromuscular transmission. *Physiol Bohemoslow*, 1979; 28:485-94.
52. Papir-Kricheli D, Feldman S. Modifications in single cell activity in the rat midbrain during theiontophoretic application of cortisol. *Exp Neurol*, 1983; 79:576-81.
53. Putman P, Antypa N, Crysovergi P, van der Does WA. Exogenous cortisol acutely influences motivated decision making in health men. *Psychopharmacology*, 2010; 208:257-63.

54. Loebel CC, Kraemer WJ. Testosterone and resistance exercise in men. *J Strength Cond Res*, 1998; 12:57-63.
55. Crewther B, Keogh J, Cronin J, Cook C. Possible stimuli for strength and power adaptation: acute hormonal responses. *Sports Med*, 2006; 36:215-38.
56. Sannikka E, Terho P, Suominen J, Santti R. Testosterone concentrations in human seminal plasma and saliva and its correlation with nonprotein- bound and total testosterone levels in serum. *Int J Androl*, 1983; 6:319-30.
57. Vittek J, L'Hommedieu DG, Gordon GG, Rappaport SC, Southren AL. Direct radioimmunoassay (RIA) of salivary testosterone: correlation with free and total serum testosterone. *Life Sci*, 1985; 37:711-6.
58. Wang C, Plymate S, Nieschlag E, Paulsen CA. Salivary testosterone in men: further evidence of a direct correlation with free serum testosterone. *J Clin Endocrinol Metab*, 1981; 53:1021-4.
59. Shirtcliff EA, Granger DA, Likos A. Gender differences in the validity of testosterone measured in saliva by immunoassay. *Horm Behav*, 2002; 42:62-9.
60. Morley JE, Perry HM 3rd, Patrick P, Dollbaum CM, Kells JM. Validation of salivary testosterone as a screening test for male hypogonadism. *Aging Male*, 2006; 9:165-9.
61. Landman AD, Sanford LM, Howland BE, Dawes C, Pritchard ET. Testosterone in human saliva. *Experientia*, 1976; 32:940-1.
62. Bhasin S, Storer TW, Berman N, Callegari C, Clevenger B, Phillips J, Bunnell, TJ, Tricker R, Shirazi A, Casaburi R. The effects of suprafisiologic doses of testosterone on muscle size and strength in normal men. *N Engl J Med*, 1996; 335:1-7.
63. Forbes GB, Porta CR, Herr, BE, Griggs R. Sequence of changes in body composition induced by testosterone and reversal of changes after drug is stopped. *JAMA*, 1992; 267:397-9.
64. Griggs RC, Kingston W, Jozefowicz RF, Herr BE, Forbes G, Halliday D. Effect of testosterone on muscle mass and muscle protein synthesis. *J Appl Physiol*, 1989; 66:498-503.
65. Rozenek R, Rahe CH, Kohl HH, Marple DN, Wilson GD, Stone MH. Physiological responses to resistance exercise in athletes self-administering anabolic steroids. *J Sports Med Phys Fitness*, 1990; 30:354-60.
66. Bosco C, Viru A. Testosterone and cortisol levels in blood of male sprinters, soccer players and cross-country skiers. *Biol Sport*, 1988; 15:3-8.
67. Bosco C, Tihanyi J, Rivalta L, Parlato G, Tranquilli C, Pulverenti G, Foti C, Viru M. Hormonal responses in strenuous jumping effort. *Jpn J Physiol*, 1996; 6:93-8.
68. Haff GG, Jackson JR, Kawamori N, Carlock JM, Hartman MJ, Kilgore J, Morris RT, Ramsey MW, Sands WA, Stone MH. Force-time curve characteristics and hormonal alterations during na eleven-week training period in elite women weightlifters. *J Strength Cond Res*, 2008; 22:433-46.
69. Enea C, Boisseau N, Fargeas-Gluck MA, Diaz V, Duqué B. Circulating Androgens in Women: Exercise-Induced changes. *Sports Med*, 2011; 41:1-15.
70. Marx JO, Ratamess NA, Nindl BC, Gostshalk LA, Volek JS, Dohi K, Bush JA, Gomez AL, Mazzetti AS, Fleck SJ, Hakkinen K, Newton RU, Kraemer WJ. Low volume circuit versus high-volume periodized resistance training in women. *Med Sci Sports Exerc*, 2001; 33:635-43.
71. Cardinale M, Stone MH. Is testosterone influencing explosive performance? *J Strength Cond Res*, 2006; 20:103-7.
72. Viru A, Viru M. Preconditioning of the performance in power events by endogenous testosterone: in memory of Professor Carmelo Bosco. *J Strength Cond Res*, 2005; 19:6-8.
73. Makara GB, Haller J. Non-genomic effects of glucocorticoids in the neural system. *Prog Neurobiol*, 2001; 65:367-90.
74. Crewther BT, Cook C, Cardinale M, Weatherby RP, Lowe T. Two emerging concepts for elite athletes neuromuscular system and the dose-response training role of the-

se endogenous hormones. *Sports Med*, 2011; 41:103-23.

75. Falkenstein E, Tillman HC, Christ M, Feuring M, Wehling M. Multiple actions of steroid hormones: a focus on rapid, nongenomic effects. *Pharmacol Rev*, 2000; 52:513-56.

76. Moreira A, Arruda AFS, Aoki MS, Freitas CG, Drago G, Oliveira R, Crewther BT. Does playing venue affect free testosterone concentrations in elite basketball players? *17th Annual Congress of the European College of Sport Science*. Belgium: Bruges, p 58, 2012.

77. Mazur A, Booth A. Testosterone and dominance in men. *Behav Brain Sci*, 1998; 21:353-97.

78. Archer J. Testosterone and human aggression: an evaluation of the challenge hypothesis. *Neurosci Biobehav Rev*, 2006; 30:319-45.

79. Moreira A, Mortatti A, Aoki MS, Arruda AFS, Freitas, CG, Carling C. Role of free testosterone in interpreting physical performance in elite young brazilian soccer players. *Pediatr Exerc Sci*, 2013; 25:186-97.

80. Smith J. Exercise immunology and neutrophils. *Int J Sports Med*, 1997; 18(suppl 1): S46-55.

81. Hoffman-Goetz L, Pedersen BK. Exercise and the immune system: a model of the stress response? *Immunol Today*, 1994; 15:382-7.

82. Gleeson M. Immune system adaptation in elite athletes. *Curr Opin Clin Nutr Metab Care*, 2006; 9:659-65.

83. Koch AJ, Wherry AD, Petersen MC, Johnson JC, Stuart MK, Sexton W. Salivary immunoglobulin A response to a collegiate rugby game. *J Strength Cond Res*, 2007; 21:86-90.

84. Gleeson M. Biochemical and immunological markers of overtraining. *J Sports Sci Med*, 2002; 1:31-41.

85. Papacosta E, Gleeson M, Nassis GP. Salivary hormones, IgA and performance during intense training and tapering in judo athletes. *J Strength Cond Research*, 2012, Dec 17, ahead of print.

86. Moreira A, Arsati F, De Oliveira Lima-Arsati YB, Simões AC, de Araújo VC. Monitoring stress tolerance and occurrences of upper respiratory illness in basketball players by means of psychometric tools and salivary biomarkers. *Stress and Health*, 2011; 27:e166-72.

87. Bishop NC, Gleeson M. Acute and chronic effects of exercise on markers of mucosal immunity. *Front Biosci*, 2009; 14:4444-56.

88. Pyne DB, Gleeson M. Effects of intensive exercise training on immunity in athletes. *Int J Sports Med*, 1998; 19(suppl 3):S183-91.

89. Fahlman MM, Engels HJ. Mucosal IgA and URTI in American college football players: a year longitudinal study. *Med Sci Sports Exer*, 2005; 37:374-80.

90. Cunniffe B, Griffiths H, Proctor W, Davies B, Baker JS, Jones KP. Mucosal immunity and illness incidence in elite rugby union players across a season. *Med Sci Sports Exer*, 2011; 43:388-97.

91. Mackinnon LT. Chronic exercise training effects on immune function. *Med Sci Sports Exer*, 2000; 32(suppl 7):S369-76.

92. Nieman DC. Exercise immunology: future directions for research related to athletes, nutrition, and the elderly. *Int J Sports Med*, 2000; 21(suppl 1):S61-8.

93. Cox AJ, Pyne DB, Gleeson M, Callister R. Relationship between C-reactive protein concentration and cytokine responses to exercise in healthy and illness-prone runners. *Eur J Appl Physiol*, 2009; 107:611-4.

94. Deinzer R, Kleineidam C, Stiller-Winkler R, Idel H, Bachq D. Prolonged reduction of salivary immunoglobulin A (sIgA) after a major academic exam. *Int J Psychophysiol*, 2000; 37:219-32.

95. Walsh NP, Gleeson M, Pyne DB, Nieman DC, Dhabhar S, Shephard RJ, Oliver SJ, Bermon S, Kajeniene A. Position Statement. Part two: Maintaining immune health. *Exerc Immunol Rev*, 2011; 17:64-103.

96. Mackinnon LT, Hooper S. Mucosal (secretory) immune system responses to exerci-

se of varying intensity and during overtraining. *Int J Sports Med*, 1994; 15(suppl 3):S179-83.

97. Tharp GD. Basketball exercise and secretory immunoglobulin A. *Eur J Appl Physiol Occup Physiol*, 1991; 63:312-4.

98. Gleeson M. Mucosal immune responses and risk of respiratory illness in elite athletes. *Exerc Immunol Rev*, 2000; 6:5-42.

99. Gleeson M, Bishop N, Oliveira M, Tauler P. Influence of training load on upper respiratory tract infection incidence and antigen-stimulated cytokine production. *Scand J Med Sci Sports*, 2011, Dec 12, ahead of print.

100. Nieman DC. Risk of upper respiratory tract infection in athletes: an epidemiologic and immunologic perspective. *J Athl Train*, 1997; 32:344-9.

101. Moreira A, Arsati F, Cury PR, Franciscon C, Simões AC, de Oliveira PR, de Araújo VC. The impact of a 17-day training period for an international championship on mucosal immune parameters in top-level basketball players and staff members. *Eur J Oral Sci*, 2008; 116:431-7.

102. Pyne DB, McDonald WA, Gleeson M, Flanagan A, Clancy RL, Fricker PA. Mucosal immunity, respiratory illness and competitive performance in elite swimmers. *Med Sci Sports Exerc*, 2000; 33:348-53.

103. Freitas CG, Aoki MS, Arruda AFS, Nakamura FY, Moreira A. Carga interna, tolerância ao estresse e infecções do trato respiratório superior em atletas de basquetebol. *Rev Bras Cineantropom Desempenho Hum*, 2013; 15:49-59.

104. Cox AJ, Gleeson M, Pyne DB, Callister R, Hopkins WG, Fricker PA. Clinical and laboratory evaluation of upper respiratory symptoms in elite athletes. *Clin J Sports Med*, 2008; 18:438-45.

105. Pyne DB, Gleeson M, McDonald W, Clancy RL, Perry C, Fricker PA. Training strategies to maintain immunocompetence in athletes. *Int J Sports Med*, 2000; 21(suppl 1):S51-60.

106. Jemmott JB, Borysenko JZ, Borysenko M, McClelland DC, Chapman R, Meyer D,

Benson H. Academic stress, power motivation, and decrease in secretion rate of salivary secretory immunoglobulin A. *Lancet*, 1983; 25:1400-2.

107. Mortatti A, Moreira A, Aoki MS, Crewther BT, Castagna C, de Arruda AF, Filho JM. Effect of competition on salivary cortisol, immunoglobulin A, and upper respiratory tract infections in elite young soccer players. *J Strength Cond Res*, 2012; 26:396-401.

108. Nakamura D, Akimoto T, Suzuki S, Kiono I. Clinical trial for evaluation risk of upper respiratory tract infections using salivary level of secretory IgA in college football players. *Jpn J Clin Sports Med*, 2002; 10:445-50.

109. Tharp GD, Barnes MW. Reduction of saliva immunoglobulin levels by swim training. *Eur J Appl Physiol*, 1990; 60:61-4.

110. Mackinnon LT, Jenkins DG. Decreased salivary immunoglobulins after intense interval exercise before and after training. *Med Sci Sports Exerc*, 1993; 25:678-83.

111. Fahlman MM, Engels HJ, Morgan AL, Kolokouri I. Mucosal IgA response to repeated wingate tests in females. *Int J Sports Med*, 2001; 22:127-31.

112. Nieman DC, Henson DA, Fagoaga OR, Utter AC, Vinci DM, Davis JM, Nehlsen-Cannarella SL. Change in salivary IgA following a competitive marathon race. *Int J Sports Med*, 2002; 23:69-75.

113. Moreira A, Arsati F, Oliveira Lima-Arsati YB, Freitas CG, de Araújo VC. Salivary immunoglobulin A responses in professional top-level futsal players. *J Strength Cond Res*, 2011; 25:1932-6.

114. Novas AM, Rowbottom DG, Jenkins DG. Tennis, incidence of URTI and salivary IgA. *Int J Sports Med*, 2003; 24:223-9.

115. Moreira A, Arsati F, Cury PR, Franciscon C, De Oliveira PR, De Araújo VC. Salivary immunoglobulin A response to a match in top-level brazilian soccer players. *J Strength Cond Res*, 2009; 23:1968-73.

116. Moreira A, McGuigan MR, Arruda AF, Freitas CG, Aoki MS. Monitoring internal load parameters during simulated and official

basketball matches. *J Strength Cond Res*, 2012; 26:861-6.

117. Moreira A, Franchini E, Freitas CG, Arruda AFS, de Moura NR, Caldas EC, Aoki MS. Salivary cortisol and immunoglobulin A responses to simulated and official Jiu-Jitsu matches. *J Strength Cond Res*, 2012; 26:2185-91.

118. Moreira A, Crewther B, Freitas CG, Arruda AF, Costa EC, Aoki MS. Session RPE and salivary immune-endocrine responses to simulated and official basketball matches in elite young male athletes. *J Sports Med Phys Fitness*, 2012; 52:682-7.

119. Walsh NP, Gleeson M, Shephard RJ, Jeffrey MG, Woods A, Bishop NC, Fleshner M, Green C, Pedersen BK, Hoffman-Goetz L, Rogers CJ, Northoff H, Abbasi A, Simon P. Position Statement. Part one : Immune function and exercise. *Exerc Immunol Rev*, 2011; 17:6-63.

120. Carpenter GH, Proctor GB, Anderson LC, Zhang XS, Garrett JR. Immunoglobulin A secretion into saliva during dual sympathetic and parasympathetic nerve stimulation of rat submandibular glands. *Exp Physiol*, 2000; 85:281-6.

121. Bishop NC, Walker GJ, Scanlon GA, Richards S, Rogers E. Salivary IgA responses to prolonged intensive exercise following caffeine ingestion. *Med Sci Sports Exerc*, 2006; 38:513-9.

Capítulo 9

Dopagem no Esporte

Rafael Menck de Almeida
Carolina Dizioli Rodrigues de Oliveira
Mauricio Yonamine

A constante busca pelo desempenho primoroso no esporte de alto rendimento ou aumento das atividades mentais tem levado alguns atletas e treinadores a buscarem o uso de substâncias químicas ou métodos que são conhecidos mundialmente como *doping*. De fato, o uso de substâncias químicas ou métodos para melhorar o desempenho é bastante comum na sociedade e, portanto, a dopagem não se restringe apenas ao meio esportivo. Militares, estudantes, artistas, intelectuais e trabalhadores também utilizam esses recursos para aumentar a capacidade de atenção, concentração e raciocínio. Contudo, é no meio desportivo que a dopagem sempre mereceu maior destaque.[1-3]

Os atletas profissionais competem e treinam motivados por ganhar medalhas, troféus, reconhecimento e prêmios. Essa ideia de competição está definida na palavra atleta, originária do grego *athlon*, que significa prêmio ou recompensa, e o respectivo verbo é *athleuein*, que significa "compete para o prêmio". Ou seja, originariamente o atleta é a pessoa que compete por prêmios. Nos Jogos Olímpicos antigos (entre 776 a.C. e 393 d.C.), não se conhecia a saúde dos atletas ou não havia essa preocupação, nem mesmo quanto à ética, sendo o principal objetivo a conquista do prêmio. Para essa glória poderia se utilizar de tudo, incluindo manipulação de equipamentos e corrupção de juízes.[4]

O uso de substâncias ou produtos com a intenção de melhorar o desempenho é documentado por várias culturas em diferentes épocas. Há mais de 5.000 anos, os chineses utilizavam *Ma Huang* (extrato da planta *Ephedra sinica*), que contém efedrinas (substâncias com propriedades estimulantes). Os indianos relatavam que, antes das batalhas, eram ingeridos testículos de boi para aumentar o desempenho físico. Na Grécia antiga (800 a.C.), atletas olímpicos utilizavam cogumelos alucinógenos, chás de diversas ervas e sementes de gergelim. No Egito, pessoas ingeriam uma bebida preparada à base de cascos de cavalo cozidos em óleo e aromatizada com pétalas de rosas. Já na Roma antiga, gladiadores utilizavam estimulantes misturados com álcool para suportar a fadiga e a dor.[5] Na América Latina, os incas utilizavam uma mistura de estimulantes como a cocaína (folhas de coca) com cafeína (café, guaraná, castanha e chá mate) para percorrer a pé a distância de Cuzco a Quito, no Equador (1.750 km), em 5 dias.[6]

Já no século XIX, a estricnina, a cafeína, a cocaína e o álcool foram amplamente utilizados, isoladamente em altas doses ou em associação, por ciclistas ou atletas de modalidades de esportes de resistência física. Em 1863, Ângelo Mariani desenvolveu e patenteou o "Vinho Mariani", bebida que continha extrato das folhas de coca e era comercializado com o apelo de ser o "vinho para atletas". Em 1896, aconteceram os primeiros Jogos Olímpicos da Era Moderna, e com eles um dos casos mais marcantes na história do *doping*: a morte do ciclista Linton na corrida Bordeaux-Paris, que usou uma mistura de cocaína com nitroglicerina.[6-9]

Ao longo dos anos, o abuso de substâncias químicas aumentou drasticamente, o que levou à criação de uma entidade internacional para combater o crescimento do *doping* no esporte. Em 1928, a Federação Internacional Atlética Amadora (IAAF) tornou-se a primeira federação internacional a banir o uso de *doping* (no início, com a proibição do uso de estimulantes). Consequentemente, outras federações seguiram o exemplo, porém não foram efetivas, pois os exames toxicológicos ainda não eram realizados na época.[7,10]

A partir dos anos de 1930, com a síntese química de substâncias em maior escala pela indústria farmacêutica, o problema se agravou ainda mais. Um dos principais marcos na história do *doping* no esporte foi a morte do ciclista dinamarquês Knut Jensen, na abertura dos Jogos Olímpicos de Roma, em 1960, e a confirmação da detecção de anfetamina em seus fluidos biológicos coletados na autópsia. Após esse episódio, as autoridades esportivas começaram a discutir maneiras mais efetivas para se combater a dopagem, e em 1962, o Consulado Europeu publicou uma lista inicial banindo algumas substâncias do esporte, como os narcóticos, as aminas estimulantes, os tônicos respiratórios e alguns hormônios.[6,9]

Em 1966, a Federação Internacional de Futebol (FIFA) introduziu o controle da dopagem em suas competições, e o primeiro evento a ter esse procedimento aplicado foi a Copa do Mundo da Inglaterra, em 1966. No ano seguinte foi criado o Comitê Olímpico Internacional (COI), e uma lista de substâncias e métodos proibidos no esporte foi elaborada. A ideia do COI naquela época era: proteger a saúde dos atletas, respeitar a ética médica e do esporte e garantir a igualdade para todos os atletas que competem.[5,7,10]

Apesar do grande movimento para controlar o uso de substâncias no meio esportivo, em 1967, no "Tour de France", morre o ciclista britânico Tommy Simpson. Exames posteriores comprovaram a presença de anfetamina, metanfetamina e álcool em seu organismo. No ano seguinte, os atletas dos Jogos Olímpicos de inverno de Grenoble, na França, e os Jogos Olímpicos de verão no México foram os primeiros a serem submetidos aos testes de dopagem pelo COI.[5,8,10]

Em 1984, com o avanço da tecnologia e a introdução de equipamentos e métodos analíticos mais sofisticados, iniciaram-se os exames para detecção de agentes anabolizantes nas Olimpíadas de Los Angeles. Nas Olimpíadas de Seul (Coreia do Sul, 1988) ocorreu o caso mais emblemático de *doping* no esporte: o canadense Ben Johnson flagrado pelo uso de estanozolol, um anabolizante sintético de última geração para a época. O atleta foi suspenso do atletismo por 2 anos e perdeu a medalha de ouro. Já no século XXI, em 2000, nas Olimpíadas de Sydney, Austrália, o teste para diferenciar a eritropoietina endógena da exógena foi implantado, e, naquele mesmo ano, criou-se a World Anti-Doping Agency (WADA). Na Tabela 9.1 estão resumidos os principais acontecimentos envolvendo *doping*.

Tabela 9.1 Principais acontecimentos no mundo dos esportes em relação ao *doping* [6,8,9,13]

Ano	Evento
1886	O ciclista Linton morre sob efeito de cocaína e nitroglicerina no "Tour de France" de ciclismo.
1904	Thomas Hicks, maratonista, quase morre devido à mistura de *brandy* (destilado de vinho) e estricnina.
Anos 1930	Síntese das anfetaminas e consequentemente a estricnina é substituída.
1952	Competidores de corrida sobre patins passaram mal devido ao uso de anfetaminas nos Jogos de Inverno de Helsinki na Finlândia.
1953	Anabolizantes sintéticos entram no mercado.
1956	Abuso de substâncias caracterizado, mas ainda não coibido nas Olimpíadas de Melbourne.
1960	Morre o ciclista dinamarquês Kurt Jensen por superdosagem de anfetaminas nas Olimpíadas de Roma.
1960	Vinte e duas nações se reúnem e elaboram a resolução contra o uso de agentes dopantes no esporte.
1963	A França aprova a legislação antidopagem.
1964	Olimpíadas de Tóquio – suspeita do abuso de anabolizantes.
1965	A Bélgica segue os passos da França.
1966	A União Internacional dos Ciclistas (UCI) e a Federação Internacional de Futebol (FIFA) foram os primeiros a aplicarem os exames *antidoping* em urina em seus respectivos campeonatos.
1967	Tommy Simpson morre no "Tour de France" de ciclismo devido ao uso de anfetaminas. COI é criado e uma lista de substâncias e métodos proibidos no esporte é elaborada.
1968	Primeiro controle de dopagem nas Olimpíadas de Inverno de Grenoble e nas Olimpíadas de Verão do México.
1972	Primeira testagem abrangente, exames de estimulantes e opioides foram realizados nas Olimpíadas de Munique.
1976	Primeira testagem para esteroides anabolizantes, empregando radioimunoensaio (RIA), realizada para 15% das amostras das Olimpíadas de Montreal.
1980	Exames antidopagem são introduzidos fora de competições.
1983	Nova tecnologia de controle de dopagem provoca a desistência de atletas do Pan-Americano de Caracas. Dezenove atletas são flagrados no exame antidopagem.
1984	Olimpíadas de Los Angeles contam com conjunto impressionante de tecnologia para detecção de substâncias proibidas. Primeira testagem dos esteroides anabolizantes realizada para todas as amostras.
1988	Ben Johnson é flagrado em uso de estanozolol, um anabolizante sintético de última geração.
Anos 1990	Com o advento da internet, anabolizantes são banalizados.
2000	Olimpíadas de Sydney, primeira testagem de eritropoietina (EPO), tecnologia capaz de distinguir a EPO endógena da exógena.
2000	Criação da World Anti-Doping Agency (WADA).
2003	Publicação do código antidopagem pela WADA.
2004	Jogos Olímpicos de Atenas – o código antidopagem é aceito pelo movimennto esportista.
2005	Em Paris, a Convenção Internacional contra o *Doping* nos Esportes define que os signatários da UNESCO atenderão ao código da WADA.
2008	No Brasil, o decreto 6656/2008 – Promulga a Convenção Internacional contra o *Doping* nos Esportes, celebrada em Paris, em 19 de outubro de 2005.
2008	A União Internacional dos Ciclistas (UCI) é a primeira federação a aplicar o passaporte biológico dos atletas.
2009	Publicação do código antidopagem e o termo *doping* genético foi incorporado na lista da WADA.

Ao longo dos anos, o conceito de *doping* foi consideravelmente ampliado. Em 2004, o Código Antidopagem do Movimento Olímpico definia *doping* como sendo "o uso de um expediente – substância ou método – que pode ser potencialmente prejudicial à saúde dos atletas, capaz de aumentar seu desempenho e que resulta na presença de uma substância proibida ou na evidência do uso de um método proibido no organismo do atleta".[1,6,9,11,12] Atualmente, a WADA define *doping* como "a ocorrência de uma ou mais violações das regras antidopagem constantes nos Artigos 2.1 a 2.8" do Código Mundial Antidopagem. Desse modo, constituem violações do código: a presença de uma substância proibida, ou de seus produtos de biotransformação, ou de seus marcadores de exposição, em amostras biológicas fornecidas pelo atleta; a utilização ou tentativa de utilização de uma substância ou método proibido; a recusa no fornecimento da amostra a ser utilizada no controle da dopagem, ou a ausência no momento da coleta, sem que haja uma justificativa plausível para tal conduta; a violação das exigências de disponibilidade do atleta para realização dos testes de controle conduzidos fora de competições; a adulteração ou tentativa de adulteração de qualquer elemento do controle antidopagem; a posse de qualquer substância e/ou método proibido; o tráfico de qualquer substância ou método proibido; a administração ou tentativa de administração de uma substância ou método proibido a qualquer atleta.[11] A lista de substâncias e métodos proibidos considerados *doping* é revisada anualmente e tem servido de base para a elaboração de regulamentações próprias de outras federações esportivas. Essas substâncias e métodos proibidos apresentam, pelo menos, dois dos três seguintes critérios para serem incluídas na lista da WADA: possibilidade de aumento no desempenho, risco à saúde e violação do espírito esportivo.[11]

A classificação dos agentes de dopagem pela WADA com vigência em 2012 é apresentada a seguir.

I – *Substâncias (S) e métodos (M) proibidos durante e fora da competição*
  S1. Agentes anabólicos
   1. Esteroides anabólicos androgênicos
   2. Outros agentes anabólicos
  S2. Hormônios e outras substâncias relacionadas
   1. Eritropoietina (EPO)
   2. Hormônio do crescimento (GH), fator de crescimento tipo insulina (p. ex., IGF-1) e fator de crescimento mecânico (MGF)
   3. Gonadotrofinas (hCG, LH), somente para atletas do sexo masculino
   4. Insulina
   5. Corticotrofinas (ACTH)
  S3. Beta-2 agonistas
  S4. Agentes com atividade antiestrogênica
   1. Inibidores da aromatase
   2. Moduladores seletivos de receptores estrogênicos (MSRE)
   3. Outras substâncias antiestrogênicas
  S5. Diuréticos e outros agentes mascarantes
  M1. Transportadores de oxigênio
   1. Dopagem sanguínea
   2. Transportadores artificiais de oxigênio
  M2. Manipulações químicas e físicas
  M3. Dopagem genética

II – *Substâncias (S) proibidas durante a competição*
   S6. *Estimulantes*
   S7. *Narcóticos*
   S8. *Canabinoides*
   S9. *Glicocorticoides*
III – *Substâncias proibidas em determinados esportes*
   P1. *Etanol*
   P2. *Bloqueadores beta-adrenérgicos*

A proibição de algumas substâncias também está relacionada com a via de exposição, podendo-se citar alguns exemplos:

- Os beta-2 agonistas (salbutamol, formoterol, salmeterol e terbutalina) podem ser utilizados pela via respiratória (inalação) para prevenção à ocorrência ou tratamento da asma induzida por exercício. No entanto, em competições oficiais, o atleta que necessite da utilização dessas substâncias deverá, obrigatoriamente, dirigir-se à autoridade médica competente, para antes da competição, notificar por escrito através de um especialista ou médico da delegação ou equipe, a indicação de que o atleta tem asma ou asma induzida pelo exercício.
- Os estimulantes de estrutura imidazólica são permitidos para uso tópico.
- A adrenalina associada com anestésico local ou em administração local (nasal, oftalmológica) não é proibida.
- Entre os narcoanalgésicos, o uso de codeína, dextometorfano, dextropropoxifeno, difenoxilato, di-hidrocodeína, etilmorfina, folcodina e tramadol não é proibido. A relação morfina/codeína é que é monitorada.
- Bupropiona, cafeína, fenilefrina, fenilpropanolamina, pipradol e sinefrina são substâncias monitoradas pela dopagem, mas não são consideradas proibidas.
- Preparações tópicas de corticosteroides utilizadas nas vias dérmica, auricular, nasal, oftalmológica, bucal, gengival e perianal são permitidas e dispensadas de notificação médica.

▶ **AGENTES ANABÓLICOS**

Os efeitos dos esteroides anabólicos androgênicos para aprimorar o desempenho no esporte são conhecidos desde a década de 1950, teve seu uso ampliado na década de 1970, e, até os dias de hoje essas substâncias representam um grande problema no meio esportivo. Por ser de mais difícil detecção, a testosterona tem sido a substância preferida pelos atletas, porém outros esteroides sintéticos como a boldenona, a nandrolona, a metenolona e o estanozolol também são vastamente utilizados.[1,2]

Dentre os efeitos androgênicos exercidos pela testosterona observa-se o desenvolvimento de características sexuais nos homens e, dentre os efeitos anabólicos, verifica-se a promoção da síntese de proteínas e o crescimento muscular e, consequentemente, a estimulação do crescimento esquelético em jovens.[12] Portanto, esteroides anabolizantes, quando administrados por longo período de tempo, podem aumentar a massa muscular e a força do atleta, e provavelmente devem melhorar o desempenho em modalidades esportivas que demandem essas características. Entretanto, uma série de efeitos adversos pode ser observada em usuários: depressão; dependência; doenças cardiovasculares como arteriosclerose e infarto do miocárdio; anormalidades hepáticas, como colestases e tumores; aumento da secreção de glândulas sebáceas com a formação exagerada de acne, oleosidade da pele e dos cabelos, alopecia e dermatite seborreica. Nos homens, é comum o aparecimento de sintomas como atrofia testicular, infertilidade, perda de libido e ginecomastia, enquanto, nas mulheres, observam-se virilização, anovulação e amenorreia.[12] O uso abusivo de esteroides anabolizantes está intimamente associado com aumentos significativos da gengiva.[13]

O uso abusivo de esteroides anabolizantes é verificado tanto no esporte profissional quanto no amador. De fato, um número significativo de jovens e adolescentes tem buscado o uso de agentes anabolizantes em academias de musculação, onde muitas vezes são produzidas por laboratórios clandestinos sem controle de qualidade, ou por laboratórios de produtos veterinários. A boldenona, por exemplo, é um esteroide anabolizante de uso veterinário.[2,14]

Substâncias que diferem na estrutura química ou nos mecanismos de ação dos esteroides são classificadas como outros agentes anabólicos, caso do clembuterol, tibolona, zeranol e zilpaterol e moduladores seletivos de receptor androgênico. O clembuterol é um agente simpatomimético que age principalmente em receptores beta-adrenérgicos. Seu uso a longo prazo pode aumentar a massa muscular de algumas fibras. O zeralol e o zilpaterol são promotores de crescimento utilizados na área veterinária, especificamente para animais de corte. Todas essas substâncias são proibidas pela WADA.[2,11,12]

▶ **HORMÔNIOS COMO AGENTES DOPANTES**

A WADA proíbe o uso de uma série de hormônios peptídicos e análogos, tais como a gonadotrofina coriônica (hCG), o hormônio do crescimento (GH), a eritropoietina (EPO), a corticotrofina (ACTH) e a insulina.

As gonadotrofinas têm seu uso proibido somente para atletas do sexo masculino, devido às suas propriedades de estimular as células de Leydig dos testículos para a produção endógena de testosterona. Na clínica médica, a hCG é utilizada para estimular a ovulação em mulheres hipogonadotróficas, e em homens é utilizada para estimular a espermatogênese.[12]

O GH é um hormônio intensamente sintetizado pelos seres humanos até o final da puberdade, quando se verifica a consolidação do crescimento ósseo. No meio esportivo, assim como ocorre com os esteroides anabólicos androgênicos, atletas utilizam GH com o objetivo de aumentar a massa muscular. No entanto, esse efeito de crescimento não é verificado apenas nos tecidos musculares, observando-se também alguns efeitos colaterais, tais como a acromegalia (crescimento desmedido das mãos e dos pés e alongamento da mandíbula) e crescimento de órgãos (principalmente o coração, sendo uma das principais causas de morte entre os usuários de GH). Alterações bioquímicas também podem ocorrer: desregulação do metabolismo de glicose, dislipidemia e resistência à insulina, contribuindo para o aparecimento de diabetes.[15] O quadro clínico de acromegalia induzida artificialmente pelo uso de GH é inteiramente compreensível, e esse efeito ocorre tanto nas estruturas ósseas quanto nos tecidos moles.

Desde 1992, tem-se observado um crescimento do uso de aparelhos ortodônticos no meio esportivo, principalmente em atletas norte-americanos do atletismo, e acredita-se que se deva ao uso abusivo de GH, uma vez que este promove aumento dos espaços interdentais. O uso de GH pode desencadear crescimento artificial proporcional em ambos os maxilares; portanto, o prognatismo mandibular isolado não seria um indício direto de *doping* nem do uso abusivo de GH.[14]

A EPO é um hormônio sintetizado pelos rins responsável pela regulação das células da medula óssea. Com o advento da tecnologia, foi possível clonar o gene da EPO e, assim, produzir artificialmente a eritropoietina recombinante humana (rHuEpo), que é clinicamente utilizada para tratar a anemia proveniente de falência renal crônica. Pacientes que fazem uso da EPO recombinante devem monitorar o hematócrito e a pressão arterial para evitar o surgimento de reações adversas. No esporte, a EPO é empregada para aumentar artificialmente a concentração de eritrócitos e, consequentemente, aumentar a capacidade de oxigenação nos tecidos. Desse modo, o objetivo seria obter maiores vantagens em modalidades esportivas de resistência. Indivíduos que abusam da EPO podem desenvolver hipertensão arterial e aumentar a viscosidade sanguínea, acarretando, assim, problemas cardiovasculares como trombose, derrame cerebral e hipertrofia ventricular. Esses sintomas podem se agravar em atletas que competem em provas de resistência física, pois a perda de fluidos corpóreos durante essas competições acarreta aumento ainda maior da viscosidade sanguínea.[2,16,17]

A ACTH é um hormônio utilizado por atletas com o intuito de provocar aumento dos níveis de corticosteroides endógenos pela estimulação das células do córtex adrenal. Acredita-se que, devido à potente ação anti-inflamatória dos corticosteroides, estes auxiliem no aumento do limiar da fadiga e na recuperação das lesões físicas, o que possibilitaria, portanto, o retorno do atleta mais rapidamente às competições. O uso por longos períodos pode proporcionar efeito contrário ao desejado, como, por exemplo, a diminuição da síntese proteica, resultando na perda de massa muscular. Hipertensão arterial, amenorreia, osteoporose, fraqueza muscular e síndrome psiquiátrica são alguns dos efeitos adversos causados pelo abuso de ACTH.[1,15]

A insulina é outro hormônio também utilizado para melhorar o desempenho de atletas no esporte, uma vez que é responsável pela regulação do metabolismo de carboidratos, proteínas e lipídios, exercendo efeitos conjuntos com outros hormônios (p. ex., GH). Acredita-se que 25% dos fisiculturistas que utilizam esteroides anabolizantes utilizem concomitantemente a insulina na tentativa de aumentar os efeitos dos esteroides anabolizantes. O uso de insulina em indivíduos saudáveis pode causar hipoglicemia letal, e esse efeito pode se agravar nos atletas que têm sensibilidade aumentada ao realizarem atividades físicas. O uso de insulina no meio esportivo só é permitido em atletas diabéticos; nesses casos, o endocrinologista, ou o médico responsável pelo atleta, deve apresentar notificação informando a existência da doença.[1,18]

▶ BETA-2 AGONISTAS

Como exemplos de fármacos pertencentes à classe dos beta-2 agonistas estão o salbutamol, o clembuterol, a terbutalina, o fenoterol e o salmeterol. São substâncias com atividade broncodilatadora utilizadas por via inalatória para o tratamento da asma. Na forma inalatória, esses fármacos não alteram o desempenho do atleta não asmático nem geram efeito anabólico. Essas substâncias têm sido administradas via oral no esporte de modo abusivo, visto que poderiam promover aumento na resistência e diminuição da fadiga muscular. O efeito de broncodilatação em atletas saudáveis poderia gerar vantagens sobre outros atletas. Todos os beta-2 agonistas são proibidos pela WADA em sua forma oral, porém o salbutamol e o salmeterol são permitidos mediante apresentação de declaração terapêutica de uso, quando utilizados em sua forma inalatória, desde que sua concentração urinária não ultrapasse 1.000 ng/ml.[19]

▶ AGENTES COM ATIVIDADE ANTIESTROGÊNICA

A aromatase é uma enzima que catalisa a conversão de testosterona (substância androgênica) em estrona (substância estrogênica). Os inibidores da aromatase são substâncias com atividade antiestrogênica, gerando aumento da concentração de testosterona circulante em homens. Na terapêutica, os inibidores de aromatase (exemestano, formestano, anastrazol, letrozol, entre outros) são utilizados por mulheres para prevenção e tratamento de câncer de mama dependente de estrógeno. Os efeitos adversos verificados com o uso dessas substâncias são: puberdade tardia, infertilidade, baixa estatura e ginecomastia, mas ainda não existem dados conclusivos sobre o aumento da testosterona sanguínea em mulheres.[2,20]

Os moduladores seletivos de receptores estrogênicos (MSRE) (p. ex., raloxifeno, tamoxifeno e toremifeno) são substâncias que desempenham atividades agonista e antagonista em receptores estrogênicos; essa atividade depende do tipo de receptor existente em cada tecido. Os MSRE, assim como os inibidores da aromatase, aumentam a concentração de testosterona sanguínea em homens. Na clínica, seu uso é similar ao dos inibidores da aromatase e também não há relatos do aumento de testosterona sanguínea em mulheres.[1,18]

O fulvestranto e o clomifeno são classificados como outras substâncias com atividades estrogênicas, uma vez que esses fármacos são antagonistas de receptores estrogênicos, mas não desempenham atividades estrogênicas como os MSRE. O aumento na concentração de testosterona plasmática acontece pelo mesmo mecanismo dos MSRE.[2,18]

▶ DIURÉTICOS E AGENTES MASCARANTES

A lista de substâncias proibidas no esporte inclui um grupo de agentes mascarantes não permitidos dentro e fora das competições.[11] Esse grupo é constituído por uma série de compostos com ampla diversidade em sua estrutura química e sua atividade farmacológica. Esses agentes não são considerados substâncias capazes de aumentar o desempenho, porém são empregados no esporte com o objetivo de mascarar a utilização de agentes de fato dopantes. Na maioria dos casos, a ação do agente mascarante é baseada na redução da concentração urinária dos agentes dopantes e seus produtos de biotransformação, mediante diluição da urina ou por redução na excreção desses compostos. Isso poderia dificultar sua detecção no exame *antidoping*, geralmente realizado em amostras de urina dos atletas. Outros agentes podem alterar o perfil de excreção de substâncias dopantes ou alterar parâmetros bioquímicos que indicariam seu uso e, desse modo, também dificultam a detecção no exame *antidoping*. Exemplos dessa classe de substâncias incluem os diuréticos, a probenecida, a desmopressina, a epitestosterona e os expansores do plasma.[2,9,21-23]

Os diuréticos são fármacos amplamente utilizados na prática clínica para ajustar o volume e/ou a composição de fluidos corporais em uma grande variedade de situações clínicas, incluindo hipertensão, insuficiência cardíaca, insuficiência renal e síndrome nefrótica. Diuréticos aumentam a excreção renal de água e eletrólitos. Devido a esses efeitos, os diuréticos podem ser utilizados no esporte por duas razões principais: primeiramente, em esportes com categorias de peso, para promover rapidamente a perda de peso antes da competição, a fim de possibilitar ao atleta competir nas categorias de menor peso; e, em segundo lugar, são utilizados para mascarar o consumo de outros agentes dopantes, reduzindo assim a sua concentração na urina.[9,23,24]

A probenecida é um agente uricosúrico amplamente usado no tratamento da gota crônica, e é também empregado como adjuvante na terapêutica com penicilinas e outros antibióticos. A probenecida é um inibidor competitivo do transporte ativo de ácidos orgânicos no túbulo renal. A sua ação produz diminuição na concentração urinária de alguns compostos ácidos e, consequentemente, aumento na sua concentração plasmática. O uso da probenecida no esporte é proibido por seu efeito na redução da excreção de esteroides anabólicos androgênicos. Como esses compostos são excretados principalmente pelas vias urinárias na forma conjugada com o ácido glucurônico, a ação produzida pela probenecida é devido ao seu efeito inibitório sobre o transporte ativo de ácidos orgânicos.[22,25,26]

O abuso de testosterona no esporte tem sido constatado pela medida da relação entre a testosterona (T) e a epitestosterona (E) na urina. Quando essa razão for maior que 4, é levantada a suspeita do abuso de esteroides anabólicos. A epitestosterona é um produto da biotransformação de esteroides endógenos, mas em humanos não é proveniente da testosterona. A concentração de epitestosterona não é aumentada com a utilização de testosterona exógena; no entanto, a utilização de epitestosterona para burlar resultados laboratoriais está entre as principais práticas proibidas no esporte.[23,27]

A desmopressina é um análogo sintético da vasopressina que desencadeia aumento na atividade antidiurética e, consequentemente, aumento da pressão sanguínea do indivíduo. Recentemente, descobriu-se o seu potencial de hemodiluição, promovendo, assim, modificação dos parâmetros hematológicos. Na lista da WADA de 2012, a desmopressina tem seu uso proibido por atuar como um agente mascarante no controle da dopagem. Por outro lado, o uso de felipressina (composto análogo da desmopressina) em procedimentos odontológicos não está proibido.[1,28,29]

Os expansores de plasma são utilizados clinicamente para aumentar o volume do sangue, importante em algumas situações de emergência clínicas, tais como hipovolemia aguda ou choque por causa da perda de sangue ou fluido. No esporte, os expansores são utilizados por atletas que recorrem à dopagem sanguínea ou à eritropoietina. Desse modo, atletas utilizariam os expansores de plasma com o objetivo de diluir o sangue e mascarar os resultados do exame de hematócrito, exame esse utilizado na triagem para a detecção de dopagem sanguínea.[1,23,30]

▶ SUBSTÂNCIAS PROIBIDAS DURANTE A COMPETIÇÃO

Estimulantes

Os estimulantes representam uma das mais antigas classes de agentes de dopagem que têm sido utilizados para aumentar o desempenho, a resistência e o vigor físico dos atletas por séculos.[31] Os avanços na síntese de substâncias químicas promoveram a industrialização de uma grande variedade de compostos estimulantes, em particular os que eram usados como inibidores do apetite.[31,32]

A WADA define estimulante como um agente químico capaz de aumentar ou acelerar temporariamente uma atividade fisiológica. Pertencem a essa categoria fármacos como a anfetamina, que agem no sistema nervoso central (SNC), promovendo aumento do estado de alerta e diminuindo a sensação de fadiga.[2]

O uso de estimulantes tem sido um dos maiores problemas de *doping* nos esportes de elite.[11] Algumas substâncias têm indicação terapêutica e outras são encontradas somente no mercado ilícito.[33]

A adrenalina é um estimulante endógeno produzido pela adrenal, e promove vasoconstrição, elevação da pressão arterial e aumento dos batimentos cardíacos. A adição de fármacos vasoconstritores aos anestésicos locais prolonga o tempo de ação da anestesia, além de reduzir a toxicidade sistêmica do fármaco, pelo fato de retardar a sua absorção. A adrenalina figura na lista de estimulantes proibidos pela WADA, porém com a observação de que sua administração local (nasal, oftalmológica), assim como sua coadministração com agentes anestésicos locais não estão proibidas.[11]

A cafeína é a substância mais frequentemente consumida na dieta em todo o mundo e está presente em alimentos como café, chocolate, alguns chás, sementes de guaraná, bebidas preparadas à base de nozes de cola, entre outros,[32] mas pode também ser consumida em medicamentos (industrializados ou manipulados em farmácias). Diversos estudos mostram a relação entre a cafeína e o aumento do desempenho em exercícios de longa duração e com características aeróbicas por mecanismos ainda não totalmente elucidados.[35] Após administração de doses entre 3 e 6 mg/kg de peso corpóreo, pode-se observar efeito ergogênico, porém tais doses resultam em concentrações urinárias abaixo de 12 µg/ml, níveis próximos aos encontrados em consumidores de café ou outras substâncias que contêm cafeína, sendo complicada a diferenciação de uso em uma dieta normal ou com intenção de melhora da *performance*. Assim, a cafeína, que fazia parte da lista de substâncias proibidas da WADA, foi retirada dessa relação desde 2004, sendo somente monitorada e seu uso é permitido.[32,33]

As anfetaminas foram prescritas inicialmente como descongestionantes nasais, antidepressivos e supressores do apetite, mas logo foi verificado serem potentes estimulantes do SNC. Elas possuem características simpatomiméticas e atuam principalmente pelo aumento da atividade cerebral de noradrenalina e dopamina, intensificando sensações psicológicas de atenção, autoconfiança e concentração.[36] Seu núcleo químico básico é a fenetilamina e os principais representantes são: a dextroanfetamina, a metanfetamina, a dietilpropiona, o clobenzorex, o femproporex, a metilenodioximetanfetamina (MDMA ou *ecstasy*), selegilina, entre outros.[32,37]

As anfetaminas podem melhorar o desempenho esportivo por seu efeito estimulante, bem como seus efeitos sobre a força física derivados de todos os três sistemas de energia humana: ATP-CP, ácido láctico e sistemas de produção de oxigênio. Dependendo do tipo de efeito ou esforço que o atleta necessita fazer, a dose pode ser importante para o usuário. A agressividade parece aumentar com a dosagem elevada, enquanto o estado de alerta é estimulado por doses mais baixas. Em resumo, as anfetaminas parecem promover melhora no tempo de reação em indivíduos fatigados, aumento da força muscular e da resistência, aumento da capacidade de resistência aeróbica, estímulo do metabolismo com indução da perda de gordura corporal.[36]

Os efeitos adversos decorrentes do uso das anfetaminas incluem desde cefaleia, insônia e ansiedade até riscos mais graves e significativos à saúde do desportista, como insolação e parada cardíaca induzida, que já resultaram em mortes de muitos ciclistas durante o esforço árduo. As anfetaminas mascaram a fadiga e a dor por lesões e têm possibilitado a atletas, em algumas modalidades, continuar a competir e, portanto, exacerbar seus ferimentos. Em relação ao comportamento, observam-se efeitos eufóricos e aumento da agressividade. Todas as anfetaminas são proibidas pelo código da WADA.[2]

As efedrinas são fármacos simpatomiméticos usados terapeuticamente para descongestão do trato respiratório. Foram originalmente prescritas como broncodilatadoras para asma, embora sejam atualmente consideradas menos adequadas para essa utilização, uma vez que seu uso tem sido associado com arritmia cardíaca. As efedrinas são usadas de modo abusivo pelo seu efeito estimulante e podem ser ingeridas inadvertidamente, uma vez que podem ser adquiridas sem prescrição médica. As efedrinas podem ser também encontradas em suplementos alimentares preparados à base de *Ephedra* sp. (Ma-huang) ou produzidos sinteticamente, sendo a efedrina, a pseudoefedrina e a fenilpropanilamina os principais compostos atualmente sintetizados e utilizados.[2,32,36]

As efedrinas atuam no SNC aumentando a liberação de noradrenalina. São conhecidas pelo alto potencial termogênico, estimulam a frequência cardíaca e, em consequência, aumentam o débito cardíaco, mas também provocam constrição periférica, resultando em aumento da pressão arterial. Pesquisas mostram resultados inconsistentes sobre uso isolado de efedrinas, mas acredita-se que seu uso promova aumento da energia, diminuição do tempo de exaustão, aumento do metabolismo e da queima de gordura.[36]

Os efeitos colaterais mais comuns da efedrina são qualitativamente semelhantes aos produzidos por anfetaminas, mas apresentam-se de forma mais discreta: tontura, cefaleia, irritabilidade, ansiedade, tremores e psicose. Doses mais elevadas podem causar agitação e ansiedade, tonturas, insônia, tremores, pulso rápido, sudorese, dificuldades respiratórias, confusão mental, alucinações, delírio e convulsões. Os sintomas mais perigosos da superdosagem são pressão sanguínea anormalmente alta e rápida, com batimentos cardíacos irregulares. Uma dose de efedrina apenas 2 ou 3 vezes superior ao máximo terapêutico pode causar significativo aumento da pressão arterial. O uso de efedrinas é tolerado pela WADA em níveis terapêuticos, porém concentrações em urina maiores do que 10 µg/ml para efedrina e 150 µg/ml para pseudoefedrina são considerados positivos.[2,11,32,36]

A cocaína, alcaloide presente em folhas de *Erythroxylum coca*, é o estimulante mais potente de origem natural. Os incas mastigavam folhas de coca para diminuir o cansaço devido à alta altitude. A cocaína já foi usada na medicina na década de 1880 como anestésico local em cirurgia de olhos, nariz e garganta devido à sua capacidade de induzir anestesia, bem como constrição arterial, de vasos em hemorragias. Suas aplicações terapêuticas são obsoletas devido ao desenvolvimento de fármacos mais seguros.[1,36]

A cocaína é um estimulante do SNC e é provavelmente um dos agentes com maior potencial de abuso conhecido, com efeito mediado pela liberação de dopamina. Dentre os efeitos físicos do consumo de cocaína incluem obstrução dos vasos sanguíneos, dilatação e aumento da temperatura, da frequência cardíaca e da pressão arterial. Também aumenta a atividade motora e a loquacidade, e é um forte indutor de euforia, promovendo hiperestimulação, redução da fadiga e clareza mental, aumento da sensação de bem-estar e do estado de alerta.[1,31,36]

O uso contínuo pode levar à tolerância, sendo necessário o aumento da dose para alcançar efeitos semelhantes aos inicialmente observados. Seu uso em doses mais elevadas pode levar a um estado de irritabilidade, agitação, ansiedade e paranoia. Outras complicações associadas ao uso de cocaína incluem ataques cardíacos, dor torácica e insuficiência respiratória, acidente vascular cerebral, convulsões, dores de cabeça, complicações gastrintestinais como dor abdominal e náuseas.[1,31,36]

Apesar do mito popular, a cocaína parece não melhorar o desempenho, seja no trabalho, nos esportes, na escola, ou durante o sexo. Pelo contrário, a utilização em longo prazo pode levar à perda de concentração, irritabilidade, perda de memória, paranoia, perda de energia, ansiedade e perda de libido. Vários estudos têm mostrado que a cocaína não tem nenhum efeito benéfico sobre tempos de execução de movimentos e promove redução da resistência. Possivelmente a cocaína só afeta as atividades de curta duração que requerem explosão de saída de alta intensidade energética. É provável que o efeito estimulador do sistema nervoso central possa ser mais importante do que a sua ação sobre o metabolismo periférico. Tem sido sugerido que os atletas são atraídos para o uso da cocaína devido aos efeitos de excitação aumentada e maior agilidade, alcançada principalmente em baixas doses.[36]

Canabinoides

Canabinoides são uma classe de compostos químicos encontrados na planta *Cannabis sativa* (maconha). Além do uso como droga social da maconha, muitos dos compostos nela encontrados já são produzidos sinteticamente e são utilizados para fins terapêuticos em alguns países.[1,2] A proibição do uso de canabinoides pela WADA é controversa, pois muitos afirmam que o consumo de *Cannabis* não melhora o desempenho de atletas nos esportes e, portanto, deveria continuar a ser uma questão social. Por outro lado, outros afirmam que a *Cannabis* poderia promover benefícios no desempenho do atleta por diminuir a ansiedade. Adicionalmente, afirmam que, além de ser um produto ilegal na maioria dos países e pelo fato de os atletas serem modelos na sociedade moderna, os canabinoides deveriam ser proibidos em todos os momentos, antes ou no curso de uma competição.[38,39]

Conforme dito anteriormente, os critérios para inclusão de uma substância, uma classe de substâncias, ou um método na Lista de Substâncias Proibidas da WADA estão definidos como: o potencial para melhorar o desempenho; o risco para a saúde dos atletas; e a violação do espírito do esporte. Embora muito debatida, concluiu-se que o consumo de canabinoides contempla esses três itens. De fato, a proibição de canabinoides em todos os esportes durante competições foi inserida a partir de 2004, mantendo-se em vigor em todas as versões posteriores da lista.[39]

A exposição a canabinoides pode alterar a percepção do risco, com influências negativas sobre o movimento, a coordenação e a percepção de tempo. Além disso, pode prejudicar competências técnicas essenciais que aumentam a probabilidade de acidentes e lesões, principalmente ao manusear equipamentos ou quando altas velocidades estão envolvidas.[38,39]

Os efeitos agudos da maconha incluem o aumento da frequência cardíaca, em muitos indivíduos, seguido por hipotensão, tonturas e desorientação, aumento dos sentimentos subjetivos de euforia, psicose, reações de pânico e paranoia. Os efeitos adicionais que podem prejudicar o atleta durante a competição são a perda de vigilância, aumento do tempo de reação e perda da percepção, consciência e memória de curto prazo.[1,2,39]

A maconha é frequentemente retratada como droga ilícita que tem efeitos prejudiciais sobre o desempenho; no entanto, alguns pesquisadores descobriram que fumar maconha aumentava a vasodilatação e a broncodilatação, sugerindo possível melhora da oxigenação. Além disso, a maconha é apresentada como droga ilícita de efeitos positivos significativos em alguns esportes, tais como a melhora da visão para goleiros e o relaxamento muscular, o que poderia diminuir a ansiedade, o medo, a depressão, a tensão e diminuir o estresse. Os atletas que sofreram eventos traumáticos em sua carreira esportiva poderiam beneficiar-se de tal efeito.[39]

Glicocorticoides

Glicocorticoides (GC) são compostos produzidos endogenamente, como produto final do eixo hipotálamo-hipófise-adrenal (HHA), exercendo variadas ações benéficas no exercício de seres humanos. O GC humano mais importante é o cortisol; os níveis plasmáticos mais elevados ocorrem durante o sono, antes de acordar, e os menores à noite, antes do início do sono. O cortisol é secretado intermitentemente ao longo do dia, por períodos que duram somente poucos minutos. Os GC parecem aumentar a disponibilidade de substratos metabólicos para a energia necessária aos músculos, manter a integridade vascular normal e capacidade de resposta durante o exercício. Os glicocorticoides sintéticos como a hidrocortisona, a prednisona, a dexametasona e a metilprednisona são usados na terapêutica como agentes esteroides de ação anti-inflamatória e imunossupressora, utilizados no tratamento de inúmeras doenças.[40,41]

As propriedades fisiológicas dos GC sugerem uma possível melhora no desempenho, e isso explica seu uso no mundo esportivo. Inúmeros efeitos esperados do uso e abuso de GC são: os efeitos neuroestimulatórios, nos receptores cerebrais, que poderiam atenuar sensações de fadiga, e os efeitos anti-inflamatórios e analgésicos, que podem inibir a sensação de dor muscular em esforço e aumentar o limiar de fadiga. Os efeitos metabólicos aumentam as reservas de glicogênio no tecido muscular e aceleram a lipólise e glicólise, conduzindo ao uso mais eficiente das fontes de energia pelos músculos no curso do exercício. Seu uso promove diversos efeitos adversos, especialmente em doses mais elevadas e durante períodos prolongados, tais como a osteoporose, resistência à insulina e doenças cardiovasculares (hipertensão e aterosclerose).[41]

Narcoanalgésicos

O alívio da dor é um dos mais antigos usos médicos de medicamentos. Narcóticos analgésicos agem no sistema nervoso para reduzir a sensação e dor numa doença ou de um ferimento. O uso de analgésicos potentes possibilita que o atleta desempenhe atividade além do seu limiar normal de dor. Narcóticos analgésicos são substâncias de uso controlado e têm alto potencial de gerar dependência. Essa prática apresenta grande risco, uma vez que, ao realizar o atleta atividades esportivas na presença de lesão, a possibilidade de piora do seu estado físico ou de uma lesão permanente aumenta.[1,42]

Os principais narcoanalgésicos utilizados na dopagem são: buprenorfina, dextromoramida, fentanil e seus derivados, hidromorfina, morfina, heroína (diamorfina), metadona, oxicodona, oximorfona, pentazocina e petidina.[11] Os efeitos adversos incluem depressão respiratória e cardiovascular, confusão mental, diminuição da testosterona e alterações gastrintestinais. A dependência de opiáceos/opioides como a morfina e a heroína pode ser observada logo nas primeiras administrações.[1,42]

A codeína é um fármaco usado há mais de 150 anos como antitussígeno e analgésico; no entanto, apresenta potência analgésica 10 vezes menor quando comparada com a morfina, além de raramente provocar dependência. A codeína não está presente na lista de substâncias proibidas pela WADA, porém a razão de codeína/morfina é monitorada pela WADA a fim de detectar padrões de uso abusivo no esporte. No organismo, a codeína é biotransformada, por reações de desmetilação, em morfina (proibida pela WADA), como pode ser observado na Figura 9.1.[1,11]

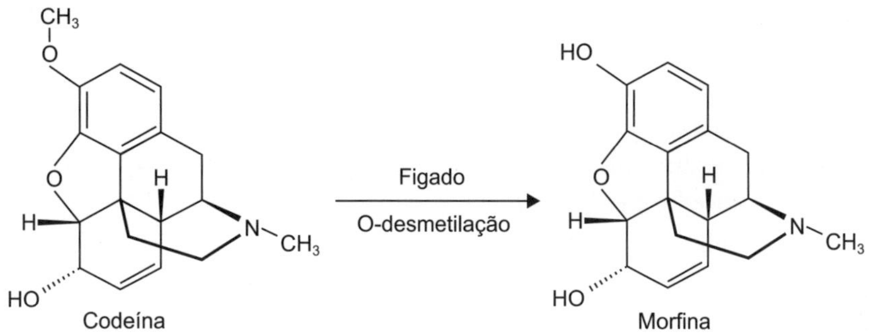

Figura 9.1 Biotransformação de codeína em morfina no fígado através de reação de O-desmetilação.

▶ SUBSTÂNCIAS PROIBIDAS EM DETERMINADOS ESPORTES

Etanol

Atletas, bem como o resto da sociedade, consomem álcool. O consumo de álcool no esporte tem sido continuamente relatado nos meios de comunicação e na literatura. O etanol pode ser considerado uma fonte de energia (1 g de etanol produz cerca de 7 calorias), entretanto não é um alimento, pois não contém nutrientes essenciais.[2] Alguns benefícios são verificados no consumo de álcool para auxiliar no desempenho de atividades esportivas, embora a maioria seja considerada puramente psicológica. O uso de álcool pode diminuir a sensibilidade à dor, aumentar a autoconfiança, ajudando a combater e reduzir a ansiedade de desempenho de uma atividade. Outra possibilidade de vantagem no esporte poderia ser na redução dos tremores nas mãos, importante no manuseio de flechas, dardos e no tiro.[43]

Os efeitos nocivos do álcool sobre a fisiologia humana têm sido bem documentados, influenciando negativamente a função neural (coordenação motora, aumento do tempo de reação, confusão mental), o metabolismo proteico, a fisiologia cardiovascular, a termorregulação, além de provocar miopatia do músculo esquelético.[44] Depois de uma noite de consumo moderado de álcool, o desempenho anaeróbico pode diminuir até 25%.[43]

O etanol é proibido apenas em competição, sendo restrito a alguns esportes como: esportes aeronáuticos, automobilismo, boliche, lancha de potência, caratê, motociclismo, pentatlo moderno (modalidade que envolve esgrima, hipismo, natação e corrida combinada com tiro) e tiro com arco. As análises são realizadas em amostras de ar exalado e/ou sangue e o limite para violação da regra antidopagem é de 0,10 g/l de sangue.[11]

Bloqueadores Beta-adrenérgicos

Bloqueadores beta-adrenérgicos são utilizados na terapêutica para o tratamento de doenças cardiovasculares tais como insuficiência cardíaca, angina e hipertensão, entre outras. No esporte, o principal efeito ergogênico dos bloqueadores beta-adrenérgicos se relaciona com sua capacidade de diminuir a frequência cardíaca (taquicardia emocional), a pressão sanguínea, o suor palmar e os tremores das mãos, situação vantajosa em esportes que exigem firmeza e precisão (p. ex., tiro com arco). Além disso, suas ações para aliviar os sintomas de ansiedade, que se manifestam como taquicardia e tremores musculares esqueléticos, poderiam melhorar o desempenho em alguns esportes. Esses possíveis efeitos ergogênicos levaram à proibição dos bloqueadores beta-adrenérgicos em determinados esportes, incluindo tiro com arco, bilhar, bocha, ginástica, golfe, tiro e pentatlo moderno. Eles também são proibidos fora de competição para tiro com arco e tiro.[45]

Os principais bloqueadores beta-adrenérgicos utilizados são: propranolol, atenolol e metoprolol. É pouco provável que essa classe de medicamentos promova benefícios em esportes de resistência, uma vez que reduzem o desempenho físico e a carga máxima de exercícios. Seu uso está associado à diminuição da capacidade anaeróbica, devido aos efeitos sobre o metabolismo, tais como diminuição da glicogenólise no músculo esquelético e diminuição da lipólise.[45] Além disso, seu uso ocasiona diversos efeitos adversos, tais como: náuseas, tonturas, letargia, insônia, depressão, queda da pressão arterial, broncoespasmos, falhas cardíacas e constipação.[1,2]

▶ MÉTODOS DE DOPAGEM

Transportadores de Oxigênio

Em atividades esportivas com duração maior que 1 min, o principal modo de produção de energia é o aeróbico. No entanto o desempenho é limitado pelo oxigênio, que é liberado e utilizado pela atividade muscular.[17] O transporte do oxigênio até o músculo é realizado pela hemoglobina presente nos eritrócitos; logo, o aumento do número dessas células pode melhorar o desempenho e resistência do atleta devido aos seguintes benefícios: aumento do transporte de oxigênio, melhora na capacidade de manter o pH muscular e auxílio no controle da temperatura corpórea.[1,17]

Dopagem Sanguínea

A transfusão de sangue é um meio eficaz e imediato de aumentar o número de hemácias do sangue em circulação para melhorar o desempenho atlético. Esse método é conhecido como dopagem sanguínea. Foi o primeiro método utilizado para melhorar o desempenho esportivo em atleta. A dopagem sanguínea é realizada basicamente utilizando sangue de um doador específico ou o sangue do próprio atleta. O sangue é coletado e armazenado por 4 a 5 semanas, e os eritrócitos são, posteriormente, reinfundidos alguns dias antes da competição.[1,17,46]

Em uma transfusão sanguínea, existem riscos para a saúde dos atletas, tais como septicemia, embolia, trombose venosa, reações alérgicas ou hemofílicas. Além disso, sangue proveniente de doadores diferentes pode transmitir doenças infecciosas.[1,9]

Transportadores Artificiais de Oxigênio

Os transportadores de oxigênio são soluções bastante utilizadas na terapêutica com a necessidade de repor fluidos do sangue humano. Essa também é uma prática entre os atletas para aumentar o desempenho. As principais classes de transportadores de oxigênio são: perfluorocarbonos (PFC) e os carreadores de hemoglobina oxigenada.[1,17]

Os PFC são compostos orgânicos inertes e podem dissolver oxigênio e outros gases respiratórios na corrente sanguínea. São imiscíveis em água e normalmente infundidos como emulsão; são removidos da corrente circulatória por fagocitose ou excretados pelos pulmões.[17]

Os carreadores de hemoglobina oxigenada são moléculas de hemoglobinas microencapsuladas ou ligadas entre si, derivadas de variadas fontes. Esses carreadores quando administrados podem desencadear febre, hipertensão e danos renais.[1,2]

▶ MANIPULAÇÃO QUÍMICA E FÍSICA

O método mais comum de manipulação física entre os atletas envolve a troca de amostras de urina. A manipulação é empregada com o intuito de alterar a validade e integridade das amostras fornecidas pelos atletas para o exame *antidoping*. São exemplos desses métodos a cateterização, a substituição, a diluição e a adulteração da urina. Existem metodologias (genotipagem ou perfil metabólico) capazes de identificar se a amostra pertence realmente ao atleta que supostamente a forneceu.[2,47]

▶ DOPAGEM GENÉTICA

A terapia gênica ou manipulação genética em humanos fundamenta-se na transferência de DNA (RNA) por vetores virais, lipossomos ou introdução direta. Enquanto a terapia gênica tem como objetivo corrigir desordens genéticas para um benefício terapêutico, no esporte empregam-se os mesmos conceitos, porém para conceder vantagens para os atletas sobre seus concorrentes. Desenvolvimentos recentes na engenharia genética têm contribuído significativamente para o progresso da pesquisa em terapia gênica, e atualmente muitos ensaios clínicos estão em andamento. Alguns atletas e suas equipes estão provavelmente assistindo a esse progresso de perto. Qualquer gene que desempenhar um papel no desenvolvimento muscular, transporte de oxigênio, coordenação neuromuscular, ou mesmo no controle da dor é considerado como um sério candidato para a utilização no esporte.[2,3,9,48]

Apesar dos avanços científicos e tecnológicos, existem muitas dúvidas sobre os possíveis efeitos colaterais da terapia gênica. A utilização de organismos geneticamente modificados pode provocar respostas imunológicas importantes no paciente, com grande risco para sua saúde. Além disso, incluem-se os efeitos menos conhecidos sobre a expressão a longo prazo dos genes introduzidos na pessoa, bem como a falta de controle da expressão desses genes.[2,3]

Desde 2004, a WADA introduziu em sua lista o *doping* genético, sendo este classificado como um método de dopagem que se caracteriza pela transferência de elementos genéticos, o uso de agentes farmacológicos ou biológicos capazes de alterar a expressão gênica e, consequentemente, melhorar o desempenho esportivo. Os genes citados na lista de *doping* genético são: agonistas do receptor gama ativado por proliferadores peroxissomais (PPAR-δ) (p. ex., GW1516) que aumentam a resistência muscular em animais de experimentação.[3]

Outros possíveis genes-alvo para o esporte devem ser levados em consideração, tais como: fator de crescimento tipo insulina (IGF-1) que desempenha importante papel no crescimento muscular; eritropoietina, glicoproteína reguladora da produção de hemácias pela medula óssea; bloqueadores da miostatina (folistatina e outros), a reguladora da síntese proteica na musculatura esquelética; fator de crescimento do endotélio vascular (VEFG), proteína que desempenha importante papel no crescimento do endotélio vascular e vasculogênese; leptina hormônio produzido no tecido adiposo e que desempenha ação relacionada ao controle da sensação de fome e saciedade, reduzindo assim o consumo alimentar, com consequente perda de peso; endorfinas e encefalinas são peptídeos endógenos com atividade analgésica.[9,48,49]

▶ **CONSIDERAÇÕES FINAIS**

O *doping*, além de ser uma transgressão ética, representa um risco para a saúde. Muitas das substâncias utilizadas com esse objetivo são de finalidade terapêutica; entretanto, para alcançar o efeito desejado, essas substâncias são administradas em doses acima das recomendadas, aumentando assim a possibilidade de ocorrer graves intoxicações. Em busca de coibir o uso da dopagem, a WADA atualiza a lista de substâncias e métodos proibidos anualmente, e, por esse motivo, profissionais da saúde que trabalham na área esportiva devem estar atentos a essas alterações a fim de evitar que atletas sejam expostos a essas substâncias. Por exemplo, até 2003, os anestésicos locais eram substâncias permitidas, porém com uso controlado. A partir de 2004 foram retirados da lista. Outro exemplo é o *doping* genético, que foi incluído na lista da WADA devido aos avanços tecnológicos observados nos últimos anos.

Referências Bibliográficas

1. Yonamine M, de Paula DML. Dopagem no esporte. *In:* Oga S, Camargo MMA, Batistuzzo JAO (eds.) *Fundamentos de Toxicologia*, 3ª ed. Grupo Zanini Oga, 2008.
2. Oliveira CDR, Yonamine M. Dopagem no esporte. *In:* Tirapegui J (ed.) *Nutrição, Metabolismo e Suplementação na Atividade Física*. Atheneu, 2012: 215-25.
3. Artioli GG, Hirata RDC, Lancha Junior AH. Terapia gênica, doping genético e esporte: fundamentação e implicações para o futuro. *Revista Brasileira de Medicina do Esporte*, 2007; 13:349-54.
4. Thevis M. History of sports drug testing. *In:* Thevis M (ed.) *Mass Spectrometry in Sports Drug Testing: Characterization of Prohibited Substance and Doping Control Analytical Assay*, 5ª ed. Routledge, 2010: 1-43.
5. Papagelopoulos PJ, Mavrogenis AF, Soucacos PN. Doping in ancient and modern Olympic Games. *Orthopedics*, 2004; 27(12): 1226, 31.
6. De Rose EH. Doping in athletes-an update. *Clin Sports Med*, 2008; 27(1):107-30.
7. Fraser AD. Doping control from a global and national perspective. *Ther Drug Monit*, 2004; 26(2):171-4.
8. Aquino Neto FR. O papel do atleta na sociedade e o controle de dopagem no esporte. *Revista Brasileira de Medicina do Esporte*, 2001; 7(4):138-48.
9. Müller RK. History of doping and doping control. *In:* Thieme D, Hemmersbach P (eds.) *Doping in Sport*. Springer; 2010: 1-24.
10. Kamber M. Development of the role of national anti-doping organisations in the fight against doping: from past to future. *Forensic Sci Int*, 2011; 213(1-3):3-9.

11. WADA, World Anti-Doping Agency. *The 2012 Prohibited List* International Standard. Montreal – Quebec, 2012.
12. George AJ; Mottram DR. Anabolic agents. *In:* Mottram RD (ed.) *Drugs in Sport*, 5ª ed. Routledge, 2011: 49-81.
13. Ozcelik O, Haytac MC, Seydaoglu G. The effects of anabolic androgenic steroid abuse on gingival tissues. *J Periodontol*, 2006; 77(7):1104-9.
14. Turp JC, Lunsch H, Radlanski RJ. Interdental spacing and orthodontic treatment in competitive athletes: clues to doping with growth hormones? *J Orofac Orthop*, 2010; 71(5):373-82.
15. George AJ, Mottram DR. Peptide hormones and related substances. *In:* Mottram RD (ed.) *Drugs in Sport*. 5ª ed. Routledge, 2011: 82-97.
16. Reichel C. Recent developments in doping testing for erythropoietin. *Anal Bioanal Chem*, 2011; 401(2):463-81.
17. Armstrong DJ. Enhanced oxygen transfer. *In:* Mottram RD (ed.) *Drugs in Sports*. Routledge, 2011: 132-54.
18. Mottram RD. Hormones antagonists and modulators. *In:* Mottram RD (ed.) *Drugs in Sports*, 5ª ed. Routledge, 2011: 115-20.
19. Armstrong DJ, Mottram DR. Beta-2 agonists. *In:* Mottram RD (ed.) *Drugs in Sport*. 5ª ed. Routledge, 2011: 98-114.
20. Mareck U, Sigmund G, Opfermann G, Geyer H, Thevis M, Schanzer W. Identification of the aromatase inhibitor letrozole in urine by gas chromatography/mass spectrometry. *Rapid Commun Mass Spectrom*, 2005; 19(24):3689-93.
21. Cadwallader AB, de la Torre X, Tieri A, Botre F. The abuse of diuretics as performance-enhancing drugs and masking agents in sport doping: pharmacology, toxicology and analysis. *Br J Pharmacol*, 2010; 161(1):1-16.
22. Ventura R, Segura J. Masking and manipulation. *Handb Exp Pharmacol*, 2010; 195(195): 327-54.
23. Mottram RD. Diuretics and other masking agents. *In:* Mottram RD (ed.) *Drugs in Sports*. Routledge, 2011: 121-32.
24. Reilly RF, Jackson EK. Regulation of renal function and vascular volume. *In:* Brunton LL, Chabner BA, Knollmann BC (eds.) *Goodman and Gilman's*, 12th ed. New York: McGraw-Hill, p 671-719, 2011.
25. Ayotte C. Detecting the administration of endogenous anabolic androgenic steroids. *Handb Exp Pharmacol*, 2010; 195(195):77-98.
26. Grosser T, Smyth E, FitzGerald GA, Jackson EK. Anti-inflammatory, antipyretic and analgesic agents; Pharmacology of gout. *In:* Brunton LL, Chabner BA, Knollmann BC (eds.) *Goodman and Gilman's*, 12th ed. New York: McGraw-Hill, p 690-1004, 2011.
27. Thevis M, Geyer H, Sigmund G, Schanzer W. Sports drug testing: Analytical aspects of selected cases of suspected, purported, and proven urine manipulation. *J Pharm Biomed Anal*, 2012; 57:26-32.
28. Thomas A, Solymos E, Schanzer W, Baume N, Saugy M, Dellanna F, Thevis M. Determination of vasopressin and desmopressin in urine by means of liquid chromatography coupled to quadrupole time-of-flight mass spectrometry for doping control purposes. *Anal Chim Acta*, 2011; 707(1-2):107-13.
29. Sanchis-Gomar F, Martinez-Bello VE, Nascimento AL, Perez-Quilis C, Garcia-Gimenez JL, Vina J, Gomez-Cabrera MC. Desmopresssin and hemodilution: implications in doping. *Int J Sports Med*, 2010; 31(1):5-9.
30. Müller RK. History of doping and doping control. *Handb Exp Pharmacol*, 2010; (195):1-23.
31. Thevis M, Sigmund G, Geyer H, Schanzer W. Stimulants and doping in sport. *Endocrinol Metab Clin North Am*, 2010; 39(1):89-105, ix.
32. Deventer K, Roels K, Delbeke FT, Van Eenoo P. Prevalence of legal and illegal stimulating agents in sports. *Analytical and Bioanalytical Chemistry*, 2011; 401(2):421-32.
33. Docherty JR. Pharmacology of stimulants prohibited by the World Anti-Doping Agency (WADA). *Br J Pharmacol*, 2008; 154(3): 606-22.
34. Jesus Júnior JAR, Almeida Júnior P, Santos JRO, Anjos Neto DA, Ribeiro CF, Xavier FCA, Ramalho LMP, Melo AUC. Utilização dos anestésicos locais no tratamento odon-

tológico das gestantes. *Cadernos de Graduação – Ciências Biológicas e da Saúde*, 2011; 13(14):143-50.

35. Moreau RLM. Cafeína e atividade física. *In:* Tirapegui J (ed.) *Nutrição, Metabolismo e Suplementação na Atividade Física*. Atheneu, 2012: 207-14.

36. Avois L, Robinson N, Saudan C, Baume N, Mangin P, Saugy M. Central nervous system stimulants and sport practice. *Br J Sports Med*, 2006; 40(suppl 1):i16-20.

37. Mottram RD. Stimulants. *In:* Mottram David R (ed.) *Drugs in Sport*, 5th ed. Routledge, p 173-92, 2011.

38. Saugy M, Avois L, Saudan C, Robinson N, Giroud C, Mangin P, Dvorak J. Cannabis and sport. *Br J Sports Med*, 2006; 40(suppl 1):i13-5.

39. Huestis MA, Mazzoni I, Rabin O. Cannabis in sport: anti-doping perspective. *Sports Med*, 2011; 41(11):949-66.

40. Montalvan B, Duclos M. Why glucocorticoids ought to be kept on the World Antidoping Agency's list of banned products. *Br J Sports Med*, 2008; 42(12):946-7.

41. Duclos M. Glucocorticoids: a doping agent? *Endocrinol Metab Clin North Am*, 2010; 39(1):107-26, ix-x.

42. Elliot PN. Narcotic analgesic drugs. *In:* Mottram RD (ed.) *Drugs in Sport*, 5th ed. Routledge, 2011: 193-8.

43. Reilly T. Alcohol. *In:* Mottram RD (ed.) *Drugs in Sport*, 5ª ed. Routledge, 2011: 214-34.

44. Vella LD, Cameron-Smith D. Alcohol, athletic performance and recovery. *Nutrients*, 2010; 2(8):781-9.

45. Davis E, Loiacono R, Summers RJ. The rush to adrenaline: drugs in sport acting on the beta-adrenergic system. *Br J Pharmacol*, 2008; 154(3):584-97.

46. Catlin DH, Fitch KD, Ljungqvist A. Medicine and science in the fight against doping in sport. *J Intern Med*, 2008; 264(2):99-114.

47. Mottram RD. Prohibited methods. *In:* Mottram RD (ed.) *Drugs in Sports*. Routledge, 2011: 155-9.

48. Wells DJ. Gene doping. *In:* Mottram RD (ed.) *Drugs in Sports*. Routledge, 2011: 160-72.

49. Lee S, Barton ER, Sweeney HL, Farrar RP. Viral expression of insulin-like growth factor-I enhances muscle hypertrophy in resistance-trained rats. *J Appl Physiol*, 2004; 96(3):1097-104.

# Capítulo 10

Alimentação e sua Importância para a Saúde Bucal do Atleta

Maria Elisabeth Machado Pinto e Silva
Ana Paula Gines Geraldo

A nutrição do organismo é feita com ingestão de alimentos e bebidas que fornecem os nutrientes para sua manutenção, e o aproveitamento, a absorção e a utilização desses nutrientes ocorre pelo sistema digestório. A integridade de todo o processo é essencial para efetivar o aproveitamento do alimento. A porta de entrada do sistema digestório é a cavidade oral, onde se inicia a quebra do alimento pelos dentes e músculos. Esse alimento, acrescido da saliva, forma o bolo alimentar. A mastigação é a primeira etapa do processo de digestão e tem como objetivo preparar, fragmentar e suavizar os alimentos para a continuidade do processo no sistema digestório. Durante a mastigação, as partículas dos alimentos são reduzidas e umidificadas pela mucosa salivar para formar o bolo e facilitar a sua passagem. Nesse processo, ocorre a percepção do gosto, do sabor e da textura do alimento.[1-4]

Como a boca é a porta de entrada de alimentos, pode ter efeito na nutrição, saúde e bem-estar geral. A integridade da cavidade oral e das estruturas pode afetar componentes funcionais e sensoriais da ingestão dietética normal e, consequentemente, o estado nutricional.[5,6]

Composição da dieta, frequência, textura do alimento e adesão ao dente determinam o impacto de risco de cárie e formação de placas nos dentes.[4,7]

▶ **DENTES**

A habilidade mastigatória está intimamente ligada ao número de dentes, ao padrão dental, à forma e à área de oclusão onde os alimentos são fragmentados. Os movimentos da mandíbula e o controle neuromuscular de mastigação também colaboram para a qualidade da fragmentação dos alimentos. Os efeitos sensoriais são mais evidentes ao início da refeição; com a diminuição do tamanho das partículas pelo processo mastigatório, ocorre percepção dos sabores, da textura, do teor de água, da gordura e da dureza, que influenciam o processo mastigatório.[4-8]

A dureza é percebida durante a mastigação e afeta a força da mordida, a atividade do músculo da mandíbula e o número de ciclos de mastigações. O volume na cavidade oral também interfere no tempo que o alimento permanecerá até ser engolido. Produtos secos, crocantes e duros requerem maior número de ciclos mastigatórios para serem deglutidos; evidentemente, maior tempo será requerido para a quebra do alimento e mais secreção de saliva para formação do bolo. Produtos com teor maior de gordura reduzem o número de ciclos de mastigação, por lubrificarem a formação do bolo e, assim, diminuírem seu tempo na boca.[3,4,8]

Os fatores que induzem a variação nos parâmetros mastigatórios são tamanho, dureza ou comportamento reológico do alimento ou do indivíduo, como idade, gênero e saúde dental. O processo mastigatório adapta-se às propriedades dos alimentos quando estes entram na cavidade oral quanto a sua textura, volume e consistência. O número de dentes e a qualidade dos contatos entre eles determinam a correta mastigação. A diminuição no número de dentes e na qualidade destes, oclusões ou problemas temporomandibulares podem causar alterações no bolo a ser formado. Há aumento do tempo de contato com os dentes e do risco de cáries ou outras intercorrências que implicarão no aproveitamento do alimento.[3,4,8]

A mastigação comprometida tem implicação na seleção dos alimentos, como, por exemplo, preferência por consumir predominantemente produtos macios, fáceis de mastigar, e resulta em práticas alimentares e nutricionais não adequadas. A falta de dentes, a redução do fluxo de saliva e a diminuição da mordida podem prejudicar o desempenho mastigatório. O ritmo da mastigação é gerado pelo sistema nervoso central, e este aciona um programa motor que coordena as atividades dos músculos da língua, mandíbula e faciais.[3,4]

A ausência de dentes, dor na articulação e disfunção temporomandibular (DTM) são fatores com implicação na qualidade da mastigação e, consequentemente, na seleção de alimentos que não requerem mordidas ou quebras. Indivíduos que apresentam falhas, dores ou desconfortos consomem mais produtos processados à base de amido e restringem fibras, alimentos proteicos, carnes e alimentos crus, favorecendo ainda mais a cárie. Esses indivíduos, inclusive, cortam os alimentos antes de ingeri-los.[3-5,9,10]

▶ **SALIVA**

Por meio da saliva e da fragmentação dos alimentos a mastigação forma um bolo alimentar que deve ser plástico, lubrificado e coeso para ser deglutido facilmente. As glândulas salivares, parótida, submandibular e sublingual formam a saliva por secretarem água, eletrólitos (sódio, potássio, cloreto), enzimas e muco. Sua liberação está condicionada aos estímulos nervosos simpático e parassimpático.[1-4]

A grande porcentagem da água (95%) presente na saliva atua na dissolução dos alimentos, e a principal enzima presente é a amilase (ptialina) que inicia a quebra do amido, hidrolisa as ligações $\alpha 1 \to 4$ em pH neutro ou levemente ácido.[3] Outra enzima presente é a lipase lingual, produzida pelas glândulas serosas na língua e que digere uma pequena porcentagem dos lipídios e também hidrolisa triglicerídeos no estômago.[1,2]

As secreções de muco contêm glicoproteínas que lubrificam o alimento e protegem a mucosa oral durante o deslizamento em direção ao esôfago. Na saliva também há compostos bactericidas e antivirais, além de substâncias orgânicas. A saliva é uma das defesas naturais da boca contra o processo de deterioração do dente por diluir o alimento e remover os resíduos alimentares que têm aderência. Contém bicarbonato, que ajuda a neutralizar a produção de ácido e fornece minerais, como cálcio, fosfato e flúor, para a superfície do dente, favorecendo a remineralização.[3]

Alterações na composição salivar causadas por desequilíbrio eletrolítico podem diminuir a sua capacidade tamponante. A redução dessa capacidade resulta em aumento da suscetibilidade dos dentes ao ataque ácido e origina o metabolismo da placa dentária. A capacidade reduzida da saliva sugere que, mesmo quando não existem outros efeitos adversos, os indivíduos são particularmente propensos à deterioração dental generalizada.[11]

A redução na produção da saliva pode ser afetada por ocorrências na cavidade oral como a ardência bucal, candidíase, secura da língua decorrente de doenças ou medicamentos utilizados para constipação, flatulência, acidez estomacal, antiácidos, laxantes, gases. Alguns deles podem conter quantidades elevadas de açúcar, como os xaropes para tosse, cuja permanência na cavidade bucal é grande, o que favorece a fermentação pelas bactérias.[5,11,12]

▶ ACIDEZ

A dieta pode contribuir com substratos a serem metabolizados por bactérias, o que resultará na produção de ácidos orgânicos. O pH ácido é o meio propício para ação das bactérias que causarão a desmineralização e o aumento da incidência de cáries.[13]

Os ácidos responsáveis pela erosão dental podem ser provenientes de fontes extrínsecas ou intrínsecas. As fontes extrínsecas incluem bebidas ácidas ou carbonatadas, alimentos ácidos, pastilhas cítricas e alguns medicamentos, que determinaram os fatores como frequência, intensidade e maneira de ingestão e demora na deglutição. Dentre as fontes intrínsecas, citam-se os resíduos de vômitos, refluxo gástrico voluntário decorrente de transtornos alimentares e problemas gástricos, além do uso de medicamentos que podem causar redução do fluxo de saliva e aumento da acidez.[4,14,15]

A variação da acidez de frutas dependerá do estado de maturação e da variedade da fruta (de pH = 1,8 a 2,4 do limão a pH = 3,2 a 4,7 da cereja); do processamento das bebidas (pH = 2,3 a 3,8 no vinho a pH = 4,0 a 5,0 na cerveja); da composição dos condimentos (pH = 2,4 a 3,4 no vinagre e pH = 3,8 a 4,0 na maionese).[14] A acidez do alimento ao ser ingerido pode não ser percebida, pois há outros constituintes que também devem ser considerados em uma dieta.

Bebidas acidíferas como sucos cítricos, bebidas esportivas, bebidas carbonatadas, suplementos com vitamina C e refrigerantes dietéticos contêm substâncias ácidas que causarão diminuição do pH e são mais erosivas ao esmalte. Os consumidores de refrigerantes em geral apresentam maior erosão dental enquanto o leite é considerado protetor.[12,15,16]

▶ ALIMENTO

A dieta e a nutrição desempenham um papel importante no desenvolvimento dental, na integridade da gengiva e da mucosa, na força óssea e na prevenção e condução das doenças da cavidade oral. A sua qualidade irá assegurar a integridade do dente, o tipo e a forma, enquanto a frequência de alimentos e bebidas consumidas tem um efeito direto no pH oral e na atividade microbiana, podendo provocar as cáries.

O impacto da qualidade dos nutrientes ingeridos afeta sistematicamente o desenvolvimento, a manutenção e o reparo dos dentes e dos tecidos orais. A deficiência de riboflavina, vitaminas B_{12} e C e folatos, ferro e zinco pode causar modificações teciduais na mucosa oral, retardo no crescimento de dentes, disfunção da glândula salivar; a falta de vitaminas A, C e E, β-caroteno, folatos, cálcio, flúor, ferro, cobre, fósforo, selênio e zinco está relacionada às doenças periodontais, pois esses nutrientes atuam na manutenção do tecido epitelial e do esmalte, na hipomineralização, na integridade do dente, na polpa dental e na dentina. A alimentação é importante para o desenvolvimento, a erupção e a manutenção dos dentes, e a desnutrição proteicocalórica, após sua erupção, pode afetar a solubilidade do esmalte e o funcionamento da glândula salivar.[1,2,7]

Desde a nutrição materna, a alimentação é responsável pela mineralização da proteína matriz; por exemplo, na dentina o colágeno é dependente da vitamina C para sua síntese. A vitamina D atua na fixação do cálcio e do fósforo no esmalte e na dentina, e a ausência desses ocorre por perdas e algumas doenças.[1,2]

A dieta pode contribuir como substrato para ser metabolizado pela bactéria por ser um conjunto de substâncias que poderão contribuir de forma diferenciada e ser responsáveis pela produção de ácidos orgânicos. O pH ácido é o meio propício para ação das bactérias que causarão a desmineralização e as cáries.

São fatores que afetam a cariogenicidade dos alimentos: frequência no consumo de carboidratos, consistência (líquida, sólida), textura (pastosa, gomosa, firme), combinação de alimentos, composição/substâncias presentes e duração da exposição na cavidade bucal. A dieta composta de pequenas e frequentes refeições pode expor os dentes a carboidratos fermentáveis, aumentado o risco de cáries. Carboidratos fermentáveis são aqueles suscetíveis às ações de amilase salivar e substrato para o metabolismo bacteriano.[13]

A cariogenicidade de alimentos é ainda influenciada pela quantidade de ácido produzido pela bactéria, porém não é proporcional à concentração de açúcar do alimento nem ao volume e à qualidade da saliva.[13]

Os alimentos cariogênicos são aqueles que contêm carboidratos fermentáveis por microrganismos, aderem por mais tempo nos dentes e podem aumentar a acidez salivar (pH ≤ 5,5). São exemplos alimentos à base de cereais, açúcares, raízes e tubérculos.[1,13]

Os alimentos cariostáticos não contribuem para o processo das cáries, e não são metabolizados por microrganismos.[1] São exemplos alimentos proteicos (carnes, peixes, ovos), hortaliças, fontes de gorduras (margarinas, sementes, óleos vegetais, nozes), gomas de mascar sem sacarose (com sacarina, ciclamato, aspartame e sucralose).[6,13]

Os alimentos anticariogênicos não são degradados pela amilase salivar nem pelas bactérias e elevam a atividade tampão da saliva.[1,13] São exemplos xilitol, queijos pela presença da caseína, cálcio e fosfato.[17]

Composição do Alimento

O tipo de açúcar presente em cada alimento determinará a possibilidade de ser fermentescível. Em primeiro lugar está a sacarose (açúcar refinado), seguida da frutose (açúcar presente nas frutas), da glicose (açúcar encontrado principalmente nas massas e nos pães em alimentos processados) e do amido (polímero de glicose e maltose). Os ingredientes e alimentos com sabor doce que contêm maltose, mel, melado, açúcar mascavo e xarope de milho podem contribuir para a ação das bactérias também por serem metabolizados.[13]

Os carboidratos fermentáveis são encontrados nos alimentos, como cereais, açúcares, raízes e tubérculos, mas sua cariogenicidade dependerá de como são preparados, se isolados ou misturados, processamento, se integrais ou crus como farinhas, massas, cereais, pães, biscoitos, doces, balas. As frutas também contêm carboidratos e, dependendo do estágio de maturação e teor de fibras e celulose, poderão também propiciar a fermentação bacteriana e a produção de ácido.[18]

O amido é formado de redes compostas por glicose unidas por ligações $\alpha 1 \rightarrow 4$ e $\alpha 1 \rightarrow 6$ e diferem em proporções conforme sua fonte: trigo, arroz, batata, aveia, milho, mandioca. Durante a preparação dos alimentos, essas redes podem ser quebradas por forças mecânicas, pelo calor e pelo grau de gelatinização. O tratamento de fervura pode influenciar a fragilidade das moléculas gelatinizadas e facilitar sua quebra na boca e fermentação. Dependendo de sua fonte, as temperaturas variam nessa ligação à água e na formação do gel, e essa quantidade de água presente determinará o efeito do calor sobre sua quebra e liberação de moléculas de menor tamanho, que podem ser fermentáveis pela enzima presente na saliva. Não se pode confirmar o potencial de fermentação; isto dependerá da combinação com os outros ingredientes.[13,18]

Os alimentos com elevadas concentrações de gordura vegetal, como nozes, sementes, margarinas, óleos vegetais, e as fontes de proteína, como carnes, peixes, ovos e laticínios, são considerados cariostáticos.[6] As gorduras auxiliam na lubrificação e as proteínas na formação do bolo, e assim reduzem o tempo de permanência na boca.

Frutas, legumes e folhosos fornecem ao organismo muitos nutrientes essenciais para o seu bom funcionamento, como as vitaminas A, B_6, B_{12}, C, D, E, K e ácido fólico e os minerais. Podem conter carboidratos também, mas, pelo seu elevado teor de água e fibras na composição, têm menor poder cariogênico. A composição nutricional determina a produção de ácido, e a presença de cálcio e fósforo, como nos laticínios, pode atuar como agente tampão, eleva o pH na boca e, assim, reduz a exposição do ácido no esmalte e auxilia na remineralização do dente. As frutas de textura firme e crocante, como peras duras e maçãs, e os vegetais, pelo alto conteúdo de água, diluem o efeito do açúcar e estimulam o fluxo da saliva, ajudando na proteção pela lavagem das partículas de alimentos e ação tampão.[19]

Alguns vegetais (chá, cacau, café e uva-passa) contêm polifenóis, como o ácido fenólico e flavonoides (catequina do chá), que podem, pela sua atividade antioxidante, suprimir os patógenos orais associados às cáries e, assim, trazer benefício à saúde oral.[7,13]

O café, pela presença de trigonelina, cafeína e ácido clorogênico, e as uvas e os vinhos, pelos ácidos orgânicos, têm atividade antimicrobiana.[7]

O leite e seus derivados (queijos) contêm minerais, auxiliam na ação tamponante do pH ácido produzido pelos alimentos cariogênicos e não promovem redução da produção de saliva.[16,17]

Consistência dos Alimentos

A forma e a consistência do alimento podem determinar o tempo de permanência na cavidade bucal. Seu tempo de retenção pode contribuir para a fermentação e alteração do pH, sendo esse tempo menor para os líquidos, que passam mais rapidamente. Apesar de serem fluidos, a composição poderá determinar o poder cariogênico; se contêm açúcares simples, serão fermentados, e o tempo de exposição aos dentes também influenciará. Por exemplo, os sucos adoçados e os molhos industrializados são altamente cariogênicos por conterem açúcar na sua composição.[13]

Os alimentos sólidos, como cereais secos, biscoitos, bolachas recheadas, bolos, tortas, pães e batatas cozidas, *chips* ou fritas, podem aderir aos dentes. Alimentos secos e duros requerem mais ciclos de mastigação e saliva e redução do tempo de permanência na boca. Se os alimentos firmes contêm gordura, ela auxilia na lubrificação do bolo salivar.[3,13,18]

Quanto mais pastoso o alimento, mais cariogênico ele será, pois adere mais aos dentes, como é o caso de uvas-passas, figo seco, balas de goma, batatas fritas, flocos de cereais de aveia. As bolachas recheadas, apesar de pastosas, quando na boca, têm o teor de gordura, que pode ajudar a lubrificação do bolo, mas também o açúcar disponível para a bactéria.

Bolos, pães e banana, por seu teor de amido, aderem moderadamente, enquanto sorvete e barra de chocolate, pelo teor de gordura, aderem em menor porcentagem. Proteínas e fibras dificultam a adesão ao dente e auxiliam a formação do bolo.[18]

Doces como pirulito e bala permanecem maior tempo na boca, ou seja, prolongam a exposição ao açúcar nos dentes. O fluxo da saliva pode não ser suficiente para neutralizar ou mesmo limpar os dentes.

Resistência

O efeito da dureza e das características reológicas dos alimentos influenciará a força para a quebra, o número de ciclos mastigatórios, a produção de saliva e consequentemente, o tempo de permanência na boca. A textura, o tipo de amido (hidrolisado ou não) e os açúcares demandam tempos diferentes e podem ser rapidamente fermentados.[18]

Os alimentos mais duros, como vegetais crus ou certas frutas, estimulam a salivação e diminuem a incidência de cáries pelo aumento dos ciclos de mastigação.[4]

Barra de cereais, como aquelas com granola, têm tempo de permanência similar ao dos biscoitos, apesar de muitas não conterem açúcar, mas podem aderir aos dentes e aumentar as chances de formação de placa. Os ingredientes no produto determinam esse tempo, se demandará maior ou menor ciclo de mastigação, aumento do fluxo da saliva e umidificação do bolo.

▶ QUANDO E COMO COMER

As mudanças no estilo de vida, com a adoção de escolhas alimentares mais saudáveis, além de prática de atividade física e redução do estresse, favorecem a melhora da saúde. O desejo da manutenção da forma corporal pode incentivar o consumo de bebidas energéticas, quando da execução de atividades, seja em academias ou em esportes competitivos. O risco é o uso de bebidas ácidas, estimulantes, e, em decorrência do estado psicológico, pode ocorrer redução da secreção da saliva e aumento das chances de cáries.[11,16,21]

Como resultado da pressão e competição de esportes, bem como a influência da mídia, muitos atletas tentam alterar a composição corporal, e, às vezes, os métodos utilizados podem ser muito estressantes e afetar negativamente o desempenho. Demonstrar compulsão alimentar ocasional ou ignorar refeições não é motivo de preocupação, mas os atletas que regularmente eliminam as refeições ou mantêm episódios de compulsão podem comprometer seriamente a saúde e afetar negativamente o desempenho atlético. Se não forem controlados, alguns desses comportamentos podem levar a distúrbios alimentares, tais como anorexia, bulimia ou anorexia atlética. Tendem ao consumo excessivo de alimentos ácidos por menor contribuição calórica, podendo causar a erosão bucal e do dente. Outro padrão alimentar é uma predisposição para alimentos com menos calorias, tais como laranja, limão e *grapefruit*/toranja, frutas cítricas, particularmente cruas. O consumo excessivo desses frutos pode prejudicar os dentes por causa de seu baixo pH ácido.[11,21,22]

A ordem e a combinação dos alimentos podem potencializar ou não o efeito cariogênico. Doces ou frutas que contenham carboidrato fermentável e capacidade de aderência, se ingeridos com líquido (p. ex., leite) ou queijo, têm sua cariogenicidade reduzida pelo menor tempo de exposição e poder de tamponamento do fósforo e do cálcio presentes. Se o doce é consumido na refeição principal, como sobremesa, não causará o mesmo efeito do que se isoladamente durante o dia. Alimentos ácidos, como frutas cítricas, tomates e limões, podem ser consumidos como parte das grandes refeições para minimizar a ação ácida.[17]

O intervalo entre as refeições deve ser de pelo menos 2 h, e os lanches intermediários com curto período (20 min), para evitar a aderência e tempo de permanência dos alimentos na cavidade bucal. O consumo de alimentos com alta concentração de carboidratos fermentáveis promove o declínio no pH entre 5 e 15 min, aumenta a cariogenicidade da dieta e, em especial, quando em lanches pequenos e frequentes.[18]

Os lanches com alimentos crus, integrais e proteínas devem ser combinados com carboidratos, pães integrais, iogurtes e queijos, atum e biscoitos, maçã e queijo, alimentos crus e cozidos ou processados. Os lanches noturnos não devem privilegiar alimentos com aderência, pois a quantidade de saliva é reduzida durante o sono.[18]

Deve-se evitar "beliscar", petiscar muitas vezes ao dia, comer alimentos doces com menos frequência, prolongar o período de consumo e fazê-lo mais rapidamente, para reduzir o tempo de permanência na boca. É desejável que a ingestão de biscoitos doces seja acompanhada de líquidos ou de enxague com água.

Alimentos condimentados e aqueles com elevada concentração de sal, bebidas adoçadas com açúcar e suplementos à base de plantas, utilizados como descongestionantes ou estimulantes, como café, chá, refrigerantes, podem causar ou agravar a secura na boca, ou seja, a disponibilidade da saliva é menor e aumenta a permanência na boca.

Dentre os alimentos que ajudam a diminuir a secura da boca, por aumentarem o fluxo da saliva, incluem-se banana, melancia e os vegetais cozidos no vapor e queijos firmes. A camomila e outros chás descafeinados, pastilhas à base de xilitol também mostraram efeito na redução da secura percebida. O xilitol apresenta também poder redutor no número de bactérias, mas se consumido em excesso, tem efeito laxativo.[7]

As bebidas, em especial a água fluoretada, o leite e o chá sem açúcar, são melhores para consumo, e as adoçadas como refrigerantes, limonadas, sucos industrializados devem ser controladas. O bebericar ao longo do dia bebidas adoçadas ou ácidas expõe os dentes ao contato com açúcar; por isso, deve-se fazê-lo rapidamente, evitando bochechá-las ou mantê-las por muito tempo na boca. O uso de canudo minimiza os danos por levar o líquido diretamente para a parte mais posterior da boca sem que entre em contato com os dentes.

Os substitutos do açúcar disponíveis no mercado não são digeridos da mesma maneira, portanto não são substratos para as bactérias, como o sorbitol, isomaltose, manitol, sacarina, aspartame, acessulfame K e sucralose. Os produtos com adoçantes podem conter também mel, melaço, xarope de glicose, frutose ou malte, em sua formulação, produtos fermentescíveis que contribuem para a formação de cáries.[13]

Bebidas ácidas devem ser consumidas aliadas a alimentos que as neutralizem ou diluídas. Estudos mostram que os indivíduos que consomem refrigerantes e bebidas esportivas apresentaram associação com risco de cárie, em oposição àqueles com o hábito de tomar leite.[12,20]

As frutas cítricas, laranja, limão, lima, mexerica, abacaxi, kiwi; os condimentos já preparados, como a mostarda, *ketchup*, maionese, picles que fazem parte do hábito alimentar, além da acidez também contêm açúcar como ingrediente, podendo favorecer o aparecimento de cárie. As frutas, se consumidas frescas, contêm fibras que aumentam a mastigação, estimulam o fluxo da saliva e reduzem a ação da acidez e aderência aos dentes.

Os alimentos integrais devem fazer parte da alimentação habitual, como os cereais e as farinhas integrais, pelo teor de minerais e de fibras, assim como as massas, pastas e produtos de panificação, por apresentarem menor teor de carboidratos fermentáveis.

Vegetais e frutas firmes, cenouras, salsão, tomate, pepino, nozes podem ser consumidas na forma de petiscos, crus e combinados com carboidratos fermentáveis ou iogurtes e queijos. Preferir a fruta, em vez de beber o suco sem açúcar, pois este contém açúcar e tem ácido.[11]

As proteínas, essenciais ao nosso organismo, devem ser distribuídas por todas as refeições grandes ou pequenas, pela ingestão de carnes, peixes e aves, ovos, feijões, laticínios, além de fontes de minerais que podem contribuir para o sistema tampão da saliva, textura e unificação do bolo para digestão.

O consumo de doces atende não só ao aspecto energético, mas o prazer também não deve ser totalmente restrito. O ideal é consumir doces ao final das refeições, ou nos lanches, combinados com laticínios, em especial queijos duros. Saber combinar alimentos é uma arte que contribui para evitar prejuízos à saúde geral e bucal.

A partir do nascimento as preferências alimentares se formam, e a sensibilidade aos diversos gostos básicos (doce, salgado, ácido, azedo e glutamato monossódico [umami]), determinará a aceitabilidade da dieta. A seleção dos alimentos será decorrente dessa sensibilidade, considerando que nascemos com a preferência pelo gosto doce. Esse gosto é decorrente, em especial, de a alimentação no primeiro ano de vida ser o leite, que tem a lactose (doce).[23] Essa preferência dificulta a restrição da ingestão dos açúcares, o que pode contribuir para a formação das cáries.[15]

O mecanismo que influencia o comportamento alimentar tem importância na escolha dos alimentos e está relacionado ao gosto e às características sensoriais. O conhecimento desses mecanismos determinantes do consumo auxilia na prevenção e mudança de comportamentos de risco e escolhas saudáveis.[23]

Poucas evidências comprovam que após o exercício a fome aumenta ou mesmo haja supressão da fome por um curto período; modalidade, tipo de exercício e duração podem ter papel de importância na anorexia por exercício. Respostas sensoriais, preferências, prazer na ingestão de vários alimentos podem estar afetados no pós-exercício; por exemplo, alimentos com baixo teor de gordura e elevado teor de carboidratos são mais aceitos após exercício e não após repouso. Após 30 min de ciclismo de intensidade moderada, testes sensoriais mostraram que a preferência por soluções de sacarose (doce) e ácido cítrico (ácido) aumenta, enquanto não há nenhuma mudança na sensibilidade de NaCl (salgado), cafeína (azedo) ou soluções de glutamato monossódico (umami). Esses resultados ainda não estão totalmente explicados; o comportamento pós-exercício é diferente daquele em repouso, que mantém a rigidez da disciplina para manter a *performance*. A intensidade do exercício longo e/ou intenso pode levar a mudanças nessa sensibilidade, e é importante fator para determinar preferências de sabor dos alimentos.[21,24]

Mudanças na resposta hedônica de alimentos induzidas pelo exercício podem desempenhar um papel importante no controle do peso. Alguns indivíduos podem ser resistentes aos efeitos do exercício, ter o apetite intensificado e preferência aos carboidratos ou à perda desses após a atividade, e repor líquidos com tendência aos ácidos. Hipóteses fisiológicas consideram quais mecanismos de regulação poderiam entrar em jogo para aumentar o consumo dos alimentos fontes do combustível utilizado durante o exercício.[22,23]

A avaliação dos hábitos alimentares pode ajudar na identificação do consumo de bebidas e alimentos ácidos, fermentáveis, e direcionar a distribuição e combinação dos alimentos adequadamente para manter a boa condição bucal e de estado nutricional.

O hábito de mastigar para efetivar a quebra em partículas pequenas do alimento, aumentar o fluxo de saliva, minimizar a acidez, reduzir a adesão aos dentes, propiciará a formação de um bolo coeso, lubrificado e de modo adequado para a passagem ao esôfago e para dar continuidade ao processo digestivo.[3]

Referências Bibliográficas

1. Radler DR, Tonger-Decker R. Nutrição para saúde oral e dental, 12ª ed. *In:* Kathlen-Mahan L, Escott-Stump S. *Krause: Alimentos,*

Nutrição e Dietoterapia, Rio de Janeiro: Elsevier; 2010: 636-51.
2. Gropper SS, Smith JL, Groff JL. *Nutrição avançada e metabolismo humano. Sistema digestório: mecanismo para nutrir o organismo*. São Paulo: Cengage Learning, 2011: 33-61.
3. Van der Bilt A. Assessment of mastication with implications for oral rehabilitation: a review. *J Oral Rehabilitation*, 2011; 38:754-80.
4. Woda A, Foster K, Mishellany A, Peyron MA. Adaption of health mastication to factors pertaining to the individual or to the food. *Physiol Behav*, 2006; 89:28-35.
5. Proff P. Malocclusion, mastication and gastrointestinal system. *J Orofac Orthop*, 2010; 71:96-107.
6. Dye BA, Jonathan DS, Ogden CL, Marshall TA, Levy SM, Kanellis MJ. The relationship between healthful eating practices and dental caries in children aged 2-5 years in the United States, 1988-1994. *J Am Dent Assoc*, 2004; 135(1):55-66.
7. Van Loveren C. Broukal Z, Oganessian E. Functional foods/ingredients and dental caries. *Eur J Nutr*, 2012; 51(suppl 2):S15-S25.
8. Van der Bilt A., Engelen L, Pereira LJ, van der Glas HW, Abbinh JH. Oral physiology and mastication. *Physiol Behav*, 2006; 89:22-7.
9. Pereira KNF Andrade LLS, Costa MLG, Portal TF. Sinais e sintomas de pacientes com disfunção temporomandibular. *Rev CEFAC*, 2005; 7(2):221-8.
10. Magalhães IB, Pereira LJ, Marques LS, Gameiro GH The influence of malocclusion on masticatory performance. *Angle Orthod*, 2010; 80(5):981-7.
11. Studen-Pavilovich D, Bonci L, Etzel KR. Dental: implications of nutritional factors in young athletes. *Dent Clin North Am*, 2000; 44(1):161-78.
12. Johansson AK. On dental erosion and associated factors. *Swed Dent J Suppl*, 2002; 156:1-77.
13. Touger-Decker R, van Loveren C. Sugars and dental caries. *AM J Clin Nutr*, 2003; 78(4):881-92.
14. Branco CA, Valdivia ADCM, Soares PBF, Fonseca RB, Fernandes Neto AJ, Soares CJ. Erosão dental: diagnóstico e opções de tratamento *Rev Odontol. UNESP.* 2008; 37(3):235-42.
15. Tahmassebi JF, Duggai MS, Malik-Kotru G, Curzon MEJ. Soft drinks and dental health: a review of the current literature. *J Dent* 2006; 34:2-11.
16. Marshall TA, Levy SM, Broffitt B, Warren JJ, Eichenberger-Gilmore JM, Burns TL *et al*. Dental caries and beverage consumption in young children. *Pediatrics*, 2003; 112:184-91.
17. Kashket S, De Paola DP. Cheese consumption and the development and progression of dental caries. *Nutr Rev*, 2002; 60(4):97-103.
18. Lingstron P, van Houte J, Kashkel S. Food starches and dental caries. *Crit Rev Oral Biol Med*, 2000; 11(3):366-80.
19. Marshall TA, Warren JJ, Hand JS, Xie XJ, Stumbo PJ. Oral health, nutrient intake and dietary quality in the very old. *J Am Dent Assoc*, 2002; 133(10):1369-79.
20. Johansson AK, Johansson A, Birkhed D, Omar R, Baghadadi S, Khan N, Carlsson GE. Dental erosion associated with soft-drink consumption in young Saudi men. *Acta Odontol Scand*, 1997; 55(6):390-7.
21. King NA, Horner K, Hills AP, Byrne NM, Wood RE, Bryant E *et al*. Exercise, appetite and weight management: understandings the compensatory responses in eating behavior and how they contribute to variability in exercise-induced weight loss. *Br J Sports Med*, 2012; 46(5):315-22.
22. Bellisle F. Food choice, appetite and physical activity. *Public Health Nutr*, 1999; 2(3a):357-61.
23. Eertmans A, Baeyens F, Van den Berg O. Food likes and their relative importance in human eating behavior: review and preliminary suggestions for health promotion. *Health Educ Res*, 2001; 16(4):443-56.
24. Horio T, Kawamura Y. Influence of physical exercise on human preference for various taste solutions. *Chem Senses*, 1998; 23:417-21.

Capítulo 11

Considerações sobre a Fonoaudiologia na Odontologia do Esporte

Renata Abrão
Neide Pena Coto
Reinaldo Brito e Dias

Desde o nascimento, o homem utiliza o sistema estomatognático para manter a vida. Ao nascer, primeiramente a criança utiliza o nariz para captar ar e fazer com que seus pulmões pela primeira vez sejam estimulados. Durante o primeiro choro, há a entrada de ar nos pulmões com certa pressão, o que provoca dilatação dos alvéolos pulmonares. Para se alimentar, durante a fase oral, a criança inicia o uso de sua mandíbula, língua, músculos da face, acompanhados por uma postura determinada da cabeça para mamar e deglutir, completando assim o ciclo de suas funções neurovegetativas.[1-3]

O sistema respiratório é formado por órgãos tubulares e alveolares, sendo composto por cavidade nasal, laringe, traqueia, brônquios e pulmões. Um adulto inspira, em média, 7 l de ar por minuto e, quando em exercícios físicos, pode respirar até 100 l por minuto em 14 inspirações. A inspiração é um ato dinâmico, sendo o efeito da ação muscular voluntária e reflexa; já a expiração é passiva. O nariz, primeiro órgão em contato com o ar inspirado, participa da função termorreguladora do organismo. Suas funções são filtragem e purificação, umidificação e aquecimento do ar inspirado. Há envolvimento de cílios vibráteis, artérias, veias, secreção da mucosa nasal e lacrimal no importante papel desempenhado por ele.

Para que todo esse processo ocorra na região nasal, a boca deve estar fechada (vedamento labial).[4-7]

Se algum desses mecanismos fisiológicos falha, instala-se uma disfunção que interfere no desempenho de todas as funções atreladas a eles.

Esse complexo sistema é objeto de estudo da Fonoaudiologia, "*ciência que estuda e trata as alterações das funções estomatognáticas do homem como: mastigação, deglutição, respiração e fala em seus aspectos funcionais e da comunicação, aperfeiçoamento, distúrbios e diferenças, em relação aos aspectos envolvidos na função auditiva periférica e central, na função vestibular, na função cognitiva, na linguagem oral e escrita, na fala, na fluência, na voz, nas funções estomatognáticas, orofaciais*".[8] O fonoaudiólogo atua junto às alterações funcionais de deglutição, mastigação e fala, que podem ocorrer isoladamente ou não, e depende, para tal, da integridade desse sistema, exigindo uma atuação multidisciplinar.

A especialidade da Fonoaudiologia que estuda essa área é a Motricidade Oral, definida pelo comitê da Sociedade Brasileira de Fonoaudiologia (SBF[a]) de 03/2003 como "*campo da Fonoaudiologia voltado para o estudo/pesquisa, prevenção, avaliação, diagnóstico, desenvolvimento, habilitação, aperfeiçoamento e reabilitação dos aspectos estruturais e funcionais das regiões orofacial e cervical*".

Assim, este capítulo inicia pontuando a importância de uma adequada função estomatognática.

Começando pela função de respiração, é importante entender as funções que o nariz desempenha na captação de ar para alimentar as células do corpo humano:

- Aquecimento do ar inspirado através de 160 cm² da área dos cornetos nasais, chegando a deixar o ar 0,8°C abaixo da temperatura corpórea.
- Umidificação.
- Proteção das vias aéreas.

Se houver qualquer interferência na passagem do ar pela cavidade nasal, seja por obstrução, alteração orgânica como hipertrofia das tonsilas faríngeas e palatinas, desvio de septo, alergias, rinite, sinusite ou bronquite, entre outras causas, automaticamente a respiração oral é instituída. Com a instalação da respiração oral, alguns distúrbios são desencadeados, como a hipofunção dos músculos elevadores da mandíbula, alteração do tônus dos músculos faciais, labiais e língua (que sofrem rebaixamento de tônus muscular), alteração da deglutição e mastigação, bem como postura da língua e estreitamento dos maxilares, com comprometimento da correta oclusão dental. Quando estabelecida em fase de crescimento da criança, pode também acarretar alteração de formação do tórax e postura.[9] Dependendo da gravidade, é o tempo de permanência desse padrão respiratório que determina o nível de alteração das estruturas mencionadas.

São tantas as complicações ocasionadas pela respiração oral que já é considerada uma síndrome, ou seja, um conjunto de sinais e sintomas que define as manifestações clínicas de uma ou várias doenças, independentemente da etiologia que as diferencia. A síndrome do respirador oral (SRO) é determinada por mudanças prolongadas no padrão respiratório de quem respira total ou parcialmente pela boca[10] por período igual ou superior a 6 meses, alterando aspectos fisiológicos da respiração do sujeito, sendo essa adaptação patológica decorrente de obstruções à livre passagem aérea pelo nariz.[11]

Essa síndrome é caracterizada por:

- Fácies do respirador oral
- Postura orolabial alterada
- Postura corporal alterada
- Audição comprometida
- Olfato prejudicado
- Assimetria facial
- Maloclusão dental
- Alto índice de cáries
- Hipertrofia gengival
- Mastigação de boca aberta
- Alterações dos órgãos fonoarticulatórios
- Alterações das funções orais
- Ronco e sialorreia noturna
- Respiração ruidosa
- Apneia noturna
- Redução do apetite
- Disfunção da articulação temporomandibular
- Nervosismo
- Ansiedade
- Problemas estomacais
- Problemas intestinais
- Alterações no sono
- Dificuldades escolares

O grau de intensidade dessas alterações irá depender da frequência e do tempo de instalação da respiração oral. O papel do fonoaudiólogo é avaliar e tratar as funções estomatognáticas, assim reabilitando o paciente para a respiração oral. Esse trabalho dependerá de eliminação de hábitos nocivos e tratamento das obstruções e alterações da arcada dentária, para que seja possível ao indivíduo exercer a respiração normalmente, daí a importância de um tratamento multidisciplinar.

Quando estabelecida a respiração oral, muitos efeitos sistêmicos são observados em várias regiões do organismo. Por exemplo, observa-se na região pulmonar uma gama de alterações que comprometem a capacidade de captação de oxigênio e troca de gases no pulmão; exemplo disso é a ocorrência de menores oxigenação e ventilação dos alvéolos periféricos e diminuição da complacência pulmonar. Além disso, o respirador oral pode apresentar tosse persistente pela falta de umidificação e filtragem do ar inspirado. Esse quadro vem sobrecarregar o sistema cardiovascular com o aumento da pressão arterial decorrente do esforço respiratório.

A teoria da matriz funcional de Moss[12] afirma que o crescimento ósseo é secundário, pois é influenciado e responde diretamente ao crescimento dos tecidos moles. Já Profitti, em 1995,[13] afirmou que o crescimento da face ocorre como uma resposta para as necessidades funcionais, e é mediado pelos tecidos moles, nos quais os maxilares estão envolvidos. Portanto, o complexo maxilofacial tem seu desenvolvimento – bem como os espaços funcionais, como caixa craniana, cavidades oral e nasal, e o espaço aéreo da faringe – diretamente ligado ao correto funcionamento do sistema estomatognático, principalmente o perfeito desenvolvimento da musculatura envolvida nas suas funções.

A seguir serão descritos os sinais e/ou sintomas do respirador oral, suas causas e consequências.

Fácies do Respirador Oral

A respiração oral normalmente se estabelece na infância, comprometendo o desenvolvimento e o crescimento da criança. A respiração oral faz a pressão intraoral ter seu vetor de crescimento direcionado no sentido inferossuperior, o que confere ao palato características ogivais. A pressão negativa intraoral faz, a partir do palato profundo, os arcos dentais apresentarem um desenvolvimento anteriorizado, acompanhando o palato em sua deformidade. Quando o palato se desenvolve em sua porção central e no sentido inferossuperior, provoca diminuição do espaço aéreo dos seios maxilares e do próprio nariz, ocasionando hipodesenvolvimento do terço médio da face.

Com o hipodesenvolvimento dos ossos do terço médio da face, a porção malar do osso zigomático fica em uma posição mais posteriorizada, dando um aspecto de olhos caídos e tristes, daí a expressão que designa o respirador oral: "menino triste". Sempre foi motivo de pesquisa na literatura esse aspecto facial: síndrome da face longa, caracterizada por boca aberta, olhar embaçado, lábios com tônus alterado, sendo o lábio superior curto e o inferior evertido. O aspecto geral é de uma criança distraída e ausente.

Postura Orolabial Alterada

No início do estabelecimento da respiração oral, a falta de vedamento labial pode ser apenas um hábito nocivo, corrigido com sessões de terapia fonoaudiológica somente, mas, com o passar do tempo, o mau hábito se estabelece e ocorrem alterações no desenvolvimento e crescimento da face, o tônus do músculo orbicular da boca sofre uma hipofunção, comprometendo o vedamento labial e alterando, assim, a postura orolabial de repouso. Muitas vezes, o paciente não percebe essas alterações e observações simples, como lábio superior retraído ou curto, e o lábio inferior com eversão ou interposto entre dentes, além das frequentes rachaduras, secura e alteração de cor que podem auxiliar no diagnóstico de respiração oral.

Postura Corporal Alterada

Quando a respiração oral se instala, a tendência do paciente é projetar o pescoço para a frente, adotando uma postura de cabeça anteriorizada, o que facilita a entrada do ar pela boca. Os ombros sofrem rotação anterior, comprimindo o tórax e causando deformidades neste. A musculatura abdominal apresenta-se flácida e distendida. As escapúlas mostram-se salientes, e observa-se depressão submamária.

A coluna vertebral sofre alterações para compensar as mudanças posturais. Desse modo, poderá instalar-se hiperlordose cervical ou ocorrer retificação da curvatura. Também se pode observar nesse quadro a falta de desenvolvimento do terço médio da face, apêndice nasal em desproporção com a face (muito pequeno), rotação dos ombros para a frente e enrugamento do músculo mental na intenção do vedamento labial, todos sinais de respiração oral.

Audição Comprometida

Alterações nas vias aéreas, como hipertrofia de tonsilas, hiperplasia do tecido linfoide-adenoide e intumescimento da mucosa nasal, acarretam complicações na tuba auditiva, dificultando a regularização da pressão interna da orelha média, o que pode evoluir para otite média, que, por sua vez, pode trazer alterações na audição, comprometendo a membrana timpânica em vários graus.

Otites médias repetitivas provocam grande flutuação na audição, trazendo complicações no estabelecimento de padrões acústicos, que, por sua vez, podem desencadear um distúrbio da audição, prejudicando a interpretação de padrões sonoros, o que compromete a concentração e evolui para déficit de atenção.

Olfato Prejudicado

Mais primitivo dos sentidos humanos, o olfato é sentido pelo nariz. Quando ocorre alguma obstrução nasal por rinite, sinusite, desvio de septo, e principalmente quando é estabelecida a respiração oral, esse sentido fica muito comprometido, com perda de sensibilidade da mucosa nasal. Seu comprometimento altera toda a relação do indivíduo com o meio.

Assimetria Facial

Com base na teoria de Moss, o respirador oral apresenta crescimento facial fora do padrão, palato profundo (ogival), largura da face diminuída; a maxila e a mandíbula apresentam-se hipodesenvolvidas; as narinas são estreitas; o ângulo goníaco apresenta-se aumentado; e a cavidade nasal tem suas proporções diminuídas. Pode-se observar desvio de septo.

Maloclusão Dental

A respiração oral pode acarretar vários distúrbios intraorais, pois, com a ausência de vedamento labial, ocorre desequilíbrio das forças responsáveis pela manutenção da oclusão, como:

- mordida aberta anterior
- mordida cruzada posterior
- palato profundo (ogival)
- retração do mento
- relação molar alterada (Classe II de Angle)
- protrusão dos incisivos superiores
- língua posicionada no assoalho da boca

Alto Índice de Cáries

Todas as alterações intraorais mencionadas colaboram para que o índice de cáries seja elevado em pacientes portadores de respiração oral, pois há alteração da microbiota oral, já que o fluxo salivar torna-se reduzido pelo ressecamento que a respiração oral causa. Esse fato altera a resistência do ambiente oral para microrganismos importantes para a formação da cárie.

Hipertrofia Gengival

Com a cavidade oral ressecada, a mucosa gengival reage com inflamação, principalmente na porção vestibular dos dentes superiores anteriores. A mucosa ainda se apresenta avermelhada, brilhante e com intenso sangramento. Essa condição propicia o acúmulo de placa bacteriana devido também à falta de lubrificação de saliva.

Mastigação de Boca Aberta

Observa-se, na literatura, que o padrão respiratório oral pode interferir negativamente na mastigação quanto a alguns aspectos, como tempo mastigatório, restos de alimento na cavidade oral, postura dos lábios inadequada, ruído durante a mastigação, mastigação unilateral e ineficiência da quebra do alimento.

Como o paciente é respirador oral, a mastigação fica dificultada para ser executada com os lábios ocluídos, assim como a deglutição; além disso, há alterações de tônus da musculatura da face que prejudicam o processo mastigatório. Como a mastigação se processa sem vedamento labial, ela ocorre em maior velocidade e de modo desordenado.

O excesso de saliva presente durante a mastigação, excretado na intenção de umidificar mais o ambiente oral, colabora para a produção de ruídos.

Alterações dos Órgãos Fonoarticulatórios

- Os músculos elevadores da mandíbula apresentam hipofunção, hipotonia e hipotrofia.
- Os músculos dos lábios superior e inferior apresentam-se com incompetência e hipofunção.
- Os músculos do lábio superior apresentam-se retraídos.
- Os músculos do lábio inferior apresentam-se com eversão, e há interposição labial entre os dentes.

- Alteração do tônus e hipofunção dos músculos bucinadores.
- Alteração da musculatura da região supra-hióidea.
- Lábios ressecados e pálidos.
- Posição mais anteriorizada da língua, com elevação de seu dorso na tentativa de regular o fluxo de ar que entra pela cavidade oral.
- Alteração da propriocepção oral.

Alterações das Funções Orais

- Presença de voz anasalada e/ou rouca.
- Ineficiência mastigatória.
- Respiração e mastigação concomitantes, podendo ocasionar engasgos.
- Projeção anterior da língua.
- Músculo orbicular do lábio contraído.
- Fala com pouca articulação e ceceios.
- Distorção da fala, com anteriorização da língua durante a produção dos sons de /s/ e /z/.
- A língua pode se posicionar com o dorso elevado e ponta mais baixa, favorecendo a instalação de maloclusão, como a Classe II de Angle (projeção exagerada da maxila em relação à mandíbula), inibindo o crescimento da mandíbula e estimulando o crescimento anterior da maxila.
- A língua pode se posicionar no soalho da boca, estimulando a instalação de maloclusão como a Classe III de Angle (prognatismo).
- A língua pode posicionar-se entre os arcos dentais, pressionando os dentes, estimulando a instalação de uma mordida aberta anterior.

Ronco e Sialorreia Noturna

Presença de ruídos durante o sono e baba no travesseiro é sinal característico dos respiradores bucais, pois em muitos casos há presença de hipertrofia de adenoides. Noites maldormidas e agitadas fazem parte desse quadro. A hipertrofia de adenoide faz o espaço aéreo por onde passa o ar diminuir; a força necessária para aspirar o ar é muito grande, fazendo com que a vibração dos tecidos nas vias aéreas produza barulho caracterizado pelo ronco.

A sialorreia noturna é consequência da necessidade de o respirador oral permanecer o tempo todo de boca aberta para conseguir aspirar o ar.

Respiração Ruidosa

Pode ocorrer produção de ruído durante a respiração na obstrução das vias aéreas como ocorre na hipertrofia de adenoide, por exemplo, pois as cavidades nasais têm um estreitamento na passagem do ar.

Apneia Noturna

A apneia é definida como parada completa do fluxo de oxigênio por via oronasal por pelo menos 10 s, diminuindo a saturação de oxigênio pelo menos em 4%. Acarreta noites maldormidas, cansaço diurno, desatenção e lentidão.

Redução do Apetite

Como o olfato é de responsabilidade do nariz, bem como parte do paladar, qualquer alteração na função desse órgão alterará o apetite, por falta de interesse pelo alimento, por não ser estimulado pelo olfato e paladar ou, até mesmo, por constante sensação de saciedade que o ar que entra pela boca provoca no estômago.

Disfunção da Articulação Temporomandibular

Problemas que acometem a articulação temporomandibular recebem o nome de disfunção temporomandibular (DTM). Envolvem estruturas e músculos da mastigação. Essa disfunção pode estar ligada a múltiplos fatores, como traumas, mastigação unilateral, alterações dentárias, tensões musculares, hábitos nocivos como onicofagia, posturas inadequadas como mão apoiando o queixo por tempo prolongado, por exemplo. A respiração oral, por envolver hipofunção e hipodesenvolvimento de músculos e ossos da face, pode provocar DTM.

Problemas Estomacais

Além da inapetência provocada pela hipofunção nasal, o respirador oral ingere muito ar, dando a sensação de saciedade. A mastigação ineficiente também atrapalha a digestão, pois o indivíduo mastiga pouco, e os pedaços de alimentos são poucos triturados, dificultando o processo digestivo. A falta de alimentação pode comprometer a manutenção do peso corporal e, também, a digestão dos alimentos.

Problemas Intestinais

Se a digestão do respirador oral pode ficar comprometida, suas funções intestinais também sofrem essa influência pela mastigação ineficiente e pela deficiência na absorção de nutrientes. O intestino geralmente se apresenta ressecado e há dificuldade em evacuar.

Dificuldades Escolares

A criança respiradora oral pode apresentar baixo rendimento escolar devido às alterações de sono, pois o sono não é reparador. Assim, a criança tende a ficar com a atenção rebaixada e a concentração alterada, dificultando a aprendizagem.[13-27]

Além de todos os comprometimentos até aqui explicados, o respirador oral ainda corre o risco de sofrer hipóxia. Esta se caracteriza pela insuficiente quantidade de oxigênio que chega ao sistema nervoso central para que este cumpra todas as suas funções. Pode acarretar muitos danos ao paciente, como:

- Insônia
- Menor rendimento físico
- Incoordenação global
- Cansaço frequente
- Agitação
- Ansiedade
- Impaciência
- Desânimo
- Impulsividade
- Dificuldade de atenção e concentração
- Nervosismo.

Outros Problemas

- Aumento das amígdalas faríngea e palatinas
- Hipertrofia de adenoide
- Halitose
- Sede constante
- Perda de peso ou obesidade.

Após essa explanação sobre a síndrome do respirador oral, fica mais fácil mostrar a importância do equilíbrio das funções estomatognáticas no ser humano, ainda mais quando o indivíduo em questão é um atleta.

No atleta, a captação de oxigênio e a capacidade do organismo de executar essa função é de extrema importância e reflete diretamente em seu desempenho.

Deve-se pontuar que o organismo do atleta está em constante sobrecarga, o que provoca alterações cardiorrespiratórias, bioquímicas e musculares. Todas essas alterações ocorrem para que o organismo obtenha energia suficiente para se manter em esforço.[28]

É imprescindível a presença do oxigênio nesse processo, pois ele é o responsável pela queima dos combustíveis do organismo do atleta – a chamada atividade aeróbica. Um atleta maratonista, por exemplo, necessita de cerca de 72 a 75 ml de oxigênio por quilograma por minuto.

A respiração nasal faz mais ar ser inspirado e mais bem aproveitado; mas, dependendo do tempo de duração de treinos e competições ou da modalidade esportiva, a respiração oronasal se faz necessária. Segundo Beltrami (2011),[29] em uma corrida de longa distância, a respiração do atleta deve permanecer em um ritmo constante durante boa parte do exercício, indicando que seu organismo está em um estado estável. Durante o repouso normalmente ocorre a respiração pelo diafragma, o principal músculo respiratório. Quando o diafragma se contrai, ele desce, forçando vísceras para baixo e abrindo espaço para que os pulmões se expandam. Ciclos de inspiração/expiração mais completos permitem que essas trocas sejam feitas de maneira mais adequada, diminuindo a sensação de esforço. Isso ocorre quando a respiração se processa por via nasal, pois o organismo executa todas as suas funções.

Quando a respiração desse atleta é oral, o organismo é obrigado a usar parte da energia para aquecer, filtrar e umedecer o ar.

Durante a respiração e o exercício, é muito importante observar a postura, pois esta determina a distribuição da sobrecarga para ossos, músculos, tendões ligamentos e discos. Quando a postura e a respiração se mantêm equilibradas e adequadas, ocorre um ganho no desempenho por equilíbrio biomecânico.[11,30] No atleta respirador oral, devido à sua postura com ombros anteriorizados e coluna vertebral em cifose, o diafragma fica em posição contraída, sem força; assim, ele se torna incompetente, pois não consegue pressionar as vísceras para uma posição inferior nem os pulmões se expandem para receber mais ar. Sendo assim, a respiração do atleta respirador oral se estabelece de modo curto e superficial.

Em um atleta respirador oral, a energia proveniente do oxigênio através da respiração é insuficiente, pois toda a captação de ar é desempenhada pela boca, e o organismo sofre, ao longo do processo de respiração, grandes perdas de capacidade aeróbica. Em primeiro lugar, o organismo de um atleta respirador oral tem que despender energia para umedecer e aquecer o ar que entra pela boca, como dito aqui. Como o ar não entra pelo nariz, as vias aéreas superiores, com o decorrer do tempo, sofrem sérias alterações que interferem na mecânica ventilatória pulmonar. Como o ar não entra pelas fossas nasais, suas terminações neurais deixam de ser excitadas. O ar vai até o pulmão por uma via mais curta e fácil, acarretando atrofia funcional relativa à capacidade respiratória, alterando o ritmo respiratório e levando à diminuição da força muscular respiratória.[31] Além disso, a diminuição da resistência ao fluxo aéreo do respirador oral leva a menor ventilação e oxigenação dos alvéolos mais periféricos.

A quantidade de oxigênio inspirado diminui; pouco sobra para fornecer energia aos músculos, que são muito solicitados em treinos e competições. Assim, um atleta respirador oral tem um sério comprometimento de seu desempenho, da ordem de 20 a 25%.

Exemplo disso é a história de Ronaldo "Fenômeno". Ronaldo Luiz Nazário de Lima, em seu início de carreira, tinha talento mas não conseguia correr, o que comprometia todo o seu potencial. Foi classificado como tendo condicionamento físico aquém do esperado. Na época, um cirurgião-dentista que prestava serviço ao clube defendido pelo jogador observou a maloclusão e a respiração oral no jovem atleta. Encaminhou então o garoto para tratamentos indicados, e hoje o que se vê é um atleta com um histórico brilhante de conquistas.

Como Ronaldo, há muitos atletas que desconhecem a importância do equilíbrio de suas funções neurovegetativas. Esses aspectos devem ser abordados em reuniões com a equipe de apoio do atleta, orientando-a a suspeitar, observar e encaminhar os atletas ao profissional de saúde que terá todas as condições de diagnosticar, tratar, encaminhar e acompanhar cada caso individualmente.

Há riscos muito importantes a que o atleta respirador oral está exposto, pois uma obstrução nasal pode levar ao uso indiscriminado de substâncias com atividade alfadilatadora que elevam a pressão arterial, predispondo o atleta a arritmias e, até mesmo, parada cardíaca.[32]

A partir do mau hábito da respiração oral pode ocorrer a instalação de outros hábitos nocivos à saúde que acarretam mais prejuízos ao atleta. Um deles é a onicofagia; como o respirador oral é normalmente ansioso, acaba tentando extravasar a ansiedade nas unhas e cantos dos dedos. As atividades parafuncionais podem sobrecarregar o sistema mastigatório, desempenhando um papel etiológico para o desenvolvimento das DTM.[33,34] Dentre as diversas parafunções orais, apertamento dos dentes, bruxismo e onicofagia são as mais comumente relatadas. Tem sido relatado que o apertamento incisal provocado pela onicofagia pode determinar a redução do espaço, seguido por compressão do disco articular da articulação temporomandibular (ATM).[35-37]

Outro problema que o atleta respirador oral enfrenta é o subaproveitamento do alimento, pois, a mastigação deficiente não quebra os nutrientes de modo satisfatório, e na ânsia de respirar a mastigação torna-se um ato de curta duração impedindo que a saliva e o ato de mastigar processem os nutrientes que sofrem lise na cavidade oral. Além disso, a respiração oral normalmente vem acompanhada de maloclusão dentária; esta também interfere no subaproveitamento de nutrientes necessários para que o atleta obtenha a energia que garantirá seu desempenho.[38-41]

Dores na região abdominal também são relatadas em respiradores bucais praticantes de esporte. Essa dor é resultado do ar presente na cavidade abdominal após a respiração bucal e provoca expansão abdominal, pressionando órgãos.

Como mencionado, o respirador oral pode apresentar transtornos do sono, como apneia noturna (pausa respiratória da passagem do ar pelas vias aéreas superiores). Esses episódios podem ocorrer inúmeras vezes durante o sono. Ambos os eventos comprometem o descanso e a recuperação física do atleta, que pode apresentar sonolência diurna e déficits de atenção, concentração e memória, prejudicando seu desempenho.[39-42]

A Fonoaudiologia pode contribuir também para a saúde auditiva de atletas, treinadores, técnicos; enfim, pode trabalhar de maneira efetiva para que a equipe de suporte ao atleta também fique com todas as suas funções de fala e audição em ordem. Acredita-se que essa ação indireta também colabora para o desempenho do grupo esportivo.

Para a Fonoaudiologia é imprescindível o trabalho trans e multiprofissional, pois este tem se mostrado eficiente. Considerando-se as alterações como um todo, de forma e/ou de função, quando tratadas em conjunto, o tempo de reabilitação torna-se menor, proporcionando ao indivíduo melhor qualidade de vida, auxiliando em consequência o rendimento do atleta durante suas atividades esportivas.

Referências Bibliográficas

1. Rubin RM. Mode of respiration and facial growth. *Am J Orthod*, 1980; 78:504-10.
2. Lino AP. Hábitos de respiração bucal. *In: Ortodontia Preventiva Básica*, 1ª ed. São Paulo: Artes Medicas, p 87, 1990.
3. Aragão W. Respirador bucal. *J. Pediatr*, 1988; 64(4):349-352.
4. Dias RB, Silva CMF, Gennari MG, Coto NP. Problemas odontológicos x rendimento desportivo. *Rev Odontol Univ Santo Amaro*, 2005; 10(2):28-31.
5. Bresolin D, Shapiro PA, Shapiro GG, Chapko MK, Dassel S. Mouth breathing in allergy children: its relatioship to dental facial development. *Am J Orthod*, 1983; 83:334-340.
6. Rodrigues J. Respiração Bucal. *J Bras Ortod Maxilar*, 1996; 1:44-6.
7. McNamara JAJR. Influence of respiratoty pattern on craniofacial growwth. *Angle Orthod*, 1981; 51:269-99.
8. Conselho Federal de Fonoaudiologia. Acesso em http://www.fonosp.org.br/crfa-2a-regiao/fonoaudiologia/o-que-e-a-fonoaudiologia.
9. Kause. *Apub:* Marks MB. Allergy in relations to orofacial dental deformities in children. *J Allergy*, 1965; 36:293-302.
10. Santos HL, Santos HL, Santos RP. A importância da visão multidisciplinar no diagnóstico e tratamento de indivíduos com a síndrome do respirador bucal. *Rev ABO Nac*, 2008; 16(4):230-2.
11. Conti PB, Sakano E, Ribeiro MA, Schivinski CI, Ribeiro JD. Assessment of the body posture of mouth-breathing children and adolescents. *J Pediatr* (RJ), 2011; 87(4): 357-63.
12. Moss ML, Salentijn L. The primary role and functional matrices in facial growth. *Am J Orthod*, 1969; 55:566-77.
13. Profitti WRD. *Ortodontia Contemporânia*, 2ª ed. Rio de Janeiro: Guanabara Koogan, 1995.
14. Angle EH. *Treatment of malocclusion of the Teeth*, 7th ed. Philadelphia: SS White Dental Mfg Co, 1907.
15. Marks MB. Allergy in relations to orofacial dental deformities in children. *J Allergy*, 1965; 36:293-302.

16. Moura CR. Maloclusão: etiologia, prevenção e classificação. In: Ortodontia Clínica-Passo a Passo, 1ª ed. São Paulo: Robe Editorial, p 129, 1991.

17. Meredith GM. Airway and dentofacial development. F Méd (BR), 1988; 97:33-40.

18. Cintra CFSC. Respiração bucal: uma responsabilidade ortodôntica? Collectanea Symposium Atualização em rinite, sinusite e cirurgia endoscópica sinusal, 1ª ed. São Paulo: Frontis Editorial, 1999: 1-8.

19. Wandansen NF. Rinite alérgica. Pediatr Mod, 1982; 17:211-7.

20. Mocellin L. Alteração oclusal em respiradores bucais. J Bras Ortodontia Ortod Max, 1997; 2:45-8.

21. Aragão W. Respirador bucal (RB). Odontol Mod, 1986; 13:39-41.

22. Koga CY, Unterkircher CS, Fanginato V, Warana-be H, Jorge V. Influência da síndrome do respirador bucal na presença de estreptococos do grupo mutans e imunoglobulinas anti-streptococcus mutans na saliva. Rev Odontol UNESP, 1996; 25:207-16.

23. Eslami A, Sadeghi EM. Gingivitis del respirador bucal: una revisión clínico-patológica. Compend Educ Contin Odontol, 1988; 4: 14-20.

24. Milanesi LA, Nagata MJH, Farinelli EC, Strabelli DB. Respirador bucal e suas implicações periodontais. Odontol Mod, 1993; 20:25-6.

25. Wippel MLM, Santos SF. Os distúrbios de comportamento no respirador oral. In: Fonoaudiologia e Educação: uma parceria necessária. Organização Ângela Ribas, Solange Pazini. Curitiba: UTP, 2010: 48-55.

26. Jacobson L. Mouthbreathing and gingivitis 1. Gingival conditions in children with epipharyngeal adenoids. J Periodont Res, 1973; 8:269-77.

27. Oliveira RLB, Noronha WP, Leonardo RB. Avaliação da performance mastigatória em indivíduos respiradores nasais e orais. Rev CEFAC, 2012; 14(1):114-21.

28. Amadio AC. A ciência constrói atletas. Revista Super Interessante (São Paulo), 1 jun 1991; 5(3):34-49.

29. Beltrami F. A respiração durante a corrida. Revista Contra-Relógio, ed 219, dezembro 2011

30. Moffat M, Vickery S. Manual de Manutenção e Reeducação Postural. Porto Alegre: Artmed, 2002.

31. Marins RS. Síndrome do respirador bucal e modificação posturais em crianças e adolescentes: a importância da fisioterapia na equipe interdisciplinar. Fisioterapia em Movimento, 2001; 14(1):45-52.

32. Karakauer LH, Di Francesco RC, Marcehisan IQ. Conhecimentos Essenciais para Entender Bem a Repiração Oral. Pulso Editorial, 2003.

33. Winocur E, Littner D, Adams I, Gavish A. Oral habits and their association with signs and symptoms of temporomandibular disorders in adolescents: a gender comparison. Oral Surg Oral Med Oral Pathol Oral Radiol Endod. 2006; 102(4): 482-7.

35. Michelotti A, Cioffi I, Festa P, Scala G, Farella M. Oral parafunctions as risk factors for diagnostic TMD subgroups. J Oral Rehabil; 37(3):157-62.

36. Feteih RM. Signs and symptoms of temporomandibular disorders and oral parafunctions in urban Saudi Arabian adolescents: a research report. Head Face Med, 2006; 2:25.

37. Takenami Y, Kuboki T, Acero CO, Jr, Maekawa K, Yamashita A, Azuma Y. The effects of sustained incisal clenching on the temporomandibular joint space. Dentomaxillofac Radiol, 1999; 28(4):214-8.

38. Elamdjian TR, Dias RB, Lima MR, Coto NP. Occurrence of nail biting among athletes in grassroots football. SALUSVITA (Bauru), 2012; 31(2):133-40.

39. Smith MS, Gonzalez C. The relationship between nasal obstruction and orofacialgrowth. Ped Clin of North American, 1989; 36(6):1501-13.

40. Marchesan IQ, Krakauer LH. A importância do trabalho respiratório na terapia miofun-

cional. Tópicos em Fonoaudiologia, vol II. São Paulo: Lovise, 1995: 155-160.

41. Okuro RT, Morcillo AM, Ribeiro MÂ; Sakano E, Conti PB, Ribeiro JD. Mouth breathing and forward head posture: effects on respiratory biomechanics and exercise capacity in children. *J Bras Pneumol*, 2011; 37(4):471-9.

42. Burger RCP, Caixeta EC, Di Ninno CQM. A relação entre apnéia do sono, ronco e respiração oral. *Rev CEFAC* (São Paulo) 2004; 6(3):266-71.

Capítulo 12

Considerações sobre a Fisioterapia na Odontologia do Esporte

Kenia Guerra
Neide Pena Coto
Reinaldo Brito e Dias

Para iniciar um capítulo no qual se relaciona a ação da Fisioterapia com a da Odontologia, vale definir Fisioterapia. Esta é a ciência que estuda, previne e trata os distúrbios funcionais que acometem órgãos e sistemas do corpo humano gerados por alterações genéticas, traumas e doenças adquiridas.[1] Para a realização dos tratamentos, utilizam-se recursos físicos, mecânicos e manuais que agem sobre tecidos do corpo humano, órgãos, sistemas e articulações. Caracteriza-se, ainda, por estudar o funcionamento e movimento do corpo, considerando o indivíduo na sua totalidade, relacionando aspectos físicos e psicológicos, com o objetivo de melhorar a qualidade de vida e restabelecer funções para a realização de atividades cotidianas.

A história da Fisioterapia se inicia com relatos na Antiguidade, entre 4000 a.C. e 395 d.C., quando se utilizavam agentes físicos disponíveis como recursos e técnicas para aliviar dores e incômodos; assim, por exemplo, o uso de peixes elétricos como recurso terapêutico para alívio de dores, o que provavelmente deu origem à eletroterapia. Nesse período, os sacerdotes dominavam a técnica da ginástica para fins terapêuticos na cura de doenças já instaladas.[2]

Observam-se também, na história, relatos de Galeno sobre a equitação como meio de recuperar a saúde e a utilização de um tipo de ginástica para corrigir o tórax deformado de um rapaz. Hipócrates, o pai da Medicina, citou pela primeira vez o termo "Medicina da Reabilitação", já que utilizava os recursos terapêuticos para fortalecer músculos enfraquecidos.[2]

A Fisioterapia atua em muitas áreas da Saúde, sempre visando ao restabelecimento das funções para que o indivíduo possa ser reinserido na sociedade. Sua ação acontece nas áreas da Traumato-Ortopedia, Neurologia, Pneumologia, Pediatria, Geriatria, Ginecologia, Urologia, Dermatofuncional e, além dessas, pode agir conjuntamente com outras, auxiliando na obtenção de resultados nos tratamentos, como no caso da Odontologia.

A reabilitação do paciente ou a ação preventiva é possível com os seguintes recursos:

- *Eletroterapia*: terapia realizada com o uso de correntes elétricas para alívio de dor ou estímulo muscular, por meio de aparelhos como TENS ou FES, entre outros.
- *Cinesioterapia*: terapia através do movimento. Aqui estão incluídos exercícios de forma geral e técnicas específicas, como reeducação postural global (RPG®) e pilates.

- *Termoterapia*: terapia que utiliza o calor como tratamento (ondas curtas, ultrassom e micro-ondas).
- *Crioterapia*: terapia com uso de gelo.
- *Massoterapia*: terapia que usa vários tipos de massagem para alívio dos sintomas.
- *Hidroterapia*: terapia que consiste em realizar os exercícios dentro da água.
- *Equoterapia*: terapia realizada com auxílio de um cavalo.

É importante ressaltar que a possibilidade de ação da Fisioterapia em várias áreas da Saúde proporciona uma relação interdisciplinar e multiprofissional cuja meta é superar o desafio do correto diagnóstico e estabelecer o tratamento adequado.

Atualmente, busca-se cada vez mais a prevenção de doenças e o cuidado com o corpo. Essa preocupação em manter o equilíbrio dos sistemas coloca a Fisioterapia e a Odontologia cada vez mais em contato, já que muitos estudos mostram como o corpo reage com a mudança da postura para se adaptar a alterações odontológicas. Assim, sempre que houver uma desorganização na sua estrutura, o corpo irá buscar o melhor alinhamento possível. No caso de uma desorganização do sistema estomatognático, a postura poderá sofrer as consequências na busca do equilíbrio, nem que para isso tenha que mudar a posição de um segmento do corpo, como a da cabeça e a da cervical (compensação).

▶ GLOBALIDADE E CADEIAS MUSCULARES

Para entender como as alterações relacionadas com a boca interferem na postura, é importante entender o conceito de globalidade, que mostra a ligação direta de um músculo em relação a outro. Isso se dá porque estes se posicionam como uma grande cadeia, tendo uma relação entre si, funcionando como em um "efeito dominó", em que a ação de um interfere na ação ou posição do outro. Contribuindo para esse sistema, há a fáscia, uma membrana que fica entre os músculos e entre pele e músculos, reforçando essa interligação.

As fáscias musculares são compostas de tecido conjuntivo e se organizam em camadas, unindo e separando ao mesmo tempo ossos, músculos e órgãos. Além de servir como uma película lubrificada entre as estruturas, diminuindo o atrito entre elas, a fáscia transmite as tensões geradas para os músculos, interferindo no seu comprimento e funcionamento.

Para o equilíbrio do corpo, a fáscia deve ser flexível, assim como os músculos, que devem ser alongados e tonificados adequadamente. Entretanto, se ocorrer trauma direto ou indireto, estresse físico e psicológico ou inflamações, pode ocorrer uma tensão na fáscia que poderá ser transmitida a um músculo, o qual tenderá a se tensionar também. A partir daí, uma reação em cadeia pode acontecer, e outros músculos ou pontos da fáscia podem entrar em tensão, alterando a postura.

O estudo sobre cadeias musculares começou com Françoise Mézières, que, na década de 1940, observou cuidadosamente o aparelho locomotor e desenvolveu uma técnica para tratar os desequilíbrios corporais.[3] A partir daí, a influência do método Mézières deu origem ao conceito de globalidade e cadeias musculares, no qual se baseia o método RPG®, criado pelo francês Philippe-Emmanuel

Souchard, introduzido no Brasil na década de 1980. Esse método melhora dores e corrige a postura de maneira global, agindo em todos os pontos do corpo, que serão trabalhados ao mesmo tempo para evitar, ao máximo, as compensações durante o tratamento.

Kendall[4] cita a definição de postura como o arranjo relativo das partes do corpo. Se a boa postura é o estado de equilíbrio muscular e esquelético que protege as estruturas de suporte do corpo contra lesões ou deformidades, a má postura é uma relação defeituosa entre várias partes do corpo que produz uma maior tensão sobre essas estruturas de suporte.

Como o corpo sempre buscará um equilíbrio, toda desorganização de um segmento corporal irá exigir uma nova organização para garantir todas as funções. Assim surge a postura compensatória.[5]

Todo músculo que sofre uma alteração na sua fisiologia, seja encurtamento, mudança do tônus ou perda da função, irá alterar a posição das estruturas e das articulações que o rodeiam, e isso poderá mudar também a postura e a função de uma região distante dele (mecanismo compensatório). É nisso que se baseia o conceito de globalidade no tratamento fisioterapêutico: olhar o indivíduo como um todo, e não o segmento a ser tratado somente, já que tudo está em comunicação.

Na postura, a origem do mecanismo compensatório está na tentativa do corpo em manter o equilíbrio em todos os sentidos da palavra.

O corpo sempre buscará assegurar a sobrevivência. Quando uma função primordial como a respiração está alterada, "liga-se o alerta", e o corpo busca a melhor posição para garantir a troca gasosa fazendo, muitas vezes, a postura sofre alterações. Do mesmo modo, se, por algum motivo, a nutrição estiver prejudicada por alteração da mastigação, lesões ou dores, o corpo buscará uma maneira de realizar essa função, mesmo que isso provoque um desequilíbrio muscular e postural. E tendo a respiração e a nutrição como pontos principais na sobrevivência, o sistema nervoso automático assume o papel de ajustar as condições para que o mínimo de atividade dessas funções seja realizada, e então tudo pode acontecer com a postura.

A existência de uma alteração postural em determinada região não significa que as compensações aconteçam somente em regiões próximas; muitas vezes elas podem acontecer ao longo de toda a cadeia muscular. Com isso, pode-se observar que, em algumas situações, a região próxima à alteração conseguiu manter-se equilibrada e outra mais distante sofreu a compensação. Para ilustrar, um atleta que sofreu entorse de tornozelo pode não ter a postura do pé alterada. Contudo, se não for tratado corretamente, pode ser que a compensação apareça somente no ombro (e não no joelho, articulação mais próxima, como esperado), não importando a que distância estejam.

Portanto, as compensações posturais podem acontecer em qualquer região e não há uma ordem ou regra para isso. Espera-se que o corpo se comporte de determinada maneira na tentativa de manter o equilíbrio, mas, devido à ação muscular, pode haver mudanças na compensação para qualquer direção ou região.

Além da necessidade de manter o equilíbrio do corpo, a razão para essas compensações posturais acontecerem está na diferença entre dois tipos de músculos que compõem as cadeias musculares: estáticos e dinâmicos.

Músculos Estáticos e Músculos Dinâmicos

Os músculos estáticos têm grande quantidade de tecido conjuntivo e grande presença de motoneurônios do tipo alfatônico, que contribuem para que esses músculos sejam mais "resistentes" ao movimento, porém tendem a se encurtar mais, já que são mais tonificados e fibrosos.[6]

São esses músculos os responsáveis por nos manter em pé, contra a gravidade. Para que isso aconteça, como o corpo está em constante oscilação (movimentos dos membros e deambulação), eles fazem os ajustamentos posturais constantes para que se mantenham o equilíbrio e o centro de gravidade entre os pés.[7] Eles têm funções de pilares, de sustentadores da postura, ou seja, quase não ficam em repouso, tendendo a rigidez e retração (encurtamento).

Já os músculos dinâmicos apresentam pequena quantidade de tecido conjuntivo juntamente com a presença de motoneurônios fásicos, facilitando a execução do movimento e relaxamento após o término de uma contração. Eles tem facilidade em relaxar e, por isso, tendem a ser mais flácidos.[6]

Com base nas diferenças fisiológicas, a flacidez de um músculo dinâmico e a rigidez e/ou o encurtamento de um músculo estático alteram a postura, principalmente se não for feito um trabalho de reequilíbrio muscular para fortalecer e alongar os músculos de maneira adequada. Isso porque o músculo dinâmico tende a ser "vencido" pela contração e rigidez do estático, o que altera a postura. O alongamento deve estar em harmonia com a força: um músculo muito forte e encurtado não é eficaz.

No esporte, o atleta pode apresentar tendência à alteração postural pelo próprio gesto esportivo, que é repetido várias vezes nos treinos com o objetivo de alcançar o melhor desempenho possível. Associado a isso, se houver uma mudança na posição e biomecânica, em consequência de uma alteração odontológica, por exemplo, a compensação na postura será maior ainda e isso aumenta o risco de lesões.

O músculo é elástico e, como todo elástico, quanto mais for esticado, com mais força ele volta à posição inicial. Assim, a força é diretamente proporcional à flexibilidade. Levando-se em consideração um esporte de arremesso, o atleta terá que "jogar" seu braço o máximo possível para trás antes de fazer o lançamento, pois assim poderá conseguir uma distância de impulso maior.[7]

Portanto, o trabalho de alongamento e fortalecimento muda de acordo com o tipo de músculo que será solicitado na prática esportiva, isso porque a ativação da musculatura ocorre de maneira indiferenciada entre os estáticos e dinâmicos. Nesse caso, o que é bom para os músculos estáticos não é para os dinâmicos. O treino esportivo poderá ter efeito positivo nos dinâmicos melhorando seu tônus, mas poderá sobrecarregar os estáticos, aumentando sua rigidez e tônus, alterando a postura. Nesse caso, o alongamento torna-se mais importante que o fortalecimento para os estáticos.

Cadeias Musculares

Para entender a ação das cadeias musculares na postura, é importante saber que elas são formadas pelos músculos estáticos e conhecer quais são os músculos que compõem essas cadeias.

As principais cadeias que compõem o sistema musculoesquelético são: cadeia-mestra estática posterior e a cadeia-mestra estática anterior.

A cadeia-mestra estática posterior é formada pelos músculos espinais, musculatura profunda das nádegas (pelvitrocanterianos), isquiotibiais, poplíteo, tibial posterior, tríceps sural e músculos do arco do pé.[6,7]

O encurtamento ou rigidez dessa cadeia, iniciando pelos espinais, pode gerar uma região dorsal retificada, o que projeta o tórax para a frente. Nas regiões lombar e cervical, observa-se acentuação da curvatura; em consequência, pode ocorrer uma alteração da posição dos joelhos que se afastam (joelhos varos) e os pés tendem a ser cavos.

A cadeia-mestra estática anterior é composta pelos escalenos e intercostais que fazem a manutenção do tórax, sistema musculofibroso anterior (tendão do diafragma), diafragma, psoas, pectíneo, adutores, músculos anteriores da perna (tibial anterior) e extensores dos dedos.[6,7] O quadríceps (anterior da coxa) é dinâmico, não fazendo parte dessa cadeia.

O diafragma é o músculo principal da respiração, com suas inserções ao redor da caixa torácica, sendo dois pontos de inserção mais importantes para a fisioterapia: a sua fixação na região lombar, que causa hiperlordose quando tensionado, e sua fixação na região anterior, que faz parte de um sistema de músculos e ligamentos chamado sistema musculofibroso anterior.

As estruturas que compõem esse sistema têm função de manter os órgãos suspensos e em um lugar determinado, e não sobrepostos uns aos outros.[7] Elas se interligam, criando uma relação da cervical com o diafragma, e estendem-se até a lombar. Apresentam características fibrosas, o que contribui para serem mais rígidas e mais difíceis de serem alongadas. Quando essas estruturas estão tensionadas, deixam o paciente em uma postura de hipercifose dorsal, com o tórax menos móvel o que, consequentemente, interfere na ventilação.

O encurtamento/rigidez da cadeia-mestra estática anterior acarreta projeção da cabeça para a frente, hipercifose dorsal, protrusão dos ombros, joelhos para dentro (por retração dos adutores) e os pés tendem a ser planos ("chatos") por ação dos músculos da perna.

No caso de um encurtamento da musculatura anterior do corpo (e do sistema musculofibroso), o paciente tenderá a ter o seu peso corporal deslocado para a frente, alterando o centro de gravidade, o que piora a postura.

Além das cadeias-mestras, outras cadeias estáticas, chamadas de cadeias secundárias, são importantes na ação da postura.

Relacionada à Odontologia, a cadeia inspiratória tem grande importância, pois sua retração eleva o tórax, limitando a sua movimentação e também a excursão do movimento do diafragma.[7] Essa cadeia encurtada ou rígida poderá acentuar alterações musculares presentes em problemas odontológicos, assim como poderá ser afetada caso as alterações se iniciem na boca.

A cadeia inspiratória é formada por escalenos, esternocleidomastóideo, diafragma, intercostais, espinais dorsais e peitoral menor.[6] Se encurtada ou rígida, como compensação pode haver hiperlordose cervical, ombros protrusos e hipercifose.[6,7]

Associados à tensão do sistema musculofibroso, os músculos inspiratórios, que são estáticos, tendem à grande contração durante a prática esportiva (em que são solicitados em demasia), e isso irá contribuir para que a respiração fique mais curta, o que diminuirá a movimentação da caixa torácica e, em consequência, poderá alterar a posição da coluna dorsal que se comunica com o esterno através das costelas.[6] A longo prazo, uma diminuição da amplitude respiratória (respiração curta) irá reduzir a movimentação do tórax, encurtando o sistema musculofibroso anterior, mudando toda a postura, o que poderá dificultar a posição ereta alinhada.

A retração da cadeia anterointerna do ombro dificulta o movimento de elevação e abdução do ombro, já que é formada pelas fibras superiores do peitoral maior, coracobraquial, subescapular e grande dorsal.[6,7]

A cadeia superior do ombro é composta pelos músculos trapézio e peitoral menor e pelos feixes médios do deltoide, e o encurtamento dessa cadeia eleva exageradamente os ombros na direção das orelhas, pois é formada pelo músculo trapézio, além do peitoral menor e feixes médios do deltoide.[6,7]

A cadeia anterior do braço pode apresentar-se encurtada por ação do bíceps braquial, músculo braquiorradial, pronador redondo, músculos palmares e flexores dos dedos. A tendência será manter o cotovelo e dedos em flexão, limitando os movimentos de extensão.[6,7]

O encurtamento da cadeia anterointerna do quadril pode acarretar hiperlordose lombar, anteversão do quadril, rotação interna dos joelhos e limitar a abdução dos membros inferiores. Essa cadeia é composta pelo músculo iliopsoas e pelos adutores (pectíneo, adutor curto, adutor longo, reto interno, porção anterior do adutor magno).[6,7]

A cadeia lateral do quadril é formada pelos músculos piriforme, glúteo máximo, tensor da fáscia lata e fibulares. Sua rigidez afeta a posição dos quadris, joelhos e pés.[6,7]

Algumas dessas cadeias são mais afetadas, dependendo de atividade física praticada, hábitos posturais e dor ou lesão. Nas alterações odontológicas, espera-se encontrar maior tensão nas seguintes cadeias: cadeia-mestra estática anterior, cadeia inspiratória, superior do ombro, anterior do braço e anterointerna do ombro. Entretanto, alguns músculos da cadeia-mestra estática posterior também podem ser afetados, além das cadeias que compõem os membros inferiores, em consequência.

As alterações posturais esperadas, relacionadas à Odontologia, originam desequilíbrios que afetam o sistema estomatognático, o que pode primariamente alterar a posição da cabeça e do pescoço.

A musculatura do pescoço tem a função de estabilizar a cabeça (pela ação dos espinais e esternocleidomastóideos) e de auxiliar na respiração (pela ação dos escalenos, por exemplo), além de interferir na posição dos ombros (como na ação dos trapézios e elevadores da escápula). Tensão ou encurtamento dos músculos dessa região altera a postura de várias maneiras. Se o encurtamento acontece bilateralmente, é possível observar anteriorização ou posteriorização da cabeça, hiperlordose ou retificação cervical e elevação dos ombros, alterando a cintura escapular. Se ocorre unilateralmente, pode-se observar inclinação, rotação ou a associação dos dois movimentos em relação à cabeça e vértebras cervicais, desvios laterais (escoliose) na região cervical e assimetria na posição dos ombros, o que interfere na cintura escapular unilateral. A partir dessas alterações, o corpo poderá ativar o mecanismo compensatório, e outras mudanças posturais podem ser observadas.

Atitudes que se repetem com frequência, incluindo os hábitos posturais e os parafuncionais, interferem a longo prazo na postura. Apoiar a mão no queixo, morder objetos, onicofagia (roer unhas), apertar os dentes (diurno) e bruxismo podem gerar disfunções, como maloclusão, alterações na mordida, mudanças nas posturas oral e corporal, problemas na mastigação e respiração, tensão muscular e ativação de pontos-gatilho.

Os pontos-gatilho (ou *trigger points*) são pontos hipersensíveis e irritáveis localizados nos músculos, como se fossem "nós". Os sintomas se fazem presentes quando esses pontos são comprimidos. Eles podem aumentar a tensão do músculo, provocar encurtamento muscular ou disfunção motora. Pode ocorrer também uma sensibilização dos nociceptores, aparecendo assim pontos dolorosos na pele, em tecido cicatricial, nas cápsulas articulares, na fáscia, no ligamentos e no periósteo.[8]

A ativação do ponto-gatilho está associada à sobrecarga mecânica do músculo em algum grau, seja repetitiva, sustentada ou aguda. Essa sobrecarga pode ocorrer por fadiga (excesso de trabalho muscular), *overuse* (sobreuso), trauma direto e radiculopatias (que alteram a fisiologia do músculo). A intensidade e a extensão da dor não dependem do tamanho do músculo, e sim do grau de irritabilidade do ponto-gatilho. A dor em um músculo pequeno pode ser mais perturbadora do que em uma grande musculatura.[8]

Quando um ponto-gatilho é ativado, a dor nem sempre é localizada. Muitas vezes, o paciente descreve uma dor referida a certa distância do *trigger point*.

Os pontos ativos são mais comumente encontrados nos músculos posturais do pescoço e da mastigação, trapézio superior, escaleno, esternocleidomastóideo, levantador da escápula, ombro, cintura pélvica e quadrado lombar.[8]

O paciente pode apresentar espasmo do músculo afetado ou em outros relacionados a ele, disfunção muscular e alteração na coordenação motora. É comum um trabalho de fortalecimento quando ocorre disfunção muscular, mas, nesse caso, se o ponto-gatilho não for desativado, pode gerar outros pontos de tensão, o que poderá tensionar outros músculos, alterando a postura. É o que ocorre nas disfunções da articulação temporomandibular (ATM), quando é comum a ativação desses pontos.

▶ **DISFUNÇÃO TEMPOROMANDIBULAR**

A ATM é a articulação que liga o crânio à mandíbula. Seu funcionamento está ligado às funções primordiais do ser humano, como a alimentação. Ela é solicitada basicamente para a mastigação e para a fala, mas, em algumas situações, sofre forte ação muscular que pode causar desequilíbrios e dores, como no caso de bruxismo, tensões psicológicas ou na prática esportiva, na qual a tensão surge como um gesto compensatório ao esforço despendido pelo atleta (p. ex., pressão entre dentes enquanto levanta um peso). Essa articulação sofre influências quando ocorrem mudanças no padrão respiratório e/ou mastigatório e na postura, porém pode ocorrer o caminho inverso se ela sofrer alguma alteração na sua biomecânica.

Tendo a mandíbula como o osso inferior da ATM, as duas articulações temporomandibulares atuam como uma unidade funcional, com um lado dependendo do outro para funcionar, ou seja, qualquer movimento ou alteração que ocorrer em uma, irá interferir na articulação contralateral.

A função e a estabilidade da ATM são mantidas pelo aumento da pressão intrarticular, que é garantida ativamente pela contração dos músculos e passivamente pelo tônus muscular, o que pode ser influenciado pela ação da gravidade, tensão emocional, fadiga, doença e idade.[9]

Os desequilíbrios dessa articulação podem ocorrer por maloclusão, bruxismo, alterações posturais ou traumas diretos, como no caso dos atletas. Sua disfunção pode ocorrer por compensações decorrentes da mudança da posição da cabeça, da cervical, da cintura escapular e da coluna dorsal.

A disfunção temporomandibular (DTM) se caracteriza por alterações no funcionamento da ATM que causam desconfortos, ruídos como estalidos, lesões articulares, limitação de movimento e dores locais ou em pontos distantes, como no músculo trapézio (pontos-gatilho ou *trigger points*), o que contribui para a alteração postural. Entre outros sintomas, há zumbidos, movimentos assimétricos, cefaleias e mialgias.[10] Além disso, essa disfunção altera a postura oral, podendo interferir na posição dos dentes.

Há uma íntima relação entre a disfunção da ATM e a alteração da postura. As interferências dessa articulação na postura corporal podem ocorrer, pois o corpo sempre buscará o equilíbrio e manutenção das funções. Se essa articulação apresenta uma disfunção, as regiões próximas a ela poderão alterar suas posições por ação muscular para compensar. No entanto, a ATM poderá sofrer as consequências se a postura se altera, principalmente a posição da cabeça e da cervical. Se se observa uma alteração na posição da cabeça, por exemplo, isso pode interferir na trajetória da mandíbula, desequilibrando a musculatura, gerando alterações na ATM.

Isso ocorre porque a posição mandibular afeta o repouso dos músculos da mandíbula. Uma mudança nessa posição poderá gerar uma alteração no comprimento da musculatura e, em consequência, um desequilíbrio do sistema musculoesquelético.

Um esportista que apresente uma disfunção da ATM poderá ter seu rendimento afetado pelos próprios sintomas, como dor na articulação ou dores musculares, e pela alteração da postura da cabeça e da cervical que pode interferir nas trocas gasosas e na função muscular, direta ou indiretamente. Se o atleta já tiver uma alteração respiratória presente, seu desempenho poderá ficar mais prejudicado ainda, como acontece com os respiradores bucais.

▶ RESPIRAÇÃO BUCAL

As consequências sofridas pelo corpo quando uma alteração odontológica acontece podem influenciar diretamente o desempenho de um atleta na sua prática esportiva. O respirador bucal, por exemplo, pode apresentar modificação dos mecanismos pulmonares de absorção gasosa, o que reduz o aproveitamento de oxigênio.[11] Em consequência, o atleta poderá ter uma diminuição da capacidade aeróbica e tenderá à fadiga precoce.

Sendo a respiração uma função primordial para a vida, o corpo sempre buscará uma posição que permita a realização da troca gasosa. No caso de uma alteração que obstrua a via aérea, dificultando a entrada e saída de ar, a coluna cervical e a posição da cabeça serão afetadas.

O sistema musculoesquelético sofre várias alterações quando um atleta apresenta respiração bucal. Na busca pela oxigenação durante a prática esportiva, o corpo pode apresentar ou acentuar alterações posturais importantes, que podem acarretar dores e diminuição da *performance* por encurtamentos musculares, por exemplo.

Essas alterações vão se instalando aos poucos, e as compensações para tentar manter o corpo em equilíbrio, consequentemente, vão alterando a postura, o que pode alterar o gesto esportivo e aumentar a predisposição a lesões. Se a respiração bucal se inicia na infância, essas alterações e compensações têm bastante tempo para acontecer, e o atleta, muitas vezes, nem percebe a mudança na postura ou a interferência no gesto esportivo.

Considerando o sistema musculoesquelético, Marchesan[12] descreve as principais características posturais do respirador bucal: deformidades torácicas, cabeça malposicionada em relação ao pescoço, alterações cervicais, músculos abdominais flácidos e distendidos e alteração do tônus da musculatura facial. Músculos abdominais fracos e protrusos não são capazes de gerar pressão expiratória máxima necessária para suprir a demanda respiratória durante um exercício ou atividade esportiva.[4]

Entre as queixas mais comuns estão dores musculares principalmente nas costas e pescoço, além de falta de ar, cansaço precoce nas atividades físicas. Essas alterações podem acarretar problemas oclusais, posturais e lesões articulares na região da ATM.[12]

Para facilitar a entrada e a saída de ar, o corpo irá assumir uma posição mais anteriorizada da cabeça e do pescoço. Apesar de não ser uma regra, espera-se encontrar como compensação: alteração da curvatura da coluna cervical, que tenderá a hiperlordose, hipercifose dorsal, escápulas afastadas, protrusão dos ombros.[13] Poderá ocorrer hiperlordose lombar, que, associada à flacidez dos músculos abdominais, irá interferir nos membros inferiores; e estes também sofrerão alterações posturais, ficando suscetíveis a lesões durante a prática esportiva por se alterar a biomecânica das articulações.

Sem as compensações, o corpo iria inclinar-se cada vez mais para frente, alterando o equilíbrio e as funções de sobrevivência, como respiração e nutrição. O mecanismo compensatório (automático) entra em ação na tentativa do cérebro em manter o centro de gravidade entre os pés, garantindo o equilíbrio do corpo. Sendo assim, é possível encontrar modificações posturais ligadas a alterações relacionadas à posição dos dentes. Mudanças na mordida ou na oclusão podem alterar a função muscular, afetando a posição da ATM, da cabeça e da cervical. A longo prazo, essa alteração de postura pode se estender para outros pontos do corpo.

▶ MALOCLUSÃO E MORDIDA CRUZADA

Se a saúde oral é fator importante para a saúde geral, a harmonia entre as estruturas que compõem o sistema estomatognático também o é. Mediante equilíbrio entre suas estruturas (dentes, músculos, articulações) é possível garantir uma boa postura oral e corporal. Isso porque o corpo mantém o equilíbrio com uma atitude compensatória, na tentativa de manter-se o mais alinhado possível, e isso inclui a boca.

Observam-se, na literatura, estudos que comprovam a relação existente entre alterações da oclusão e os desvios posturais. Sendo a oclusão Classe I de Angle a boa postura oclusal, as maloclusões podem interferir diretamente na postura corporal, já que há uma relação direta entre a posição dos dentes, mandíbula, cervical, ombros e todas as estruturas relacionadas com essas regiões.

No caso de um paciente com oclusão Classe I de Angle, espera-se encontrar um bom alinhamento da cabeça,[14] da cervical e dos ombros, levando em consideração o aspecto odontológico, desde que não haja interferências posturais de outras partes do corpo.

De acordo com o princípio que relaciona postura bucal com postura corporal, se o paciente apresentar uma oclusão Classe II de Angle (caracterizada por retrognatismo mandibular e/ou por excesso de crescimento maxilar), espera-se encontrar a cabeça anteriorizada.[14] Em compensação, pode-se observar hiperlordose cervical e ombros protrusos.

Já nas oclusões Classe III de Angle (caracterizadas por prognatismo mandibular e/ou por deficiência maxilar, com a mandíbula mais anteriorizada em relação ao maxilar[14]), pode-se observar um alinhamento da postura considerando região occipital e região dorsal, porém com uma tendência à retificação da cervical e flexão da cabeça.

Como a alteração postural pode interferir em outras áreas, a mudança no alinhamento da cabeça pode alterar a posição do repouso mandibular, os contatos oclusais, planos ópticos e bipupilar.[15] Dessa maneira, o sistema estomatognático poderá sofrer as consequências das mudanças na postura.

O funcionamento assimétrico dos músculos mastigatórios pode causar uma deformação mandibular e resultar em compensações na postura. Em um estudo,[16] observou-se forte relação entre a mordida cruzada e a escoliose, concluindo-se que esse tipo de mordida pode ser uma das causas dos desvios laterais da coluna. Nesse estudo, foram considerados como sinais da postura escoliótica o desvio do eixo occipital, anteriorização unilateral da pelve, inclinação pélvica e início de gibosidade. Além da escoliose, observou-se o desvio do eixo occipital para o lado oposto ao lado da mordida cruzada.

▶ ONICOFAGIA

Se o atleta tem o hábito de roer as unhas, pode-se pensar em alterações posturais devido ao desequilíbrio muscular causado. Isso pode causar alterações na ATM e maloclusão.[17]

Levando-se em consideração o aspecto psicológico desse hábito, podemos encontrar alterações posturais relacionadas à situação de estresse e ansiedade: ombros elevados e protrusos, cabeça anteriorizada, cervical com curvatura alterada (hiperlordose ou retificação), além da diminuição da mobilidade do tórax, pois, em situações de tensão, tende-se a fazer uma respiração curta.

Observa-se, assim, que muitas interferências odontológicas podem afetar a postura, e vice-versa. No esporte, é necessária a intervenção multiprofissional para que o atleta seja observado e tratado precocemente, caso alguma alteração ocorra. Desse modo, podem-se evitar maiores compensações, lesões e, consequentemente, conseguir um maior condicionamento e um melhor desempenho esportivo.

▶ ESPORTES

Atualmente, com a busca pela perfeição no esporte, é necessário observar e aperfeiçoar os mínimos detalhes da prática esportiva para que o atleta possa ter o maior rendimento possível. Isso porque um milésimo de segundo é decisivo em algumas situações. Para que isso seja possível, a busca de profissionais para a avaliação completa do atleta torna-se indispensável, e a relação entre as várias áreas da Saúde viabiliza a correção de imperfeições e evita prejuízos para a postura e para a saúde.

A atividade física aumenta a capacidade do corpo para o trabalho físico, aumenta a resistência e força muscular, além de melhorar o estado psicológico devido à liberação de neurotransmissores.[18]

O esportista que apresenta uma alteração postural poderá ter maior probabilidade de sofrer lesões musculares, ligamentares e articulares por ter a biomecânica articular e muscular alterada. A mecânica corporal requer que a amplitude de movimento articular seja adequada, porém não excessiva,[4] e, para isso, é preciso manter um equilíbrio entre a força e a flexibilidade.

Os desequilíbrios musculares e posturais podem estar ligados a alterações anteriores à prática esportiva, e isso pode interferir no desempenho do atleta, piorando as compensações durante a realização do gesto esportivo.

Como o objetivo de todo atleta é melhorar seu tempo, sua *performance* ou a potência no gesto esportivo, pensa-se muito em fortalecer os músculos e pouco em alongá-los. Quando o trabalho muscular é feito de forma equilibrada e harmônica, a contração do músculo é mais eficiente e, em consequência, o gesto esportivo mais potente. Um músculo muito forte e pouco alongado não terá bom desempenho. No caso de um esporte de arremesso, por exemplo, o atleta que se preocupa somente com a força (e não se alonga) poderá ter a distância do impulso prejudicada, pois o músculo estará numa posição mais encurtada, dificultando a contração. Ele terá menor potência e poderá conseguir uma distância menor no arremesso, gastando mais energia.

Segundo Guyton,[19] em repouso precisamos de 3 a 5% da energia total despendida pelo corpo para respirar. Já sob exercício intenso, essa quantidade de energia pode aumentar em 50 vezes, principalmente se o atleta apresentar alguma resistência nas vias aéreas, que é o que acontece nos casos dos respiradores bucais. Se há algum dificuldade na ventilação, a tendência será o corpo compensar com a postura para melhorar a troca gasosa. Essa energia dispensada para a regulação do corpo deveria ser utilizada na melhora da eficiência da contração muscular e do gesto esportivo.

A força de um músculo é mantida por contrações frequentes,[18] porém esse músculo só será saudável se houver um trabalho de flexibilidade junto. Desse modo, é preciso esclarecer que toda prática esportiva necessita de um trabalho de força, principalmente dos músculos mais solicitados, porém o alongamento é imprescindível para o equilíbrio e a harmonia entre os grupos musculares. Assim, como é mais comum o atleta se preocupar com o fortalecimento, a ênfase no tratamento postural deverá ser a melhora da flexibilidade.

Cada esporte tem um gesto esportivo específico, o que pode acarretar compensação e alteração postural que deverá ser observada e corrigida para prevenir lesões e melhorar o desempenho do atleta.

Futebol

Quando um atleta precisa melhorar o gesto esportivo, como em um chute no futebol, logo se pensa em força. Entretanto, o trabalho de alongamento e fortalecimento, em conjunto, evita lesões, pois geralmente são decorrentes da falta de flexibilidade.[18]

No futebol, os músculos isquiotibiais são muito solicitados tanto pelo membro inferior de apoio, onde funcionam como pilar (sustentação), como no membro inferior usado para chutar a bola (como freio).

Os isquiotibiais freiam o movimento de extensão do joelho no fim do chute. Se não fosse assim, o membro inferior passaria os limites fisiológicos, predispondo a entorses ou outras lesões frequentes.[6] Como esses músculos são rígidos, se além do trabalho de força (inclusive do quadríceps), não for feito um trabalho de flexibilidade, podem-se observar as seguintes alterações durante o chute:

- Diminuição da amplitude de movimento, o que torna o chute menos potente (fraco).
- Flexão de joelho do membro inferior de apoio, o que muda toda a posição do quadril. Isso poderá alterar a mobilidade e a estabilidade do atleta e a biomecânica do joelho.
- Limitação da extensão do joelho que chuta, o que aumenta o risco de lesões.[6]

No caso dos músculos adutores da coxa, se estes não forem alongados de maneira adequada, pode-se observar um chute com maior desvio para o lado oposto, ou seja, em um atleta destro, o chute poderia ficar mais direcionado para a esquerda. No caso de um pênalti, para que o chute saia como planejado, se os adutores estiverem rígidos, o atleta irá compensar "abrindo" o corpo para a direita, alterando a postura.[6]

Como é um esporte assimétrico onde o atleta tem uma perna de preferência para o chute, há um aumento na probabilidade de ocorrer alterações posturais, e qualquer outro fator que se some a isso, como uma alteração odontológica, poderá fazer uma compensação se mostrar mais evidente. Além disso, se o atleta apresentar respiração bucal, pode haver uma diminuição na *performance* por conta da alteração nas trocas gasosas.

Corrida

A corrida é um esporte que exercita a duas principais cadeias musculares do corpo (anterior e posterior) de modo simétrico. No entanto, um trabalho de força intenso ou treinos excessivos tenderão a criar tensão nos músculos solicitados, o que poderá alterar a posição das articulações e a postura corporal.

Para obter um bom resultado nesse esporte, é preciso dar ênfase à flexibilidade de toda a cadeia muscular anterior e posterior, o que poderá aumentar a amplitude da passada, melhorando a *performance* e diminuindo os riscos de lesões.

Se o atleta apresenta rigidez dos isquiotibiais, a tendência é observar uma projeção do quadril posteriormente (retroversão), o que irá prejudicar o desempenho da passada durante a corrida. Isso mudará toda a postura, pois as compensações podem ocorrer, fazendo com que toda a coluna apresente uma retificação das suas curvaturas e, em consequência, as escápulas podem mostrar-se salientes, os ombros elevados e o tórax proeminente.

Caso o atleta apresente alguma alteração, como respiração bucal, juntamente com as alterações posturais descritas, provavelmente haverá uma diminuição no desempenho esportivo devido a rigidez muscular e diminuição da flexibilização do tórax (com consequente prejuízo nas trocas gasosas) tanto pela alteração postural como pela respiração bucal.

Natação

Uma das vantagens da natação é possibilitar ao atleta praticar todas as modalidades, o que reduz as chances de "criar" uma rigidez em uma cadeia muscular específica, já que se exercitam várias delas em cada tipo de nado. Entretanto, como em todo esporte, o atleta busca movimentos compensatórios para realizar o movimento da melhor maneira possível. As compensações podem ocorrer com maior frequência na movimentação do tórax durante a expiração, e também na coluna.

Durante a prática da natação, é preciso ter a amplitude de movimento dos membros superiores, principalmente dos ombros, dentro dos limites fisiológicos para que seja atingida a *performance* sem causar lesões. Para isso, é necessário um bom trabalho de alongamento, além de força, para que os membros superiores e inferiores trabalhem em harmonia e o corpo se desloque de modo eficaz, com menor gasto energético possível.

É um esporte no qual não há apoio do corpo, ou seja, o movimento de braços e pernas é que mantém a estabilidade corporal. Isso faz com que algumas correções do gesto esportivo sejam difíceis de serem executadas dentro da água. Se o atleta apresenta uma alteração postural, a dificuldade pode ser maior, pois, ao corrigir o movimento do braço, por exemplo, uma compensação poderá ocorrer em qualquer parte do corpo (coluna, tórax, cabeça), sem que o atleta perceba. Com a flexibilização e a propriocepção (percepção corporal) estimuladas fora da água, o atleta tem a possibilidade de fazer as correções dos movimentos mais facilmente, o que poderá melhorar seu desempenho consideravelmente.[6]

Caso haja uma alteração odontológica, como a respiração bucal, espera-se encontrar uma acentuação das compensações devido ao fato de o atleta apresentar uma respiração mais curta e o tórax menos móvel do que o considerado fisiológico. Por esse motivo, é importante o trabalho multiprofissonal para que as correções sejam benéficas para o atleta e para a *performance*.

O atleta que não tiver um ritmo respiratório adequado poderá ter uma menor captação de ar durante o nado e uma troca gasosa deficiente. Isso pode influenciar o gasto energético, já que há uma menor absorção de oxigênio.

Ciclismo

No ciclismo a postura é muito importante. A posição do atleta na bicicleta pode ser determinante para os resultados serem alcançados. Além dos equipamentos, é por meio da postura que se pode obter a melhor aerodinâmica e, consequentemente, um bom desempenho esportivo.

O atleta que tem boa flexibilidade, força e postura adequada poderá apresentar melhora na *performance*, pois irá pedalar em uma posição mais eficiente, relaxada e econômica. Nesse ponto, a flexibilidade é muito importante; caso contrário, a posição ideal fica prejudicada, e isso poderá ocasionar mais resistência do ar sobre o corpo do atleta e diminuição do rendimento.

Para que a posição ideal seja alcançada e a pedalada seja eficaz, é necessária uma boa estabilidade do quadril, pois, se este se encontrar muito para a frente, o atleta poderá compensar mudando a posição do tronco, retificando a coluna dorsal ou acentuando a cifose dessa região em demasia, o que poderá mudar a posição da cabeça e aumentar a tensão da coluna cervical.

Nesse caso, será necessário trabalhar a flexibilidade da cadeia-mestra estática posterior, para permitir um bom posicionamento, e também dos músculos que envolvem o quadril, para que a estabilidade seja alcançada.

Se o atleta já apresentar uma alteração postural, a posição fica mais prejudicada ainda. Em uma situação de alteração na oclusão, como ocorre na Classe III de Angle, espera-se encontrar região dorsal retificada e o atleta não conseguirá manter uma posição harmônica na bicicleta, o que aumenta a resistência do ar sobre o seu corpo (prejudicando o deslocamento), bem como o esforço físico, e diminui a *performance*.

Por outro lado, a repetição do gesto esportivo e posição durante os treinos e competições poderá alterar a postura do atleta, sendo necessário um trabalho de reeducação postural para que as compensações não reflitam do dia a dia.

Basquete, Vôlei e Tênis

Segundo Grau,[6] esses três esportes têm muito em comum em gesto esportivo e cadeias musculares envolvidas.

O basquete é um esporte em que o atleta passa de uma posição de flexão do tronco para uma extensão rapidamente, para o momento de fazer a "cesta". Além disso, ele precisa de uma força muscular adequada para que o salto seja eficiente. Para que isso ocorra, uma boa flexibilidade vai auxiliar no funcionamento do músculo, já que uma contração eficiente necessita de um músculo mais elástico. Desse modo, é possível estocar a energia que será transformada em contração, ou seja, no gesto esportivo.

O jogador de vôlei também necessita dessa energia estocada tanto para o bloqueio quanto para a batida na bola. No bloqueio, é importante a ação dos membros inferiores para o salto e dos membros superiores, que devem estar elevados. Já nas batidas na bola, a utilização dos membros superiores é, muitas vezes, assimétrica (saque ou cortada), o que pode gerar compensações e alterações posturais.

No tênis, o atleta também usa o movimento do tronco em flexão para dar força e amplitude ao movimento.[6] Além disso, há um movimento de rotação da coluna associado ao movimento do braço para potencializar o toque da raquete na bola. Isso pode acarretar tensão da musculatura paravertebral, o que aumenta a probabilidade de uma hiperlordose lombar e problemas com os discos intervertebrais. Os membros inferiores devem estar preparados para suporte e deslocamentos laterais, assim como desacelerações, e os membros superiores trabalham de modo assimétrico, já que a raquete é mais utilizada pelo membro superior dominante.

Observa-se que o gesto esportivo desses esportes engloba os membros superiores e inferiores. Para fazer uma cesta, um bloqueio ou cortada, o atleta necessita de energia (força) no momento do impulso vertical (salto) para alcançar mais altura. Associado a isso, há o movimento de membros superiores, que elevam ou abrem, causando uma compensação na região da coluna lombar (que pode aumentar a sua curvatura: hiperlordose) ou na região dorsal (que pode aumentar a sua curvatura ou retificar). A repetição do gesto esportivo sem um trabalho de alongamento poderá fazer com que o atleta apresente compensações em qualquer ponto do sistema musculoesquelético, pois tanto as cadeias musculares principais quanto as secundárias são muito solicitadas nesses esportes.

No basquete e no vôlei, tão importante quanto a altura alcançada em um salto é o momento em que o atleta aterrissa no solo. Os músculos devem estar equilibrados para proteger as articulações e evitar lesões musculares ou ligamentares. Nos três esportes citados, o equilíbrio entre força e alongamento é imprescindível para evitar lesões nos membros superiores que trabalham tanto na aceleração do movimento quanto na desaceleração. A postura das articulações é muito importante para manter a biomecânica dentro do esperado; caso contrário, poderão ocorrer compensações na postura corporal e lesões articulares.

Em esportes nos quais predominam os gestos assimétricos, pode haver maior incidência de compensações assimétricas, o que pode predispor a desvios da coluna, como a escoliose. No caso de um atleta que apresente um desvio postural causado por mordida cruzada, por exemplo, essas compensações poderão ser maiores ainda.

Independentemente do esporte praticado, o equilíbrio muscular (alongamento e fortalecimento) e a atenção ao gesto esportivo são importantes para que o atleta tenha um bom rendimento e melhores resultados. Caso alguma lesão ou alteração postural ocorra, é necessário um diagnóstico correto para que se possa intervir precocemente e o atleta possa retornar à prática esportiva sem grandes perdas.

▶ TRATAMENTO

O tratamento do atleta deve ser acompanhado por uma equipe multidisciplinar para que os resultados sejam alcançados mais rapidamente e para que haja melhora da postura e/ou da dor.[20] Além de outras áreas, a intervenção da Fisioterapia e da Odontologia é de fundamental importância na correção de desvios posturais e alterações nas funções primordiais do corpo humano.

A fisioterapia contribui para redução de dor, recuperação das funções articulares e musculares e correções posturais, utilizando, para isso, recursos e técnicas específicas para cada caso. A cinesioterapia auxilia na reequilíbrio muscular e na melhora da postura através do alongamento, fortalecimento e propriocepção. A crioterapia e eletroterapia são utilizadas para obter a analgesia. O relaxamento muscular, com aumento da circulação sanguínea e liberação de toxinas, é proporcionado pela termoterapia. Já os recursos manuais são muito importantes no relaxamento muscular, desativação dos pontos-gatilho e descompressão articular, além da correção postural. O objetivo do tratamento fisioterapêutico é favorecer o retorno à normalidade dos músculos e restabelecer as funções de todas as regiões envolvidas.

A cinesioterapia, com toda a gama de exercícios existentes, proporciona uma ação direta sobre os músculos, o que melhora a flexibilidade e a força muscular, permitindo ao atleta equilíbrio da musculatura, otimizando o gesto esportivo, melhorando a *performance* e prevenindo lesões e dores.

O encurtamento muscular não é característica apenas do sedentarismo, da musculatura sem atividade física; ele também se torna frequente em esportes nos quais o gesto esportivo é repetido várias vezes, como no caso dos jogadores de tênis, futebol ou esportes de arremesso. Os músculos mais utilizados na prática esportiva são os que mais sofrem encurtamentos e os que tendem a lesões com maior frequência.

Mediante movimento do corpo e ativação e alongamento muscular que se obtém o equilíbrio postural. Atualmente, ouve-se muito falar em RPG®, pilates e treinamento funcional para trazer esse equilíbrio de uma maneira mais harmônica. Seja qual for a técnica utilizada para tratamento, é muito importante a avaliação multiprofissional para que as causas sejam descobertas e a ação do fisioterapeuta seja precisa e efetiva, permitindo que os resultados sejam alcançados.

▶ RPG®

Técnica muito utilizada atualmente, a RPG® tem como objetivo tratar as desarmonias do corpo levando em consideração as necessidades de cada indivíduo e, desse modo, aumentar a flexibilidade, aliviar dores, melhorar a respiração e corrigir a postura. A indicação da RPG® pode ser feita somente para trazer e manter o equilíbrio e harmonia do corpo, não sendo a dor necessariamente uma regra.

Para que o tratamento seja eficiente, são levados em consideração três fatores importantes: individualidade, causalidade e globalidade. A visão da individualidade é muito importante pois cada indivíduo é único, sentindo e reagindo ao meio ambiente de modo muito particular, o que pode trazer para o corpo reações posturais diferentes. A causalidade é a busca da causa para que o tratamento seja efetivo, pois tratar somente a consequência não resolve definitivamente o problema. E a globalidade é tratar os sintomas, as alterações e a causa ao mesmo tempo, levando em consideração o físico e o psíquico (emocional).

A RPG® combina o alongamento com o trabalho ativo dos músculos, utilizando posturas terapêuticas ativas (mantidas pelo paciente) e progressivas (começa em uma posição e, lenta e progressivamente, termina em outra).

Com o tratamento, fortalecem-se os músculos dinâmicos, que tendem à flacidez, e alongam-se os estáticos, que tendem à rigidez, para que se restabeleça o equilíbrio, pois é possível obter um relaxamento da musculatura que altera a postura mediante aumento da flexibilidade. Esse aumento é otimizado pelo tempo em que se mantém o músculo alongado. Como a postura é progressiva, o alongamento é mantido no maior tempo possível, aumentando a flexibilidade.

O objetivo é equilibrar a musculatura mas o ponto principal do tratamento é a respiração e flexibilização do tórax, já que a movimentação deste diminui por vários motivos, como tensões musculares e emocionais, dores, traumas, problemas respiratórios e alterações posturais congênitas ou adquiridas. Por esse motivo, a insistência na movimentação do tórax durante a postura terapêutica é constante, o que alivia a tensão do sistema musculofibroso, "liberando" a postura. Assim, além de buscar as correções desejadas, pode haver melhora nas trocas gasosas (oxigenação).

Cabe lembrar que o tratamento é individual, pois o fisioterapeuta necessita de suas mãos e olhos em contato com o corpo do paciente todo o tempo para fazer o trabalho de tração e descompressão articular e perceber as mudanças e compensações que podem ocorrer durante a realização da postura terapêutica.

É um trabalho progressivo, associando o trabalho muscular à conscientização da postura correta. Dessa maneira, há um aumento da percepção do corpo e com a evolução do tratamento, o corpo "aprende" a manter a correção postural, levando à sua harmonia, sem que o paciente perceba que houve a mudança. Os resultados podem ser definitivos desde que não haja interferências das más posturas do dia a dia nem gestos repetitivos, como observamos no esporte. Nesses casos, é preciso uma manutenção no tratamento de tempos em tempos, conforme a necessidade de cada paciente.

▶ *STRETCHING* GLOBAL ATIVO

O *stretching* global ativo (SGA) é um método que surgiu a partir da RPG®, usando o conceito de cadeia muscular e alongamento global, porém o atleta pode fazer sozinho, associado ao seu treino habitual. Tem como objetivo aumentar a flexibilidade dos músculos estáticos evitando as compensações que ocorrem nos alongamentos analíticos (de um grupo muscular específico). Desse modo, o alongamento de toda a cadeia muscular torna-se mais efetivo, contribuindo para a manutenção da boa postura.

Segundo Grau,[6] é preciso alongar quatro tipos de músculos:

- Os que dificultam ou freiam o movimento, como os estáticos, cuja natureza é serem rígidos.
- Os que executam o movimento, pois, quanto maior a flexibilidade, maior será a força de reação na realização de um movimento.
- Os que acarretam compensações, pois a compensação muscular pode acarretar desequilíbrios, podendo alterar a postura.
- Os que permitem um relaxamento geral, ou seja, associando a respiração (relaxamento do diafragma) e o alongamento da região lombar (associando as extremidades), há um relaxamento de todo o sistema muscular intermediário.

O alongamento é feito com autoposturas, descritas por Philippe Souchard, atuando sobre toda a cadeia muscular e escolhidas mediante observação e avaliação específicas do gesto esportivo ou alteração postural.

O SGA pode ser utilizado por fisioterapeutas, educadores físicos, treinadores ou como complemento da RPG®, funcionando como manutenção. É uma técnica que aumenta a flexibilidade, melhora a postura, otimiza o gesto esportivo, proporcionando um alongamento harmônico e global, evitando compensações.

▶ **PILATES**

Criado em 1920 por Joseph Pilates, é um método que visa desenvolver o corpo de forma harmoniosa, trabalhando o controle corporal, coordenação, equilíbrio e postura por meio de fortalecimento e alongamento. Tem como objetivos reequilíbrio muscular, alívio de dores, melhora na respiração, coordenação motora e propriocepção, aumento da flexibilidade e força, proteção e estabilidade da coluna, já que enfatiza o fortalecimento da musculatura do abdome, soalho pélvico, quadril e costas.

É um trabalho que pode ser realizado em casos de pós-lesões, pois inclui alongamento, fortalecimento, propriocepção e coordenação sem alterar a fisiologia muscular considerando os músculos dinâmicos e estáticos.

O tratamento pode ser individual ou em grupo, porém não se indicam mais de três pessoas, assim, o profissional pode ter uma visão mais atenciosa do paciente, interferindo e corrigindo as alterações ou compensações que possam aparecer. Os exercícios são realizados com um menor número de repetições, mas com movimentos precisos e coordenados, contando com a ajuda de aparelhos específicos do método para isso. No entanto, podem ser realizados em colchonetes, e a progressão do tratamento é proporcionada pelo uso de pesos (halteres e caneleiras), faixas elásticas ou bolas.

Como os exercícios foram desenvolvidos com o cuidado de proteger as articulações, o pilates se tornou uma excelente ferramenta para tratar lesões e corrigir a postura por estar relacionado com a atividade física, e não com o tratamento de doenças. Com esse tipo de tratamento, o atleta poderá melhorar a capacidade de percepção e, com isso, aprender a respeitar os limites do próprio corpo, evitando desgastes físicos e lesões.

A prevenção de lesões e de alterações posturais é a melhor opção para que o atleta mantenha seu condicionamento ou melhore a *performance*. O diagnóstico precoce e o tratamento adequado contribuem para que o equilíbrio seja estabelecido e os resultados, alcançados. Isso contribui para a melhora na qualidade de vida do atleta e evita processos crônicos que possam aparecer pela atividade esportiva intensa.[21]

▶ CONCLUSÃO

Graças aos avanços da área biológica, cada vez mais é necessária uma equipe multidisciplinar no tratamento dos transtornos do corpo humano. Com essa visão globalizada, pode-se agir mediante estratégias multidisciplinares e multiprofissionais com resultados mais completos em tratamentos.

Falando em esporte, então, o atleta tem a possibilidade de melhorar seu desempenho ao contar com aliados profissionais que trabalham em conjunto para um objetivo comum, como melhora da *performance*, aumento de potência no gesto esportivo ou menor gasto energético.

Fisioterapia e Odontologia

A Fisioterapia interage com todas as áreas da Saúde, já que as interferências no corpo têm "mão dupla", ou seja, uma alteração sistêmica afeta a postura e a má postura afeta os sistemas. Desse modo, uma alteração no sistema respiratório ou estomatognático afetará a postura a curto e longo prazos.

É nesse ponto que a Fisioterapia e a Odontologia se comunicam, pois não se encaminha um paciente com uma alteração na oclusão, com escoliose ou dor de origem postural, por exemplo, para um ortodontista para uma ação em conjunto para a melhora da postura e sintomas? A Fisioterapia pode tratar, juntamente com a Odontologia, pacientes com dores e alterações na ATM que afetam a postura da cabeça e da cervical para que o resultado seja mais efetivo. No caso de um paciente respirador bucal, muitas alterações posturais podem aparecer se "o todo" for deixado de lado. São exemplos que mostram a interseção que une as duas profissões, favorecendo a saúde e o bem-estar.

São muitas as patologias que se relacionam, e, com essa visão multidisciplinar, essa parceria traz resultados mais completos nas duas áreas com ganho eminente da saúde do paciente.

Referências Bibliográficas

1. Conselho Federal de Fisioterapia e Terapia Ocupacional. Acesso em http://www.coffito.org.br/conteudo/con_view.asp?secao=27

2. Copetti SMB. *Fisioterapia: de sua origem aos dias atuais*. Acesso em http://www.herniadedisco.com.br/wp-content/uploads/2009/03/solange.pdf

3. Lima J, Queiroz L, Gomes R, Teixeira D. *Françoise Mézières – Conhecendo o histórico do método Mézières*. Acesso em http://www.wgate.com.br/conteudo/medicinaesaude/fisioterapia/cinesio/metodo_mezieres.htm

4. Kendall FP, McCreary EK, Provance PG. *Músculos, Provas e Funções*, 4ª ed. São Paulo: Manole, 1995.

5. Souchard PE. *Reeducação Postural Global*. São Paulo: Ícone, 1986.

6. Grau N. *SGA a serviço do esporte*. São Paulo: É Realizações, 2003.

7. Souchard P. *Fundamentos do SGA – RPG a serviço do esporte*. São Paulo: É Realizações, 2004.

8. Simons DG, Travell JG, Simons LS. *Dor e disfunção miofascial – Manual dos pontos-gatilhos*, 2ª Ed, vol 1. Porto Alegre: Artmed, 2005.

9. Marzola FT, Marques AP, Marzola C. Contribuição da fisioterapia para a odontologia nas disfunções da articulação temporomandibular. *Rev Odonto Ciênc*, 2002; 17(36).

10. Biasotto-Gonzalez DA, Andrade DV, Gonzalez TO, Martins MD, Fernandes KPS, Corrêa JCF, Bussadori SK. Correlação entre disfunção temporomandibular, postura e qualidade de vida. *Rev Bras Crescimento desenvolv Hum*, 2008; 18(1):79-86.

11. Di Francesco RC. Respiração bucal: a visão do otorrinolaringologista. *J Bras Ortodon Ortop Facial*, 1999; 4(21):241-7.

12. Marchesan IQ. *Avaliação e terapia dos problemas da respiração*. Acesso em http://www.ibemol.com.br/ciodf2001/003.asp

13. Borges JBC, Oliveira JP, Barbosa IMP, Carvalho SMR. Tratamento fisioterapêutico na síndrome do respirador bucal. *Pediatr Mod*, 2011; 47(3).

14. Deda MR, Mello-Filho FV, Xavier SP, Trawitzki LVV. Postura de cabeça nas deformidades dentofaciais classe II e classe III. *Rev CEFAC*, 2012; 14(2):274-80.

15. Motta LJ, Martins MD, Fernandes KPS, Mesquita-Ferrari RA, Biasotto-Gonzalez DA, Bussadori SK. Relação da postura cervical e oclusão dentária em crianças respiradoras orais. *Rev CEFAC*, 2009; 11(supl 3):298-304.

16. D'Ávila NBR, Novo NF, Juliano Y, Martinez JA, Carabetta V Jr. Estudo dos sinais de escoliose em crianças com ou sem mordida cruzada posterior unilateral. *Rev Bras Ciênc Saúde*, 2010; (24):27-34.

17. Elmadjian TR, Souza LA, Dias RB, Coto NP, Lima MR. Ocorrência de onicofagia entre atletas de futebol de base. *Revista SalusVita*, 2012; 31(2):133-40.

18. Kottke FJ, Lehmann JF. *Tratado de Medicina Física e Reabilitação de Krusen*, 4ª ed. Vol 2. São Paulo: Manole, 1994.

19. Guyton AC, Hall JE. *Tratado de Fisiologia Médica*, 9ª ed. Rio de Janeiro: Guanabara Koogan, 1997.

20. Abreu, DG. Respiração bucal e disfunção da ATM – problemas ortodônticos que podem trazer grandes prejuízos ao desempenho físico. *Rev Bras Ciênc Saúde*, 2008; (18):49-55.

21. Neto J Jr, Pastre CM, Monteiro HL. Alterações posturais em atletas brasileiros do sexo masculino que participaram de provas de potência muscular em competições internacionais. *Rev Bras Med Esporte*, 2004; 10(3):195-8.

Capítulo 13

Considerações sobre a Psicologia na Odontologia do Esporte

Gabriel Puopolo de Almeida

Desde sua origem, nos primórdios da civilização ocidental, o esporte serve como um veículo por meio do qual se expressam e se representam diferentes temas e facetas da cultura e da estrutura social daqueles que o praticam. Durante o período que compreende o final do século XIX até os dias atuais, observou-se a constante e crescente ascensão do esporte como um dos grandes fenômenos de massa da sociedade. Atualmente, o esporte tem demonstrado sua força como meio de mobilização sociocultural através da sua presença como instrumento de globalização, reunindo atletas e agremiações de diferentes países em diversos eventos internacionais transmitidos para espectadores ao redor do mundo, sendo os Jogos Olímpicos e a Copa do Mundo de Futebol os maiores exemplos. Por conta das enormes cifras que hoje atrai e de sua enorme relevância social, a busca por marcas e resultados esportivos se tornou, de forma cada vez mais rigorosa, um importante tema para investigadores e instituições científicas das mais diversas disciplinas, todas com a intenção de oferecer sua parcela de contribuição para o fenômeno esportivo e, de modo mais específico, para o incremento do rendimento atlético.

Com a Psicologia isso não foi diferente. Dedicada a contribuir com seus instrumentos teóricos e interventivos a esse fenômeno tão presente no cotidiano, a Psicologia do Esporte oferece seu olhar e prática, como veremos já há bastante tempo, aos atletas e profissionais do meio esportivo em busca de superação, saúde e consciência do papel que ocupam na sociedade. No entanto, em primeiro lugar, acreditamos ser importante refletir sobre a relevância de ter, em um livro dedicado à Odontologia e suas inserções no meio esportivo, um capítulo específico sobre a Psicologia e a Psicologia do Esporte.

Sendo duas disciplinas ligadas à área da Saúde, não é de todo surpreendente que ambas apresentem diversas interfaces e elementos que contribuam para o seu mútuo desenvolvimento. Assim, portanto, é fundamental que se reproduza no ambiente esportivo, a exemplo do que ocorre no caso da saúde, o mesmo tipo de interlocução, na qual uma área contribui com estudos que auxiliam a intervenção da outra.

Entende-se também que a Psicologia do Esporte não apenas compartilha com a Odontologia um objeto comum de estudo e intervenção. A partir de suas investigações e perspectivas teóricas, a Psicologia do Esporte pode também auxiliar o profissional da Odontologia em sua atuação junto ao meio esportivo. De modo esquemático, essas contribuições podem ser divididas em três frentes distintas:

- De maneira mais ampla, pela compreensão sobre as ligações teóricas entre a Odontologia e a Psicologia, à luz de algumas das várias abordagens psicológicas, como forma de alimentar o profissional da Odontologia com dados relevantes à sua prática clínica.
- A partir do esclarecimento, à luz da Psicologia do Esporte, dos elementos de ordem psicológica relativos ao tema das lesões esportivas, têm-se informações fundamentais para esse importante ponto de atuação da Odontologia Esportiva.
- Ao refletir sobre a inserção do esporte no cenário contemporâneo, a Psicologia do Esporte elucida ao profissional da Odontologia aspectos que podem auxiliar na compreensão a respeito da relação do atleta com o seu meio cultural, seus papéis sociais e a importância da imagem do atleta no mundo midiático e globalizado em que vivemos.

Em primeiro lugar, será importante traçar um breve histórico da Psicologia do Esporte nos cenários mundial e brasileiro, como forma de contextualizar o progresso de suas contribuições, assim como esclarecer as atribuições do profissional da Psicologia no contexto esportivo, ponto esse ainda motivador de grandes dúvidas por parte dos que atuam no meio.

Em seguida, partiremos para uma análise das possíveis interfaces encontradas entre a Odontologia e a Psicologia na área da Saúde. A partir de algumas das diversas abordagens psicológicas existentes, a intenção é estabelecer um diálogo entre as áreas, que sirva de base para uma maior compreensão dos elementos que serão posteriormente discutidos.

Também, é necessário discutir sobre as implicações psicológicas oriundas das lesões esportivas, partindo do pressuposto que esse constitui um tema central nas ciências do esporte, assim como um dos pontos fundamentais de contribuição da Odontologia ao esporte. Discorrendo sobre a etiologia das lesões e seu impacto no estado psíquico do atleta, assim como refletindo sobre os processos psicológicos relativos à sua recuperação, procurar-se-á esclarecer ao profissional da Odontologia elementos importantes, de ordem psicológica, presentes tanto na sua prática clínica diária como nas suas pesquisas relativas à prevenção e tratamento das lesões esportivas.

Por fim, serão apresentados elementos que podem contribuir para a compreensão, sob o olhar da Psicologia, das características de ordem cultural e social presentes no fenômeno esportivo atual, como modo de entender o atleta a partir de um contexto mais amplo, assim como apontar os aspectos nos quais a atuação do profissional da Odontologia é fundamental, como, por exemplo, no caso do papel que a estética desempenha na imagem social de um atleta nos dias atuais.

Importante levar em conta que a intenção básica deste trabalho é apresentar uma visão global, um *overview* a respeito das interações entre a Odontologia e a Psicologia, tanto em seus aspectos gerais como nos ligados especificamente ao esporte. Parte-se do pressuposto que, lidando de maneira tão íntima com seus pacientes e atletas, cuidando de um de seus pontos mais sensíveis, ao profissional da Odontologia um pouco de psicologia pode ser importante.

▶ **PSICOLOGIA DO ESPORTE**

Breve Histórico

Embora não seja possível apontar objetivamente o início do diálogo entre a Psicologia e a área esportiva, ao longo dos últimos anos estudos têm revelado que essa interação remonta o fim do século XIX, conforme apresentam Rubio[1] e Casal.[2] No entanto, de acordo com Rubio,[1] "apesar de o esporte ter sido objeto de estudo da psicologia da época, ele ainda não se caracterizou como área específica de conhecimento" (p. 18). Em meio a esses estudos, destacam-se alguns ensaios psicológicos de teor médico, nos quais se reforça a importância da atividade física na saúde do indivíduo, além de pesquisas sobre as relações entre a atividade esportiva e a repressão social e, inclusive, estudos de gênero. Do mesmo modo, encontram-se pesquisas de base empírica, especialmente voltadas ao rendimento atlético, como é o caso de investigações a respeito do tempo de reação, concentração da atenção e estudos comportamentais de atletas no desempenho de suas ações. Estando à época tanto o esporte como a Psicologia no início da sua organização como ciências específicas, podemos considerar, conforme menciona Casal,[2] essa fase como a *etapa precursora* da Psicologia do Esporte.

Somente na década de 1960 a Psicologia do Esporte adquire novo ânimo, tanto na área acadêmica, com estudos inovadores voltados à personalidade do atleta, como no âmbito institucional, com a fundação, em 1965, da Sociedade Internacional de Psicologia do Esporte, liderada inicialmente pelo psicanalista italiano Ferrucio Antonelli.

Em relação aos estudos históricos sobre o desenvolvimento da Psicologia do Esporte, há concordância em considerar duas grandes vertentes históricas: o movimento ocidental, liderado em boa parte pelos esforços norte-americanos, e o desenvolvimento de uma Psicologia do Esporte oriunda dos países pertencentes ao bloco soviético. Ainda que sustentadas em diferentes paradigmas da ciência psicológica e organizadas institucionalmente de forma diversa, ambas, impulsionadas pelos embates políticos e ideológicos estabelecidos principalmente após a década de 1940, tinham o mesmo objetivo: buscar meios de aumentar o rendimento de seus atletas.

Nas últimas décadas, pôde-se observar que, além do grande desenvolvimento teórico e interventivo associado à busca por maiores resultados esportivos, a Psicologia do Esporte foi aproximando seus esforços das atividades esportivas de lazer, educacionais e de reabilitação, ampliando seu escopo de atuação e tornando a Psicologia do Desempenho Esportivo apenas uma área de atuação, entre várias outras que surgiram com o passar dos anos.

É importante ressaltar que o Brasil não esteve fora desse processo, fazendo-se presente desde o início nos esforços para criar e estabelecer a Psicologia do Esporte como um recorte relevante das ciências psicológicas. Segundo Rubio,[1] o psicólogo Athayde Ribeiro da Silva esteve presente no congresso de fundação da ISSP, apresentando um trabalho sobre a aplicação da psicologia no futebol. Mesmo antes, em 1958, a delegação brasileira que rumou à Copa do Mundo na Suécia contava com o apoio do psicólogo João Carvalhaes, que atuou no São Paulo Futebol Clube durante 19 anos, tendo também trabalhado junto aos árbitros da FPF e participado ativamente do desenvolvimento acadêmico da Psicologia do Esporte, com livros publicados e trabalhos apresentados em congressos internacionais.

Na década de 1970, acompanhando o movimento internacional de reconhecimento da Psicologia do Esporte como, segundo Rubio:[1] "uma disciplina em si mesma, dentro das ciências do esporte", o psicólogo Mauro Lopes de Almeida estende a alçada da área para outras modalidades, atuando no Centro Olímpico de Treinamento e Pesquisa da cidade de São Paulo.

Nas últimas décadas do século XX, a área se expandiu para outros campos do conhecimento psicológico. Seguindo a lógica dos estudos sobre a personalidade do atleta, diversos esforços foram direcionados, tendo como base principal a psicologia comportamental e cognitivista, na elaboração de testes psicológicos que pudessem, de maneira objetiva, determinar traços e perfis de personalidade específicos para a prática esportiva e para o esporte de alto rendimento. Ao mesmo tempo, nota-se também a produção de estudos relacionados à atividade esportiva de lazer e os primeiros indícios de uma abordagem social da psicologia ao fenômeno esportivo.

Durante o fim do século XX, a Psicologia do Esporte fortalece seu caráter institucional e inicia um fértil debate sobre as delimitações de seu campo profissional. Segundo Rubio,[1] "é nesta época que a disciplina começa a aparecer nas grades curriculares de alguns cursos de psicologia. No início do século XXI, Conselho Federal de Psicologia inclui a Psicologia do Esporte como uma de suas especialidades, reconhecendo a área como campo específico do saber psicológico". Tal reconhecimento auxiliou no estabelecimento dos limites dentro dos quais a Psicologia do Esporte poderia ser exercida no contexto esportivo, assim como favoreceu o surgimento de cursos de especialização na área, que cumprem com o seu papel de oferecer à sociedade profissionais habilitados e especializados.

Ao longo dos últimos anos, o que se observa é a consolidação da área como setor do conhecimento no âmbito da Psicologia e das Ciências do Esporte, tendo cada vez mais sua importância sendo reconhecida por atletas, treinadores e instituições esportivas. A ampla gama de atuação e a constante produção acadêmica da última década fizeram com que a Psicologia do Esporte expandisse seus horizontes. Hoje, além da contínua investigação na área do comportamento e nos estudos sobre perfil e outras abordagens que visam exclusivamente aprimorar o rendimento atlético, nota-se uma crescente preocupação em compreender o esporte e aqueles que nele vivem a partir de uma ótica sociocultural, na qual o atleta não é visto de maneira isolada do seu meio, mas como parte de uma teia de relações que incluem sua origem familiar, a identidade de instituição que representa, as características das dinâmicas grupais da equipe e principalmente, os papéis sociais que exerce em um cenário cada vez mais midiático. Conforme afirma Rubio[3]: "...é possível afirmar que a Psicologia do Esporte, que trata do fenômeno esportivo em toda a sua complexidade, visando à compreensão da dinâmica das relações envolvidas entre atletas, técnicos, dirigentes, mídia e patrocinadores, não é apenas uma Psicologia de rendimento de atletas e equipes, mas uma Psicologia Social do Esporte" (p. 20).

Definição e Áreas de Atuação

Embora tenhamos visto que a Psicologia do Esporte enquanto ciência e prática profissional existe há bastante tempo, ainda restam certas dúvidas em relação aos temas por ela abordados, assim como à maneira como o profissional realiza seu trabalho no cotidiano de treinos e competições.

É possível encontrar diferentes definições para aquilo que se entende por Psicologia do Esporte, dependendo do recorte temático ou paradigma adotados. Respeitando as diferentes formas que a Psicologia assume ao abordar a experiência humana, o que se pode notar de mais característico nos dias de hoje é a pluralidade de meios e métodos de entender e de lidar com o fenômeno esportivo. Talvez seja essa a raiz das dúvidas que ainda se encontram presentes no mundo do esporte. No entanto, considerando-se a diversidade da vida e a multiplicidade de culturas e forma de existência, a "falta" de uma definição única e incontestável pode ser entendida apenas como uma demonstração de coerência por parte daqueles que se dedicam à Psicologia do Esporte.

De qualquer modo, para fins de esclarecimento, apresentaremos algumas das definições que consideramos as mais amplas e claras sobre o tema:

A American Psychologial Association[4] considera a Psicologia do Esporte uma das especialidades da Psicologia, definindo-a como: "Psicologia do Esporte e do Exercício é o estudo científico dos fatores psicológicos associados à participação e ao desempenho no esporte, no exercício e em outros tipos de atividade física".

Já os estudiosos norte-americanos Robert Weinberg e Daniel Gould[5] apresentam a seguinte definição: "a Psicologia do Esporte e do Exercício é o estudo científico de pessoas e seus comportamentos em atividades esportivas e atividades físicas e a aplicação prática desse conhecimento" (p. 28).

No Brasil, a Profa. Dra Kátia Rubio[3] define assim a área: "a Psicologia do Esporte é definida como o estudo do comportamento humano no contexto do esporte ou como os fundamentos psicológicos, processos e consequências da regulação psicológica de atividades relacionadas com o esporte de uma ou várias pessoas atuando como sujeito da atividade" (p. 15).

De maneira mais objetiva e geral, podemos dizer que a Psicologia do Esporte, além de se basear no estudo e na aplicação dos usos e meios da Psicologia no âmbito da prática esportiva, é também o processo de compreender e intervir nos fenômenos psicológicos que são específicos ao meio esportivo. Assim, a Psicologia do Esporte, tanto no seu sentido aplicado como sendo uma área do conhecimento em si mesma, lida, tendo por base os preceitos e os métodos científicos da Psicologia em suas diversas vertentes, com os fenômenos da vida e do rendimento humanos existentes no meio esportivo, a despeito da forma ou objetivo com que a atividade física é praticada.

Em relação à inserção da área no meio esportivo, é possível encontrar contribuições e meios de intervenção dedicados às mais diversas formas de prática esportiva. Como já foi mencionado, com o passar dos anos a Psicologia do Esporte passou a contribuir com toda a gama de áreas ligadas ao esporte e ao exercício, apontando seu olhar e compreensão para a atividade física de lazer e recreação, para o esporte adaptado, para a iniciação esportiva, para o esporte como meio educacional, entre diversas outras formas de prática.

A título de esclarecimento, vale dizer que, ainda que possa ser útil àqueles que atuam em outras áreas do fenômeno esportivo, o foco principal deste texto se refere à dimensão do esporte de alto rendimento, caracterizado pela competição em alto nível nas diversas modalidades e organizado institucionalmente, visando à busca dos limites físicos e técnicos do ser humano. A atuação da Psicologia do Esporte nessa dimensão do alto rendimento se dá, segundo Balague,[7] citado por Ucha,[6] por "proporcionar ferramentas e eliminar obstáculos para que os desportistas e treinadores consigam seu nível elevado".

A inserção do profissional da Psicologia do Esporte ocorre por meio da pesquisa, do ensino e da prática profissional. Como pesquisador, visa desenvolver teorias e aprofundar a compreensão sobre o fenômeno esportivo, atualizando o conhecimento e aprimorando técnicas de intervenção. Na área do ensino, o profissional se vê dedicado à divulgação desse conhecimento a todas as disciplinas que se fazem presentes no meio esportivo, de modo a garantir consistência na compreensão e na aplicação de suas teorias. No âmbito prático, exclusivo aos psicólogos, ao profissional cabe, conforme afirmam Weinberg e Gould:[5] "psicólogos do esporte e do exercício procuram entender e ajudar atletas de elite, crianças, indivíduos física e mentalmente incapacitados, idosos e praticantes em geral a alcançarem um desempenho máximo, satisfação pessoal e desenvolvimento por meio da participação".

Cabe destacar que essas três dimensões dialogam e se articulam mutuamente, tanto em relação à divulgação e prática daquilo que é desenvolvido nas pesquisas como em relação à interação entre as diferentes formas de prática esportiva e abordagem psicológica.

No que diz respeito ao seu foco de atuação, a Psicologia do Esporte atua junto a temas como "o comportamento humano ou suas diferentes dimensões psicológicas como a afetividade, a cognição, a motivação ou o senso de percepção e motricidade, sob a ótica das variadas correntes teóricas e paradigmas da Psicologia".[3]

O psicólogo do esporte atua junto a indivíduos e grupos de diversas maneiras e com diversos objetivos. Pode atuar tendo por base o modelo clínico, auxiliando atletas e profissionais a superar dificuldades ou mesmo patologias de ordem psíquica, as quais são suscetíveis assim como qualquer pessoa. Pode também trabalhar próximo ao corpo técnico, como um consultor do treinador e promotor de atividades junto ao atleta ou grupo de atletas, desenvolvendo sessões com as mais variadas finalidades relativas à área. Pode também desenvolver ações de ordem institucional, prestando serviços ao todo da organização, servindo com seu olhar para o apontamento e resolução de temas importantes para a manutenção do clima das equipes de atletas e profissionais. Há modelos nos quais o trabalho do psicólogo está associado a ações de cunho social, nas quais suas intervenções se articulam com as ações de pedagogos e assistentes sociais. Nesses casos, ao psicólogo cabe um contato mais próximo com a família dos atletas e intervenções que visam o estabelecimento de pontos saudáveis de articulação entre as diferentes redes de influência presentes na vida do atleta (família, escola, grupos sociais etc.). Ainda que em algumas situações um desses modelos possa ser privilegiado, o ideal é que o psicólogo seja capaz de atuar em todas essas frentes, levando em conta a cultura da instituição da qual faz parte e, eventualmente, referenciando ações que fogem da sua alçada ou competência para outros profissionais da Psicologia.

Levando tudo isso em consideração, uma pergunta final parece ainda não ter sido esclarecida. Afinal, o que *faz* um psicólogo do esporte? Em relação à sua prática do dia a dia, pode-se dizer que, dentro dos diferentes modelos já apresentados aqui, diversas formas de atuação podem ser exercidas. Idealmente, é fundamental que o psicólogo mantenha um acompanhamento regular aos treinos e competições, inserindo-se no corpo técnico assim como outros profissionais da saúde. Também, deve realizar encontros periódicos com os atletas e grupos, assim como estar disponível para "consultas" individuais. No que diz respeito à suas ações junto ao treinador e aos demais profissionais, reuniões e mesmo o relacionamento diário são importantes para a integração dos temas apontados e trabalhados pelo psicólogo nos treinamentos e competições. Em relação aos casos de reabilitação de lesões – que será aprofundado mais adiante –, o psicólogo precisa estabelecer parcerias com os profissionais envolvidos no processo de recuperação do atleta, compondo assim ações multidisciplinares integradas que visam oferecer todo o tipo de apoio necessário ao atleta lesionado.

Um último ponto a respeito das intervenções do profissional da Psicologia do Esporte é de fundamental relevância. De modo geral, o psicólogo do esporte, independentemente do modelo que adote em sua atuação, precisa manter um delicado equilíbrio entre a imersão nos grupos e nas instituições, essencial para a identificação dos temas e para a construção de vínculos com atletas e demais profissionais, e o distanciamento necessário para que suas análises não sejam contaminadas em demasia pela cultura específica da organização que serve. Na medida em que realiza sua prática de modo a estar inserido no grupo, como parte do corpo técnico e profissional que apoia o desempenho dos atletas, ao mesmo tempo em que consegue o distanciamento necessário para que suas intervenções se sustentem em análises isentas, desprovidas de quaisquer "vícios" que venham a distorcer sua percepção profissional, o psicólogo poderá desenvolver um trabalho consistente.

▶ PSICOLOGIA E ODONTOLOGIA

Conforme mencionado, uma das características da Psicologia consiste na sua multiplicidade de óticas, perspectivas e abordagens para o entendimento da existência humana e para o desenvolvimento de técnicas de intervenção. Sendo o objetivo deste tópico discorrer sobre o tema da Psicologia do Esporte e suas interfaces com a Odontologia, é importante considerar que, para além de simplesmente oferecer ao profissional da Odontologia uma simples descrição dos conceitos e formas de atuação da Psicologia, vale realizar um breve apanhado de como as diferentes "escolas" da Psicologia abordam o principal objeto de estudo da odontologia. Assim, não apenas estaremos esclarecendo pontos importantes da Psicologia do Esporte ao profissional da Odontologia, mas também contribuindo, ainda que de modo simplificado, para a compreensão das dimensões psíquicas, emocionais e simbólicas associadas ao seu objeto. Espera-se que, estreitando de modo teórico os laços entre as duas áreas, seja possível conceber uma noção mais ampla das possibilidades de diálogo entre ambas as áreas.

É importante salientar que, dada a grande variedade de abordagens e perspectivas e a grande profundidade que cada uma alcançou em suas leituras sobre a vida mental e emocional do ser humano, para fins de concisão e objetividade foi decidido elencar três abordagens teóricas e apresentar suas possíveis interações com o objeto de estudo da Odontologia e com a Psicologia do Esporte.

Considerações pela Ótica Comportamentalista

Um campo extenso da Psicologia se dedica a investigar o comportamento humano a partir de métodos objetivos. Parte desses métodos envolve analisar, empiricamente, padrões gerais de comportamento, ou mesmo modelos padrão de comportamento. Conhecida também por behaviorismo (anglicismo derivado do termo *behaviour* – comportamento), essa escola da Psicologia define como comportamento quaisquer ações de quaisquer organismos vivos. Entende que tais ações – os comportamentos – podem ser direcionadas de acordo com o tipo de estímulo e reforço que a elas se associam. Assim, um comportamento pode ser reforçado positiva ou negativamente, sendo "modelado" para fins mais saudáveis. Sendo uma das linhas precursoras da Psicologia, e, portanto, uma das mais antigas, demonstra enormes avanços em suas descobertas científicas, que por sua vez se desdobraram em diferentes abordagens. Atualmente, com os avanços no desvendamento da constituição e do funcionamento do cérebro, acrescenta à sua terapêutica elementos da escola cognitivista, que aborda a mente humana a partir de um viés funcional. Um ponto importante a mencionar diz respeito ao fato de que os paradigmas que sustentam essas teorias não consideram a existência de um inconsciente nem de qualquer outra dimensão psíquica que não possa ser analisada a partir da observação direta. Em função da sua proximidade metodológica com o modelo médico de investigação, boa parte dos estudos psicopatológicos tem por base a ciência comportamentalista (outra designação para o behaviorismo). A partir de comportamentos observáveis, os traços característicos e as atitudes de pessoas acometidas por algum tipo de aflição psíquica são analisados com fins de estabelecer uma sintomatologia específica. Também, derivada dessas investigações, uma série de protocolos de tratamento são desenvolvidos.

Alguns estudos procuram estabelecer elos de sentido entre algumas patologias de ordem odontológica com psicopatologias. Assim, por exemplo, há na literatura tentativas de associar a onicofagia a transtornos de ansiedade, assim como estabelecer critérios psicoterapêuticos para seu tratamento. Outros estudos partem da abordagem comportamentalista para descrever padrões de comportamento de pacientes "difíceis", assim como contribuir com estudos que elucidam os aspectos subjetivos relativos à percepção de dor. Por sua aproximação metodológica, o estudo experimental do comportamento apresenta diversas contribuições para o cirurgião-dentista.

No campo esportivo, diversos estudos sobre a Psicologia do Esporte são fundamentados nos paradigmas comportamentalistas. Por conta do seu caráter objetivo e prático, a Psicologia Comportamental contribuiu para uma melhor compreensão dos estados ótimos de desempenho, para a definição de protocolos de ativação para a prática esportiva, assim como no desenvolvimento de testes psicológicos que visam determinar traços-padrão de comportamento dos atletas, que acabam por compor aquilo que é conhecido como o "perfil" de um atleta. Assim, de posse de informações objetivas sobre o comportamento de um atleta ou grupo de atletas, tanto o psicólogo como os demais profissionais do corpo técnico podem atuar – considerando o pressuposto que é possível mudar comportamentos a partir da lógica de estímulo-resposta – no sentido de extrair o máximo do potencial de seus atletas.

Considerações pela Ótica da Psicanálise

A Psicanálise é entendida como a precursora daquilo que ficou conhecido como Psicologia Profunda. Designa-se de "profunda" por compreender a existência de uma instância inconsciente no funcionamento da vida mental, que opera constantemente nas profundezas do nosso psiquismo, influenciando nossas decisões, atos e pensamentos, embora – como o próprio nome diz – não tenhamos consciência disso.

Basicamente, o termo psicanálise pode ser compreendido de três formas: como um método de investigação dos processos psíquicos, como um método de tratamento dos distúrbios psíquicos e por todo um corpo teórico sobre o funcionamento do psiquismo advindo dessas investigações.

A Psicanálise lida fundamentalmente com os conflitos oriundos da relação entre nossos impulsos instintivos e as demandas da vida civilizada. Pela ótica psicanalítica, os instintos se originam da sexualidade humana, aqui entendida como a busca pelo prazer e pela conservação da vida, sendo as demandas da vida social compreendidas como os códigos morais e formas de conduta que, de certa maneira, impõem-se sobre todo ser humano que vive dentro de uma comunidade.

Assim, a biografia de um ser humano é marcada pela necessidade de reorientar o fluxo dos impulsos e desejos inaceitáveis por caminhos úteis e socialmente adaptados. No entanto, nem sempre e nem a todo o momento isso é possível, de modo que um dado indivíduo, de acordo com sua constituição e sua história de vida, pode acabar sofrendo de aflições psíquicas ou, como também são conhecidas, de neuroses. Nessa perspectiva, as neuroses, ou melhor, seus sintomas nada mais são do que vias alternativas de descarga dos impulsos não satisfeitos. Os sintomas neuróticos, ainda que de modo inadequado, são meios "disfarçados" de satisfação de impulsos que não puderam ser diretamente descarregados ou que não puderam assumir vias socialmente úteis de descarga.

O trabalho da psicanálise pretende atuar basicamente sobre os seguintes fatores: o fator quantitativo dessa relação, que compreende o "jogo de forças" entre nossos impulsos e as demandas da sociedade; e o aspecto qualitativo desse "jogo", que compreende o significado simbólico que tais impulsos e demandas sociais assumem na vida psíquica de um ser humano.

Mais do que organizar tipo de instintos – ou impulsos – a partir dos quais o aparelho mental é pressionado em busca de satisfação, a teoria psicanalítica definiu, em parte por conta de suas próprias investigações e em parte por conta de uma perspectiva desenvolvimentista, oriunda das ciências biológicas, etapas para o desenvolvimento desses instintos, de certa forma relativos ao próprio processo de desenvolvimento orgânico de um ser humano. Cada etapa é caracterizada por uma "temática" instintiva preponderante, denominada "pulsão parcial", ativa em torno de uma região específica do corpo, conhecida como "zona erógena", em função das sensações prazerosas que proporciona.

A primeira dessas etapas, entendida como "fase oral" do desenvolvimento, será a que nos servirá para estabelecer as relações entre a Psicanálise e a Odontologia.

Relativa aos primeiros anos de vida, em torno da fase oral reúnem-se o instinto de autopreservação da fome e o prazer que advém da satisfação da fome em si e do contato com o corpo da mãe do bebê. A boca é a região por meio da qual a fome é saciada, mas também, segundo a teoria psicanalítica, uma região que proporciona bastante prazer ao ser humano, e portanto, uma região altamente erotizada. Tem-se que, embora seja importante considerar sua estreita relação com a nutrição e a preservação da vida, o que interessa à teoria psicanalítica é o prazer que a região bucal oferece. Nas palavras de Freud: "a atividade sexual apoia-se primeiramente numa das funções que servem à preservação da vida, e só depois torna-se independente delas."

A região bucal, portanto, mais do que um meio de nutrição e satisfação dos instintos de preservação da vida, é uma região do corpo com intensa participação no desenvolvimento emocional da pessoa, uma vez que a satisfação adequada dos impulsos a ela relativos interfere na forma com a qual um ser humano, no futuro, irá relacionar-se com temas relativos à nutrição e – principalmente – à satisfação de seus desejos. Dependendo da intensidade e/ou da frequência da falta dessa satisfação, um profundo desejo pode ser fixado nessa etapa, podendo levar a pessoa a suprir essa falta, fixada na oralidade, na mastigação de canetas, na onicofagia, no próprio bruxismo e em patologias relacionadas à nutrição, entre outras.

Há estudos que procuram relacionar o surgimento dos dentes com o aparecimento dos primeiros impulsos agressivos do ser humano, relacionando o ato de morder às primeiras tentativas do bebê de ser ativo em sua nutrição. Nos adultos, pode-se mencionar o teor agressivo presente nos comportamentos compensatórios de mastigar compulsivamente, de roer as unhas e o bruxismo, que, por sua vez, levam a diversos problemas dentários.

Como nas neuroses, em cujos sintomas se encontram formas alternativas de descarga dos instintos não satisfeitos, podemos relacionar várias das patologias encontradas na odontologia que têm sua origem em comportamentos do indivíduo como casos decorrentes de comportamentos compensatórios de descarga dos instintos de prazer que não foram, na história do paciente, adequadamente satisfeitos.

No que diz respeito à Psicologia do Esporte, Ângelo[8] afirma: "considerando a Psicanálise como uma filosofia que envolve conceitos de personalidade normal, perspectivas patológicas e formas de intervenção terapêutica, sua dinâmica muito acrescenta em relação ao 'setting' esportivo".

Alguns estudos partem de leituras psicanalíticas a respeito da psicologia de grupos e das influências sociais que são exercidas sobre o psiquismo humano para desenvolver noções importantes a respeito do comportamento de atletas e equipes. De acordo com Ângelo:[8] "a contribuição do método psicanalítico é clara, quando o indivíduo passa a ser social, inserido em uma determinada sociedade".

Ainda que essa abordagem coletiva e social se mostre mais evidente, outros estudos focam sua análise especificamente no desempenho; a partir da ótica psicanalítica, usam o termo "contradesempenho" para definir os elementos de ordem psíquica que interferem no rendimento de um dado atleta ou time.

No entanto, uma das dificuldades encontradas nessa interação se refere às formas de aplicar, no contexto esportivo, as técnicas psicanalíticas de intervenção. Mesmo servindo com seu olhar à compreensão do fenômeno esportivo e seus desdobramentos, em termos de técnica interventiva ainda há discussões a respeito da sua eficácia.

Considerações pela Ótica da Psicologia Social

A Psicologia Social se desenvolveu ao longo do século XX como uma forma de aproximar os estudos sobre a mente e o comportamento humano dos estudos sobre Sociologia e Antropologia. Acompanha portanto os movimentos ideológicos que fizeram parte do desenvolvimento das ciências sociais durante o último século. Procurando estabelecer uma leitura crítica sobre o fenômeno psicológico, a Psicologia Social se debruça sobre a interação entre sociedade, cultura e a formação do indivíduo.

Em termos teóricos, a Psicologia Social apresenta uma postura crítica a respeito da postura determinista encontrada em outras abordagens. Segundo sua ótica, não se pode considerar a existência de uma pessoa, inclusive o que concerne ao psicológico dessa pessoa, sem considerar o meio no qual ela viveu e se desenvolveu. Não há uma distinção clara entre aquilo que é externo e interno ao homem, de modo que não apenas os fenômenos considerados psicológicos, mas também a própria noção de individualidade e de humanidade são reflexos da ideologia e do sistema sociais. Desse modo, a Psicologia Social não lida com teorias prefixadas a respeito do desenvolvimento humano e tampouco considera a perspectiva biológica utilizada por algumas escolas da Psicologia. Segundo Bock et al.,[9] "o fenômeno psicológico deve ser entendido como construção no nível individual do mundo simbólico que é social".

Nessa perspectiva, os temas de maior interesse recaem sobre a compreensão a respeito da formação da identidade do sujeito e sua relação com o ambiente social. Entende o indivíduo como criado e criatura de seu universo social, na medida em que os significados que atribui ao seu ambiente acabam também por constituir e criar esse ambiente. É na relação com o mundo que o sujeito se forma, e é nessa mesma relação que o sujeito forma o mundo ao seu redor.

A Psicologia Social, portanto, apresenta contribuições inestimáveis para a compreensão do ser humano inserido no seu meio social. A partir de sua postura crítica, torna-se possível relativizar pressupostos e paradigmas que, sem nos darmos conta, exercem enormes influências sobre o nosso comportamento e valores diante da vida. Ao articular o desenvolvimento do ser humano, assim como sua própria existência, com o cenário político, econômico, social, cultural e ideológico em que esse ser humano existe, apresenta grandes contribuições para um melhor entendimento de nossas ações e emoções e aflições.

Quanto à Odontologia, o ponto que merece destaque diz respeito à compreensão sobre a crescente influência do elemento estético entre os valores cultivados pela sociedade pós-moderna. Tendo como uma de suas características a superexposição proporcionada pelos avanços tecnológicos da mídia, o momento em que vivemos vem sendo marcado pela importância da aparência saudável e jovial como forma de medida do valor pessoal, quem sabe até mesmo do valor humano. A intimidade divulgada e publicada em todo tipo de meio alimenta a ideia de uma valorização dos atributos estéticos, muita vezes em detrimento dos valores éticos e humanos relativos à vida. Mesmo sendo essa uma análise superficial, que beira o mero senso comum, o importante a salientar é que, tendo em vista essas questões, embora se considere a importância dos tratamentos odontológicos para a manutenção da saúde geral de uma pessoa, as vertentes estéticas da Odontologia fazem parte desse movimento na medida em que desenvolvem técnicas e procedimentos cuja única finalidade é a adequação de um dado paciente aos padrões estéticos compartilhados por um grupo social.

Vale dizer que, nessa análise, não há nenhum juízo de valor. A intenção é apenas deixar evidente como alguns elementos da ciência odontológica podem ser analisados à luz da Psicologia Social. Ao entendermos que a adaptação a determinado padrão estético faz parte do processo no qual um sujeito forma e transforma sua identidade, define seus papéis sociais e conduz suas relações interpessoais, tentamos demonstrar o quanto os procedimentos odontológicos servem de instrumento para o desenvolvimento da identidade de uma pessoa.

Em relação à Psicologia do Esporte, como foi mencionado, os estudos atuais têm se voltado bastante para a compreensão do cenário esportivo e da psicologia do atleta com vistas as suas inserções sociais e culturais. Mais do que isso, a Psicologia Social tem se prestado a apoiar a Psicologia do Esporte no entendimento do próprio fenômeno esportivo. Mediante análises a respeito da sua evolução histórica e do desenvolvimento dos seus significados sociais, pode-se criar um rico panorama no qual se tornam mais claros vários dos elementos psicológicos encontrados no mundo esportivo. Em muitos sentidos, a contribuição da Psicologia Social tem levado a uma reflexão a respeito dos paradigmas dentro dos quais a Psicologia do Esporte era pensada, ensinada e realizada. Rubio,[3] citando alguns trabalhos realizados nos últimos 20 anos, afirma: "recentemente alguns estudiosos começaram a repensar a Psicologia do Esporte deslocando-a de um modelo de habilidades individuais e passaram a observar a necessidade de uma aproximação com a Psicologia Social para uma compreensão e explicação desse fenômeno complexo e abrangente que é a atividade física e esportiva".

Assim também, Valle e Guareschi[10] apontam para essa reflexão da seguinte forma: "o que propomos é que a Psicologia do Esporte possa trabalhar com a ideia de formação e desenvolvimento dos atletas como seres humanos contextualizados na sua prática". Essa afirmação faz referência à ideia de que a atuação do profissional da Psicologia do Esporte, mais do que estar voltada especificamente para os temas relativos ao desempenho e formação de atletas, precisa promover a compreensão dos papéis que atletas e equipes assumem e do lugares sociais por onde transitam.

▶ **ASPECTOS PSICOLÓGICOS DAS LESÕES ESPORTIVAS**

Para apresentarmos uma análise a respeito das implicações psicológicas presentes na questão das lesões esportivas, podemos elencar quatro temas de fundamental importância: entender o aspecto subjetivo da dor, compreender o mecanismo das lesões, o impacto que a lesão causa no estado psíquico geral do atleta e quais são os elementos psicológicos envolvidos no processo de recuperação.

Dor

Em primeiro lugar, um aspecto psicológico importante que precisa ser considerado para entender o impacto de uma lesão no estado emocional, assim como mecanismo da lesão e sua consequente recuperação, diz respeito aos limiares de percepção de dor. Também importante na Odontologia é que a análise do fenômeno da dor dá margem a uma compreensão mais ampla sobre as implicações psicológicas em torno da lesão.

A dor é um elemento presente no cotidiano dos atletas. Em busca do alto rendimento, o convívio com a dor passa a ser muitas vezes um sinal de que esse nível de desempenho está sendo alcançado. Segundo Rubio:[11] "há muito o senso comum, reforçado pelo discurso da comunidade esportiva, cunhou a afirmação de que a dor faz parte do uniforme dos atletas de alto desempenho".

Em certa medida, a convivência com a dor faz parte do cotidiano dos atletas. Porém, alguns pontos merecem ser elucidados para que possamos compreender melhor como isso se dá no ambiente esportivo.

A dor é uma sensação cuja função é sinalizar para a nossa percepção ocorrências lesivas e ameaçadoras à nossa existência. Entendida como um sinal vital, assume um caráter educativo de adaptação e de preservação da vida. No entanto, por ser puramente subjetivo, o sinal de dor precisa ser interpretado pela ótica da pessoa que a sente. Isso significa que cada ser humano tem um limiar diferente para a dor, assim como cada um lhe atribui um sentido específico, referente ao seu tipo físico, ao seu gênero, às crenças, valores e mesmo a fatores sociais, como condição socioeconômica.[11]

Em função do imaginário social a respeito do papel do atleta, o sinal de dor pode sofrer distorções. Segundo Markunas:[12] "o indivíduo que se torna atleta aprende a conviver com a imagem de invulnerabilidade, a crença de que ele é forte e capaz de todos os sucessos, quase sem limites. Uma característica típica de atletas valentes e bons competidores diz respeito ao arriscar-se, que é, ao mesmo tempo, condição para o sucesso e predisposição para a lesão".

Tem-se a noção de que, em função da valentia e heroísmo presentes na imagem social dos atletas, imagem que os próprios assumem para si na formação de sua identidade, os sinais de preservação da vida podem ser distorcidos, tornando-os incapazes de avaliar adequadamente o grau de dor que podem ou não suportar, e qual o tipo de sinal doloroso representa um sinal real de atenção. Conforme Rubio:[11] "afirmam os autores que grande parte dos atletas não sabe qual tipo de dor ignorar e qual atender e responder, assim como também não sabem avaliar a quantidade de dor que são capazes de tolerar".

Assim, o trabalho de conscientização do atleta a respeito dos seus próprios limiares de dor e de como reagir diante de um tipo específico de sinal doloroso torna-se importante na medida em que não apenas podem auxiliar na prevenção de lesões, como também ajudam na assimilação do impacto causado pela lesão, pois levam o atleta a compreender sua gravidade. Por fim, a consciência do atleta sobre seus sinais de dor auxilia no processo de recuperação. Entre outros motivos, a consciência sobre os sinais que o corpo emite leva o atleta a ser mais participativo no processo de cura da lesão, auxiliando os profissionais envolvidos na melhor diferenciação de tipos e formas que a dor assume em determinado curso de tratamento.

Essa conscientização se desenvolve a partir da compreensão, por parte do atleta, dos fatores que influenciam a sensação de dor, assim como mediante um trabalho que desenvolva uma maior sintonia entre o atleta e as reações de seu corpo. Em um sentido mais amplo, isso significa estabelecer um trabalho de conscientização do atleta em relação a si próprio, de modo a torná-lo mais apto a dominar e compreender suas atitudes, reações e sensações.

Mecanismos e Vulnerabilidade à Lesão

Em relação aos mecanismos da lesão, é importante entender que a atividade física de alto rendimento, como o próprio nome diz, refere-se àquelas atividades físicas cuja intenção é a de, em prol da competitividade e do espírito agonístico presente nos esportes de modo geral, buscar os limites físicos, técnicos e emocionais de atletas praticantes de uma dada modalidade. Isso significa que, eventualmente, tais limites são ultrapassados, levando o corpo a ceder na forma de lesões.

Também, por conta do alto grau de competitividade envolvido nessa busca por limites, em alguns tipos de modalidade a intensidade com a qual o contato físico entre adversários ocorre pode provocar traumas na estrutura física do atleta.

Desse modo, as lesões podem ser decorrentes do estresse causado pelos processos de treinamento e competição, em que o limite de determinada estrutura do organismo é excedido, assim como podem ser decorrentes de traumas causados por acidentes relativos ao embate estabelecido entre os adversários, podendo também isso ocorrer tanto em competições como em treinamentos.

Para além dessa compreensão básica sobre o mecanismo de lesões, o ponto que se mostra mais relevante para a psicologia em relação a esse tema se refere aos elementos de ordem psicológica que proporcionam maior vulnerabilidade às lesões. Desse modo, além de atuar no processo de elaboração mental e na recuperação da lesão, cabe ao psicólogo também o papel de auxiliar os atletas e membros da comissão técnica a compreender os elementos predisponentes das lesões, no sentido de prevenir sua ocorrência.

Diversos fatores precisam ser considerados para avaliar a predisposição de um atleta a se lesionar. Variam desde elementos de ordem biológica e estrutural (p. ex., perfil anatômico e biomecânico), passando por aspectos situacionais como mudanças no ambiente e condições de treino e competição, até os elementos psicológicos que proporcionam maior ou menor vulnerabilidade à ocorrência de lesões. Em relação aos aspectos psicológicos, é importante levar em conta todo o conjunto de variáveis que influenciam o estado geral do atleta. Por essa razão, tais fatores são mencionados na literatura sob a alcunha de *fatores psicossociais* de risco à lesão.[12-14]

Entre esses fatores psicossociais, a resistência ao estresse é apontada como um dos mais importantes. A vida no ambiente esportivo é repleta de eventos estressores, tanto do ponto de vista físico como do psicológico. Entende-se, portanto, que a maneira como o atleta absorve a pressão à qual é submetido rotineiramente dará a medida do quanto ele é ou não propenso a se lesionar. Segundo Brandão e Agresta:[14]

"O atleta com várias fontes de estresse na vida cotidiana, poucos recursos para lidar com essas situações e, com características de personalidade de alta ansiedade competitiva, tende a demonstrar uma reatividade significativa diante situações de estresse e, consequentemente, se torna mais vulnerável às lesões."

Outros fatores também atuam no sentido de tornar o atleta vulnerável a lesão. O histórico prévio de lesões, temas relacionados à sua autoconfiança, grau de motivação e conflitos na vida pessoal também se apresentam como fatores predisponentes dessa vulnerabilidade. Por outro lado, segundo Markunas,[12] citando um trabalho de Pease,[15] "estudos sobre as características e traços psicológicos que predispõem atletas a lesões têm revelado respostas pouco significativas".

Isso significa que a busca por traços definitivos de personalidade que possam determinar o grau de vulnerabilidade a lesões mostra-se infrutífera. A atenção, portanto, deve ser direcionada aos fatores ambientais que, em maior ou menor grau, podem predispor qualquer atleta a se lesionar. Entende-se que o manejo do ambiente e o auxílio ao atleta para cuidar dos elementos que promovem maior grau de estresse constituem as estratégias mais efetivas na prevenção de lesão.

Impacto Psicológico das Lesões

Quanto ao impacto emocional causado por uma lesão, Brandão e Agresta afirmam:[14] "cada lesão apresenta um cenário de ajuste psicológico ao trauma físico". Isso quer dizer que uma lesão provoca alterações na atitude geral do atleta, demandando do atleta lesionado estratégias psicológicas de assimilação e de adaptação à sua nova condição. Ao mesmo tempo, a afirmação supracitada faz referência à ideia de que a forma e intensidade desse ajuste são dependentes do tipo de lesão e do prognóstico de sua recuperação.

Pode-se dizer que um trauma físico, a despeito da sua origem, não se restringe apenas às alterações estruturais ou orgânicas no corpo do atleta. A dimensão psicológica está sempre implicada, de modo que uma lesão provoca todo um conjunto de alterações no estado emocional, psíquico e cognitivo do atleta. Assim, a atuação do psicólogo junto ao atleta lesionado é importante porque pode auxiliá-lo nesse processo de assimilação e adaptação à sua nova realidade – ainda que temporária – de atleta lesionado em recuperação.

O impacto psíquico que uma lesão provoca depende também de diversos fatores, relativos às características pessoais do atleta, o tipo de lesão, o tempo de recuperação esperado, a situação do atleta na equipe ou na competição, o nível de apoio social e familiar que recebe, entre vários outros. A análise dessa constelação de fatores é crucial para compreender o tipo e o grau de influência de uma lesão no estado psíquico do atleta.

Assim como mencionamos anteriormente, a lesão ou mesmo as condições que levaram à sua causa podem ser entendidas como expressões de conflitos de ordem emocional. Uma lesão pode demandar do atleta a vivência do luto relativo às perdas causadas pela lesão que sofreu, assim como, por retirar temporariamente o atleta do foco das atenções, pode também levá-lo a sentir o tempo de recuperação como um tempo de "férias" nas quais ele pode descansar da rotina de treinos, jogos, entrevistas etc. Da mesma forma, pode ser vivenciada como um alento diante de pressões por resultados ou medo do fracasso. Uma lesão pode também ser vista como uma alternativa, ainda que inconsciente, de não ter de lidar com conflitos originados pela relação com técnicos, colegas de equipe, dirigentes. Embora não existam estudos específicos sobre esse tema, a experiência mostra que alguns atletas, quando em período de renovação de contrato, durante uma fase de mau desempenho da equipe, ou mesmo quando se envolvem em conflitos e polêmicas, tendem a se lesionar. Ainda que isso seja julgado muitas vezes como um ato de má fé por parte do atleta, cabe ao psicólogo analisar tais situações como a expressão de um conflito não resolvido internamente, que encontra na lesão uma forma de ser evitado ou mesmo solucionado.

Segundo Rubio,[11] comentando sobre Markunas:[16] "a depender do momento de vida que o atleta atravessa, o reconhecimento que tem do público e de apoiadores e a percepção da estima que tem no meio social, a lesão pode ser vivida como um desastre, um alívio, um embaraço ou uma oportunidade para mostrar seu valor pela ausência da atividade desempenhada".

O sentido pessoal que a lesão tem para o atleta promove o processo de elaboração psíquica da lesão, que implica a assimilação do fato ocorrido e a adaptação a uma nova realidade, fundamentais para sua recuperação. Conforme aponta Markunas:[12] "conhecer a história de vida do atleta e o papel da lesão em sua história passa a ser passo fundamental para o auxílio do trabalho de reabilitação psicológica, pois muitas vezes não se trata de auxiliar na reabilitação da lesão propriamente dita, mas do auxílio de outra condição anterior, muitas vezes mais conflitiva e pessoal."

Essa compreensão, em primeiro lugar, perpassa o acolhimento das emoções decorrentes da lesão. Quaisquer que sejam as emoções, de raiva, tristeza, apatia e impotência diante das vicissitudes do destino, ou mesmo alento diante do não enfrentamento de situações de pressão, o importante é que precisam ser expressas abertamente para que os fatores implicados na lesão em si e no seu impacto emocional sejam esclarecidos. Ser capaz de ouvir a pessoa e aceitar sua emoção são tarefas fundamentais de um psicólogo, de modo que é a partir da escuta e compreensão isenta de quaisquer juízos que o sentido da lesão poderá ser revelado.

Procurando seguir uma relação linear, a atuação do profissional de Psicologia do Esporte deve se dar no sentido de compreender e auxiliar a compreensão, por parte do atleta e demais envolvidos, dos fatores predisponentes e dos sentidos particulares que a lesão implica. É a partir dessa compreensão que os fatores de vulnerabilidade podem ser minimizados e o impacto psicológico pode ser adequadamente absorvido. Também, é com base nesse esclarecimento que se criam as condições que servem de apoio ao processo – muitas vezes longo e doloroso – de recuperação.

Implicações Psicológicas da Reabilitação

Conforme o tipo de lesão, o tempo a ser despendido na recuperação varia bastante. No entanto, condições como a infraestrutura disponível para a recuperação, a atenção profissional e até mesmo o contexto no qual a lesão se deu desempenham também papéis importantes no tempo de duração do processo.

O período de recuperação de uma lesão, também conhecido como período de reabilitação, é vivido segundo a combinação dos fatores descritos anteriormente. É nesse período que se dá o trabalho do profissional da Psicologia do Esporte de elaborar junto ao atleta e demais envolvidos um sentido para essa lesão, dando suporte para que o impacto causado pelo ocorrido seja assimilado e assim podendo propor estratégias que visam o estabelecimento de um papel ativo, por parte do atleta, no seu processo de recuperação.

Como mencionado, uma lesão pode ter como significado a expressão de um conflito não resolvido. Pode representar uma ruptura na autoimagem de pessoa valente e indestrutível vivenciada, em maior ou menor grau, por todos os atletas. Além disso, pode ser concebida como um alívio ou mesmo como um trauma bem maior do que a realidade externa haveria de supor.

Isso significa que a elaboração psíquica do ocorrido, seja o processo no qual o luto pela autoimagem perdida será vivido, seja evitando o enfrentamento do conflito ou solucionando-o temporariamente por conta de um afastamento provisório do foco conflitivo, o que se observa muitas vezes é a concentração do foco de atenção nos elementos associados ao embate interno que a lesão pretende representar.

Seja qual for o significado ou o sentido associado à lesão, em diversas ocasiões o que se vê são atletas assumindo uma atitude passiva diante da lesão. A concentração nos temas de cunho íntimo desencadeados pela lesão pode levar os atletas a sentirem-se impotentes diante de "forças" que são incapazes de controlar. Demonstram passividade diante de um destino que não haviam muitas vezes previsto ou imaginado como possível, de modo que, tal qual um convalescente terminal, deixam de acreditar na possibilidade de resolução da lesão que sofreram. Entregam seu destino a médicos, fisioterapeutas e demais profissionais envolvidos e realizam passiva e mecanicamente as atividades que lhes são indicadas.

Cabe então ao psicólogo o papel de não apenas auxiliar o atleta lesionado a elaborar um sentido para a lesão, como também de promover nesse atleta a integração desse sentido no todo de sua consciência de si, de modo que ele possa assumir um papel mais ativo no processo. Ao entender os fatores e os sentidos implicados no ocorrido, terá mais recursos para assumir o comando de sua própria recuperação.

Certamente isso significa ser capaz de confiar nos profissionais envolvidos no processo. Assim como em qualquer atividade no campo da saúde, o grau de confiança no profissional que orienta a reabilitação é de suma importância para que o atleta possa aderir aos protocolos de tratamento. No entanto, a disciplina necessária para seguir os protocolos de reabilitação, a determinação para suportar a rotina de tratamentos e a consciência das mudanças em sua vida cotidiana, necessárias para o bom andamento da recuperação, são atribuições específicas do próprio atleta. Assim, além da confiança, cabe ao atleta atuar como parceiro dos profissionais da reabilitação. Precisa se informar sobre a lesão, para melhor compreender os objetivos dos protocolos de tratamento. Ao desenvolver maior consciência de seu corpo, será capaz de melhor avaliar os tipos de dor que sente, podendo emitir informações mais precisas sobre os sinais de seu corpo.

Curiosamente, há estudos na literatura que afirmam ser essa necessária participação do atleta no processo de sua recuperação um efeito altamente positivo em sua vida esportiva. Ainda que possa parecer contraditório apontar a lesão como um evento positivo na vida de um atleta de alto rendimento, ao aprofundarmos nosso olhar para os tipos de transformação exigidos pela reabilitação podemos perceber esses benefícios com clareza. Por exemplo, há estudos nos quais se sugere que as dificuldades enfrentadas pelo atleta na sua reabilitação estimulam seu crescimento pessoal.[12,17] Diante da necessidade de pensar sobre o sentido pessoal da lesão, acabam por aprofundar o conhecimento sobre si próprios, o que proporciona o desenvolvimento de recursos mais sofisticados de enfrentamento e superação de dificuldades. Ao aprenderem mais sobre o próprio corpo, tanto no sentido de conhecerem sua anatomia como no sentido de adquirirem mais consciência de suas sensações, tornam-se mais aptos a perceber os efeitos dos treinamentos, tanto do ponto de vista fisiológico como técnico. Quando analisam os mecanismos envolvidos em sua lesão, podem aprender novas estratégias para se prevenirem de outras. Por precisarem assumir responsabilidade e comando sobre a recuperação, desenvolvem uma atitude mais determinada e perseverante diante dos naturais desafios do mundo esportivo.

Em síntese, podemos dizer que o apoio psicológico ao atleta lesionado em recuperação envolve a reflexão sobre os fatores relacionados ao mecanismo de lesão, a elaboração de um sentido pessoal para o ocorrido, a conscientização sobre as sensações e reações do corpo e o desenvolvimento de uma postura participativa na reabilitação.

Assim como o senso comum atesta que as dificuldades são as grandes mestras da vida, podemos também encarar as lesões dessa maneira. Isso se torna possível desde que durante a reabilitação, o foco de atenção, tanto do atleta como dos demais profissionais envolvidos, não se resuma apenas à lesão, mas ao ser humano como um todo.

Inserção do Esporte na Atualidade e o Papel do Atleta

Na parte final deste *overview*, consideramos importante nos determos na análise sobre o impacto cultural que o esporte exerce sobre a contemporaneidade, partindo do princípio de que é por meio desse entendimento social do fenômeno esportivo que conseguiremos melhor compreender os diferentes papéis que nele encontramos, em especial o papel do atleta e sua influência no cenário midiático de entretenimento.

Da mesma maneira, entendemos que, em função dessa análise, encontramos um outro ponto importante de contribuição do profissional da Odontologia. Tal como qualquer profissão, a Odontologia se desenvolve também como participante dos processos de mudança cultural e social, de modo que sua prática e seus objetivos vão se reconfigurando na medida em que as demandas provenientes da sociedade em que está inserida também mudam. Assim como o psicólogo se vê diante da necessidade de atualizar seus conhecimentos para suprir uma demanda de temas que se transformam ao longo do tempo, também os profissionais de outras áreas do conhecimento são convidados a atuar de modo a dar conta de necessidades que surgem espontaneamente do seio da comunidade em que estão inseridos. Mesmo tendo como objetivos de primeira ordem aqueles relacionados à manutenção da saúde e prevenção de lesões, cada vez mais se observa na área esportiva uma demanda pela odontologia que objetiva outros fins, relativos às exigências imputadas ao papel do atleta, que por sua vez dizem respeito à outras dimensões e leituras a respeito da importância da imagem na sociedade atual.

Ainda que desde a época antiga, a prática esportiva faça referência à busca do *bom* e do *belo*, à busca da perfeição ética e *estética* da vida humana, o que é importante levarmos em conta no cenário atual é como o modelo econômico, dentro do qual o esporte moderno foi concebido, levou a uma releitura dos valores olímpicos antigos, permitindo a associação de alguns dos temas conhecidos da antiguidade às temáticas relativas à sociedade urbana, tecnológica, industrial e capitalista, características da modernidade.

Mesmo tendo servido de inspiração aos idealizadores do movimento olímpico moderno, os valores a que os antigos se referiam para defender a prática esportiva foram se transformando ao longo do tempo, ganhando novos elementos e adquirindo novas nuanças, em certa medida distorcendo o espírito no qual o esporte moderno (remontando ao fim do século XIX) foi criado em prol de demandas financeiras e midiáticas. Como exemplo temos Valle e Guareschi,[10] afirmando que "hoje em dia, não é a virtude – como foi observado nos princípios do Olimpismo – que legitima o esporte, mas a busca de prazer corporal, pelo dinamismo energético e pela excelência de si próprio como alguém capaz de suplantar todos os obstáculos para tingir seus objetivos" (p. 251).

Assim, de certa forma seguindo a lógica capitalista de busca pela prosperidade financeira e pelo prestígio social, o elemento esportivo da superação, presente desde sua origem, passa a ser não um aspecto que engrandece a vida em um sentido humanístico, mas sim uma exigência para a aquisição de bens de consumo e visibilidade diante da comunidade.

Assim, também, o quanto o atleta vitorioso se torna, nos moldes da cultura grega, uma espécie de herói moderno, que exerce uma função de exemplo e inspiração para os demais. Tais quais os antigos, os heróis modernos precisam enfrentar obstáculos à primeira vista impossíveis, persistir diante de grandes adversidades, para, enfim, conquistar seus feitos únicos e adquirir um *status* especial, que os aproxima dos deuses e lhes permite servir como símbolo, como ícone, como ídolo. No entanto, em função de certas características da contemporaneidade, esse elemento heroico presente na atividade esportiva adquire nova roupagem, referente à prosperidade financeira, à fama e a privilégios dedicados apenas a pessoas especiais.

A mitologia heroica antiga fazia referência a feitos que se relacionavam com a superação de si mesmo, com a perseverança diante de emoções tão humanas como os medos, as angústias e as inseguranças que todo grande desafio desperta. As sagas heroicas tratavam de conquistas sobre as barreiras que impedem a plena expressão de todo o potencial humano. O herói, em sua dimensão simbólica, é aquele que conseguiu exercer todo o seu potencial humano na vida, tendo como glória maior a sabedoria e o sentimento de realização que advém de suas conquistas. No imaginário do esporte moderno, porém, além do valor à destreza e à superação dos limites físicos, considera-se que o valor atual do atleta repousa na sua riqueza e na sua fama, na sua imagem social. Isso nos leva a pensar o quanto os valores estéticos, nos dias de hoje, superam os valores relativos à virtude; o quanto o exercício do pleno potencial humano ficou relegado a plano de simples meio, por intermédio do qual se busca não a sabedoria, mas a recompensa financeira, onde a realização pessoal não se refere à conquista de sabedoria, mas à fama e ao reconhecimento dos outros. Desse modo, a disputa, a competição, elementos inerentes ao esporte, não se dá em torno das limitações pessoais, mas em relação à superação do outro. As barreiras não são as limitações humanas que impedem o brilho pessoal, mas os adversários que, do outro lado dos campos, das quadras e das pistas, se tornam um impeditivo para a conquista de premiações, de prestígio e privilégios. O objetivo deixa de ser a superação de si mesmo para ser a superação de um adversário que se coloca entre o atleta e sua prosperidade financeira.

Tal consideração nos remete à ideia de que, nos dias de hoje, o ser humano deixa de ser valorizado por aquilo que é, ou mesmo faz, para ser valorizado por aquilo que parece ou que possui. A ostentação de conquistas materiais de certo modo tem suplantado as demonstrações de virtude. Pessoas se tornam admiradas não mais por suas habilidades, mas por sua beleza e pela exposição de suas vidas, o que reforça a ideia de que, atualmente, os elementos de maior valor remontam à noção de imagem, de aparência.

Seguindo nessa linha, novamente Valle e Guareschi[10] apresentam a seguinte consideração: "a imagem, a aparência, a estetização da existência se desdobram na chamada 'cultura do espetáculo', em que a exibição se transforma no objetivo essencial da existência do sujeito, na sua razão de ser. A exigência pela *performance* passa a ter um destaque fundamental, pois, na cultura do espetáculo, se confunde o ser com o parecer. Consideram-se fracassados todos aqueles que não conseguem exercer o fascínio da estetização de sua existência" (p. 249).

É precisamente com relação a esses aspectos presentes no imaginário em torno do atleta que nossa reflexão sobre a atuação do profissional da Odontologia se faz importante. Mais do que o solicitado ao profissional de apoio à saúde do atleta, as contribuições que a Odontologia oferece à estética são cada vez mais necessárias no meio esportivo. Para garantir uma boa imagem diante de seus admiradores, que possibilita aquilo que a citação supracitada apresenta como "fascínio da estetização da existência", o atleta se vê diante da necessidade de construir uma imagem social compatível com seu *status*, o que necessariamente implica a adequação a um referencial estético. Se considerarmos que, na atualidade, a realização pessoal se dá por meio da construção de uma imagem de realização, que por sua vez faz referência à aquisição de riqueza e – principalmente no caso dos atletas homens – à capacidade de atrair a atenção de pessoas do sexo oposto, a importância da Odontologia adquire um nível especial. Isso sem levar em conta o quanto uma imagem atrativa confere ao atleta a possibilidade de participar de campanhas publicitárias e ações de *marketing* junto a um dos mais importantes atores do cenário esportivo atual – os patrocinadores. Atletas de "boa imagem" aumentam sua riqueza na medida em que são mais solicitados para associar sua imagem "heroica" à de produtos ou serviços, fazendo com que sua adequação a um referencial estético aceito pela sociedade seja de extrema importância.

Vale ressaltar que tal análise se mostra naturalmente incompleta. Ainda que tenhamos demonstrado pontos fundamentais para o entendimento do papel desempenhado pelo atleta no cenário esportivo atual, nos fixamos apenas naqueles que consideramos essenciais para esclarecer a inserção do profissional da Odontologia no meio esportivo. No entanto, entendemos ser importante que, além de compreenderem eles em mais detalhes sua importância no cenário esportivo da atualidade, tais reflexões sirvam à maior profundidade de entendimento desses profissionais a respeito de quais são as particularidades, os contextos e imaginários que contribuem para o desenvolvimento e para a constituição da identidade dessas pessoas que se apresentam em suas clínicas e consultórios.

Referências Bibliográficas

1. Rubio K. O trajeto da Psicologia do Esporte e a formação de um campo profissional. In: Rubio K. *Psicologia do Esporte: Interfaces, Pesquisa e Intervenção*, 1ª ed. São Paulo: Casa do Psicólogo, 2000: 15-28.

2. Casal HMV. Fatos e reflexões sobre a história da psicologia do esporte. In: Brandão MRF, Machado AA. *Coleção Psicologia do Esporte e do Exercício: Teoria e Aplicação*, 1ª ed, v 1. São Paulo: Atheneu, 2007: 1-29.

3. Rubio K. Análise social do fenômeno esportivo e o papel do psicólogo. In: Rubio K. *Psicologia do Esporte Aplicada*, 2ª ed. São Paulo: Casa do Psicólogo, 2010: 15-31.

4. American Psychological Association, division 47. 2012: http://www.apadivisions.org/division-47/index.aspx.

5. Weinberg RS, Gould D. *Fundamentos da Psicologia do Esporte e do Exercício*, 2ª ed. Porto Alegre: Artmed, 2001.

6. Ucha FG. A Psicologia do Esporte no esporte de alto rendimento. In: Brandão MRF, Machado AA. *Coleção Psicologia do Esporte e do Exercício: Aspectos Psicológicos do Rendimento Esportivo*, 1ª ed., v. 2. São Paulo: Atheneu, 2008: 1-25.

7. Balague G. Las mil caras de la psicología del deporte. *VIII Congresso Sudamericano de Psicología del Deporte*. Chile, 2006.

8. Angelo LF. Psicanálise e Psicologia do Esporte: é possível tal combinação? In: Rubio K. *Psicologia do Esporte: Interfaces, Pesquisa e Intervenção*, 1ª ed. São Paulo: Casa do Psicólogo, 2000: 55-66.

9. Bock AMB et al. *Psicologia Sócio-Histórica: uma perspectiva crítica em psicologia*, 1ª ed. São Paulo: Cortez, 2001.

10. Do Valle MP, Guareschi NMF. O esporte de alto rendimento: produção de identidades e subjetividades no contemporâneo. In: Rubio K. *Psicologia do Esporte: Teoria e Prática*, 1ª ed. São Paulo: Casa do Psicólogo, 2003.

11. Rubio K, Cruz J. *Estratégias de Preparação Psicológica: da Prática à Teoria*, 1ª ed. São Paulo: Casa do Psicólogo, 2008.

12. Markunas M. Reabilitação psicológica do atleta lesionado. In: Rubio K. *Psicologia do Esporte Aplicada*, 2ª ed. São Paulo: Casa do Psicólogo, 2010: 173-192.

13. Dias MA, Palha AP, Cruz JFA. Aspectos Psicológicos nas lesões desportivas: um estudo com atletas de diferentes níveis competitivos. In: Cruz JFA, Gomes AR (eds.). *Psicologia Aplicada ao Desporto e à Actividade Física: teoria, investigação e intervenção*. Braga/Portugal, 1997.

14. Brandão MRF, Agresta MC. As lesões e o esporte de rendimento: uma análise à luz da Psicologia do Esporte. In: Brandão MRF, Machado AA. *Coleção Psicologia do Esporte e do Exercício: Aspectos Psicológicos do Rendimento Esportivo*, 1ª ed., v 2. São Paulo: Atheneu, 2008: 147-163.

15. Pease DG. Fatores psicológicos da Reabilitação. In: Andrews JR, Harrelson GL, Wilk KE. *Reabilitação Física das Lesões Desportivas*. Rio de Janeiro: Guanabara Koogan, 2000.

16. Markunas M. Reabilitação esportiva ou esporte como reabilitação? In: Rubio K. *Psicologia do Esporte: Interfaces, Pesquisa e Intervenção*, 1ª ed. São Paulo: Casa do Psicólogo, 2000: 139-154.

17. Udry E. The Paradox of Injuries: Unexpected Positive Consequences. In: Pargman D (ed).

Psychological Bases of Sport Injuries, 2nd ed. Fitness Information Technology, 1999.

Bibliografia

Freud S. Três ensaios sobre a Teoria da Sexualidade. *In:* Freud S. *Edição Standard Brasileira das Obras Psicológicas Completas de Sigmund Freud* (J Salomão, trad). Rio de Janeiro: Imago vol. 7, 2006: 117-229 (original publicado em 1905).

Freud S. Hereditariedade e etiologia das neuroses. In: Freud S. *Edição Standard Brasileira das Obras Psicológicas completas de Sigmund Freud* (J Salomão, trad). Rio de Janeiro: Imago vol. 3, 2006: 139-155 (original publicado em 1896).

Freud S. Moral sexual "civilizada" e doença nervosa moderna. *In:* Freud S. *Edição Standard Brasileira das Obras Psicológicas Completas de Sigmund Freud* (J Salomão, trad). Rio de Janeiro: Imago vol. 9, 2006: 165-186 (original publicado em 1908).

Freud S. Os Instintos e suas Vicissitudes. *In:* Freud S. *Edição Standard Brasileira das Obras Psicológicas Completas de Sigmund Freud* (J Salomão, trad). Rio de Janeiro: Imago vol. 14, p 117-162, 2006 (original publicado em 1915).

Freud S. Esboço de Psicanálise. *In:* Freud S. *Edição Standard Brasileira das Obras Psicológicas Completas de Sigmund Freud* (J Salomão, trad). Rio de Janeiro: Imago vol. 23, 2006: 153-221 (original publicado em 1940).

Moraguès JL. *Psicologia do Desempenho: Corpo pulsional e corpo mocional.* 1ª ed. São Paulo: Escuta, 2003.

Rubio K (org). *Educação Olímpica e Responsabilidade Social*, 1ª ed. São Paulo: Casa do Psicólogo, 2007.

Skinner BF. *Sobre o Behaviorismo*, 6ª ed. São Paulo: Cultrix, 2000.

Capítulo 14

Prontuário Clínico para Odontologia do Esporte

Reinaldo Brito e Dias
Neide Pena Coto
Ricardo Cesar dos Reis

O tratamento para manutenção da saúde de um paciente atleta objetiva também aumentar o rendimento esportivo de cada indivíduo. Para que isso ocorra de maneira correta e informações importantes sejam divididas com outros profissionais, é necessária a elaboração de um prontuário odontológico para cada atleta. Esse documento deverá ser acessível a toda a equipe multidisciplinar que atua na área esportiva, desde o cirurgião-dentista até os médicos e preparadores físicos que cuidam do paciente.

O prontuário odontológico deve ser um documento que siga um padrão lógico de informações e deve ser iniciado logo ao início do tratamento, na primeira consulta, e ser utilizado durante todas as consultas e procedimentos. Deverá ser registrado no prontuário um histórico clínico do paciente de modo cronológico, que englobe anamnese, diagnóstico, planejamento e procedimentos clínicos.

Além dos dados anotados no prontuário, a ele podem ser anexados exames complementares, como os de imagem, e cópias de atestados e prescrições de medicamentos.

O profissional deve ser capacitado e munido do conhecimento técnico e científico para uma boa execução do prontuário odontológico. O prontuário terá importância para o processo de manutenção de saúde e influencia também em outras áreas, como social, científica, clínica e legal.

▶ **IMPORTÂNCIA DO PRONTUÁRIO NA ÁREA SOCIAL**

Os dados anotados no prontuário odontológico fornecem material para análises epidemiológicas. A partir dessas análises, é possível adequar às ações administrativas e financeiras em um sistema de saúde, seja ele público ou privado. A correta adequação de procedimentos aumenta a eficácia do tratamento.

▶ **IMPORTÂNCIA DO PRONTUÁRIO NA ÁREA CIENTÍFICA**

A padronização que o prontuário odontológico proporciona torna mais confiável a aquisição de dados para trabalhos científicos, e um correto preenchimento da ordem cronológica de determinados sintomas e procedimentos é importante para melhor compreensão do tratamento como um todo.

▶ IMPORTÂNCIA DO PRONTUÁRIO NA ÁREA CLÍNICA

O tratamento de pacientes atletas envolve uma equipe multidisciplinar, e o prontuário é a principal ferramenta de comunicação entre esses profissionais. Essa documentação também tem função vital nas atividades didáticas, durante as quais alunos podem acompanhar toda a evolução do tratamento através dos relatos e documentos presentes no prontuário.

▶ IMPORTÂNCIA DO PRONTUÁRIO NA ÁREA LEGAL

Os dados odontológicos contidos em prontuários são também de extrema importância nas áreas de Odontologia Legal e Forense, e podem ser usados para a identificação humana, por exemplo.

Código de Ética Odontológico, pelo Conselho Federal de Odontologia, no artigo 5 – Constituem deveres fundamentais dos profissionais e entidades odontológicas: VIII – elaborar e manter atualizados os prontuários de pacientes, conservando-os em arquivo próprio; XVI – garantir ao paciente ou seu responsável legal acesso ao seu prontuário, sempre que for expressamente solicitado, podendo conceder cópia do documento mediante recibo de entrega. A promulgação do Código de Defesa do Consumidor (CDC), em 1990, trouxe uma série de mudanças na relação entre prestadores de serviços odontológicos e pacientes, que passaram a ser vistos, respectivamente, como fornecedores de serviços e consumidores. O prontuário odontológico pode ser utilizado em eventuais demandas judiciais para provar a indicação e realização de determinado tratamento.

▶ DADOS OBTIDOS NO EXAME CLÍNICO E ANAMNESE

- *Sintomas:* dados fornecidos pelo paciente, em geral subjetivos, podem ser diretos/primários (correspondem à queixa principal) ou indiretos/secundários (referentes a outra perturbação)
- *Sinais:* dados observados pelo paciente ou pelo profissional, em geral objetivos e passíveis de descrição e avaliação.
- *Sinais ou sintomas patognomônicos:* dados exclusivos de determinada doença, que podem especificar o diagnóstico.
- *Quadro clínico ou sintomatologia:* conjunto de sinais e sintomas obtidos durante exame clínico e anamnese.

Diagnóstico

O diagnóstico pode ser obtido a partir das seguintes origens:

- Observação clínica e avaliação dos sinais.
- Avaliação de dados a partir do histórico do paciente ou familiar.
- Resultados laboratoriais.
- Exploração cirúrgica.
- Após período inicial de tratamento.
- Instantâneo: baseado em poucos dados clínicos, radiográficos ou de outros tipos.
- Diagnóstico diferencial: pode ser obtido a partir de diversos procedimentos diagnósticos.

Exames Complementares

Podem ser realizados exames complementares para que se obtenham diagnóstico e prognóstico, para acompanhar o tratamento ou mesmo na preservação do paciente.

- *Específicos*: fornecem diagnóstico final. Exemplo: Sorologia para encontrar um antígeno específico para determinada doença.
- *Semiespecíficos*: sugerem possibilidades diagnósticas. Exemplo: Radiografia, que pode mostrar uma imagem sugestiva de determinado diagnóstico.
- *Inespecíficos*: indícios de diagnóstico. Exemplo: Hemograma, que pode mostrar uma quantidade anormal de determinada célula no sangue.

Prognóstico

Predição provável da evolução e desfecho de determinada patologia, pode ser desde favorável até desfavorável, e depende de vários aspectos:

- Tipo de patologia.
- Localização da lesão.
- Efetividade do tratamento.
- Condições do paciente (físicas e psicológicas).
- Cooperação do paciente.

Tratamento

Ao definir a causa (diagnóstico) com os dados obtidos em exames clínicos, anamnese e exames complementares, o clínico deve tomar medidas para controlar/combater a patologia. Essas ações podem separar o tratamento nos seguintes tipos:

- *Específico*: tratamento ideal e específico para determinada patologia.
- *Sintomático*: ameniza os sintomas do paciente.
- *Suporte*: melhora as condições gerais do paciente, para que a patologia principal possa ser combatida por um tratamento específico ou pelo próprio organismo do paciente.
- *Prova terapêutica*: a partir de um diagnóstico provisório, o clínico inicia um tratamento específico para essa patologia.
- *Tratamento expectante*: quando a patologia não será afetada por nenhum tratamento, cabe ao organismo do paciente combater.

Preservação

Acompanhamento das condições do paciente, e pode ser classificada em:

- Cura completa.
- Estado estacionário.
- Estado indeterminável.
- Piora do quadro clínico.
- Óbito.

▶ COLETA DE DADOS E PREENCHIMENTO DO PRONTUÁRIO

Identificação

Deve conter todos os dados do paciente, como: nome completo, data de nascimento, estado civil, contato telefônico, email, endereço, filiação e dados dos pais/responsáveis (em caso de menores de 18 anos). Recomenda-se solicitar um documento de identificação do paciente para conferência dos dados.

Nessa parte inicial do prontuário também é importante constar quais modalidades esportivas o paciente atleta pratica, sua posição e/ou categoria, há quanto tempo ele pratica essa modalidade e seu local de treino (nome do clube, academia etc.).

Anamnese

A anamnese deve iniciar com a queixa principal do paciente, isto é, qual foi o real motivo pelo qual ele procurou o atendimento/serviço odontológico. É importante ressaltar que esse campo deve ser preenchido com as palavras do próprio paciente ou ditado por ele; a transcrição deve ser redigida entre aspas. Informações sobre a queixa principal, como início e evolução da condição e possíveis tratamentos que foram previamente realizados, são muito importantes e devem constar.

Logo abaixo da queixa principal, devem ser anotados dados sobre a saúde geral atual e passada do paciente. Dados de históricos de doenças como problemas cardíacos, pressão arterial, diabetes, alergias, histórico de cirurgias etc. têm grande importância para o profissional da saúde entender como deve proceder no tratamento de cada paciente. Hábitos como tabagismo e etilismo, assim como histórico de doenças na família, também auxiliam na avaliação do panorama de saúde geral, e devem ser incluídos na anamnese. Com relação à parte esportiva e à prevenção de traumas, perguntamos ao paciente sobre um histórico de fraturas dentais, nasal ou óssea.

Ao fim dessa coleta de dados, pede-se ao paciente ou pai/responsável assinar uma declaração de que essas informações são verdadeiras.

Exame Físico Extrabucal

Com o preenchimento da anamnese, já é possível descrever uma condição de saúde atual e passada do paciente, mas sempre é necessária uma avaliação física realizada pelo profissional. Os primeiros dados que podem ser procurados são sobre as estruturas anatômicas extrabucais, e podemos obter dados como assimetria facial, lesões cutâneas, sintomatologia das articulações temporomandibulares (ATM) e os músculos que atuam sobre elas, e também possíveis sinais e sintomas dos gânglios linfáticos da região da cabeça e pescoço.

Por mais que a queixa principal não tenha relação com estruturas extraorais, essas são muito importantes e podem fornecer informações valiosas para diagnósticos mais precisos.

Exame Físico Intrabucal

Nessa parte do prontuário deverão ser anotadas alterações encontradas principalmente nos tecidos moles da cavidade bucal, língua, palato, vestíbulos, soalho, lábios e gengiva. Deve-se observar evidências de qualidade da higienização, presença e quantidade de biofilme dental. A utilização de aparelhos ortodônticos e protetores bucais deve ser registrada no prontuário.

Dentro do exame físico intrabucal pode haver três subdivisões: avaliação oclusal, avaliação periodontal e avaliação dental.

Avaliação Oclusal

São registradas alterações e condições da relação entre arcos do paciente. Patologias como bruxismo e apertamento dental são importantes e podem ser indícios de outros problemas que afetam o paciente atleta, como, por exemplo, o estresse gerado pela constante procura de resultados. A onicofagia (hábito de roer unhas) também deve ser anotada, pois esse mal hábito acarreta problemas orais e de disfunção da ATM, e, mediante estudos, foi comprovado um índice maior de sua ocorrência em jovens atletas.

A relação entre os dentes superiores e inferiores deve ser estudada em detalhes para encontrar possíveis contatos prematuros em oclusão habitual (OH), ou mesmo interferências em movimentos excursivos como lateralidade e protrusão. As chaves de oclusão de Angle são igualmente importantes para definir a saúde oclusal do paciente atleta.

Avaliação Periodontal

As estruturas periodontais são extremamente importantes para a saúde bucal de um atleta, pois os sangramentos provenientes de gengivites e periodontites são porta de entrada para diversos microrganismos que podem atrapalhar o desempenho do atleta.

A situação de margens gengivais, papilas interdentais e gengiva inserida deve ser anotadas, assim como uma avaliação de sítios dentais com sangramento e a presença de bolsas periodontais. Recomenda-se a leitura do Cap. 3 para mais detalhes e explicações. Para uma melhor avaliação, é recomendada uma avaliação radiográfica com radiografias periapicais.

Avaliação Dental

A condição da estrutura dental é de grande importância para o desempenho esportivo, pois a partir de lesões na estrutura dental, o paciente atleta pode sentir dores que o desconcentram na prática desportiva, além da possibilidade de se apresentar como focos infecciosos.

Para fins diagnósticos, é necessário que uma profilaxia prévia seja realizada antes do exame dental, pois assim pode-se assegurar a perfeita análise das estruturas dentais.

Com as estruturas dentais livres de placas bacterianas, deve-se anotar os elementos dentais que apresentam boa condição, restaurações em bom estado e quais elementos se apresentam com lesões cariosas ativas ou restaurações insatisfatórias, necessitando assim de intervenção do profissional. Os dentes ausentes também deverão ser anotados. Todas as anotações pertinentes aos elementos dentais e suas condições devem ser realizadas em impresso próprio, o odontograma.

Algumas condições podem não ser observadas apenas no exame clínico. O profissional deve utilizar exames complementares, como a radiografia panorâmica para encontrar estruturas dentro das bases ósseas, ou as radiografias periapicais e interproximais, para avaliar a presença de áreas sugestivas de desmineralização, que podem ser indicativas de lesões cariosas.

Avaliação Radiográfica

As radiografias mais utilizadas em atendimento diário na prática odontológica são as radiografias periapicais e a panorâmica. Em casos de fraturas decorrentes da prática desportiva, serão necessários outros exames imaginológicos, como tomografia computadorizada, ressonância magnética e outras tomadas radiográficas que se fizerem necessárias.

▶ **DIAGNÓSTICO, PROGNÓSTICO, PLANO DE TRATAMENTO E HISTÓRICO DE PROCEDIMENTOS**

O diagnóstico deve ser descrito, bem como o prognóstico. Essas informações devem estar em local de destaque no prontuário do paciente atleta.

Com o diagnóstico e prognóstico definidos, é possível realizar o plano de tratamento. O plano de tratamento deve ser feito apenas após toda a etapa de investigação (anamnese, exame clínico e exames complementares) ter sido concluída. O plano de tratamento deve ser explicado ao paciente levando-se em conta todo o tratamento multidisciplinar.

A cronologia é parte importante no plano de tratamento, pois define a etapa de passos a ser tomada, observando-se a oportunidade de realização de determinado procedimento. Se houver impossibilidade de um tratamento reabilitador em qualquer parte do tratamento, o tratamento provisório deve ser realizado, com conhecimento do paciente e seu perfeito entendimento dos motivos pelos quais essa conduta foi tomada.

O histórico de procedimentos é de extrema importância para um bom acompanhamento do caso e entendimento por parte de outros profissionais e do próprio paciente. Nele deverão ser assinaladas todas as ocorrências durante o tratamento, como procedimentos realizados, faltas em consultas, queixas, evolução do quadro clínico etc., sendo todos eles detalhados quando for necessário. Todos os itens do histórico deverão conter o visto do profissional.

▶ **AUTORIZAÇÕES E ORIENTAÇÕES**

As assinaturas do paciente e do profissional nos diversos passos do tratamento certificam a mútua responsabilidade e aceitação do que foi analisado, proposto e realizado.

Após a definição de diagnóstico, prognóstico e plano de tratamento, todas essas etapas devem ser esclarecidas ao paciente e, inclusive, obter uma autorização para divulgação científica e didática dos dados referentes ao caso.

Ao ser entregue qualquer peça protética ou protetor bucal ou nasal, o paciente deverá receber as orientações de manutenção e cuidados (oral e escrita) e assinar a respectiva declaração de ciência.

▶ **ACOMPANHAMENTO CLÍNICO**

Após a finalização dos procedimentos clínicos, o tratamento terá sido finalizado e o paciente deverá ser orientado para um retorno de controle periódico.

▶ **GUARDA DO PRONTUÁRIO**

É dever do profissional de Odontologia guardar e manter o prontuário à disposição do paciente, porém existe uma divergência quanto ao período em que esse prontuário deverá estar em posse do profissional. Segundo o Código de Defesa do Consumidor, Art. 283, o prontuário deve ser mantido por toda a vida do profissional ou do paciente. Já segundo o Código de Ética do CFO, esse documento deve ficar em posse do profissional por até 10 anos até a última visita do paciente ao consultório ou, se o paciente foi menor de 18 anos em sua última visita, até que o paciente complete 28 anos de idade.

Em relação a documentos solicitados pelo paciente, como encaminhamentos, plano de tratamento, honorários e receitas, esses devem ser entregues ao paciente e uma cópia ser arquivada junto ao prontuário. Se radiografias forem solicitadas pela justiça, é recomendada que essas sejam duplicadas para atender a essa necessidade.

▶ **DOCUMENTAÇÃO FOTOGRÁFICA**

Faz-se necessário que a documentação fotográfica faça parte do prontuário do paciente; o arquivo de imagens, sejam digitais ou não, faz com que ocorra um controle das condições antes do tratamento e durante e após sua realização.

Após as recomendações e explicações anteriormente citadas, o seguinte prontuário é sugerido pelos autores.

PRONTUÁRIO CLÍNICO

Clínica de Odontologia do Esporte

Disciplina de Prótese Bucomaxilofacial

Nome: _____ Nº PBMF: _____
RG: _____
Telefone: _____ E-mail: _____
Idade: _____ Data: _____/_____/_____
Modalidades esportivas: _____ Posição/categoria do atleta: _____
Tempo de treino/semana: _____ Há quanto tempo pratica o esporte? _____

Queixa principal (motivo da consulta):

Anamnese:

Sofre de alguma doença?	( ) Não	( ) Sim
Qual(is) _____		
Está em tratamento médico atualmente?	( ) Não	( ) Sim
Qual(is) _____		
Gravidez	( ) Não	( ) Sim
Está fazendo uso de alguma medicação?	( ) Não	( ) Sim
Qual(is) _____		
Nome do médico assistente/telefone _____		
Está fazendo uso de alguma suplementação alimentar?	( ) Não	( ) Sim
Qual(is) _____		
Já foi operado?	( ) Não	( ) Sim
Qual(is) _____		
Apresenta alguma alergia:	( ) Não	( ) Sim
Qual(is) _____		
Já fraturou algum dente?	( ) Não	( ) Sim
Qual(is) _____		
Já fraturou o nariz?	( ) Não	( ) Sim
Já fraturou algum outro osso do corpo? _____		

Apresenta ou já apresentou alguma(s) destas condições:

	Problema com cicatrização	Problemas gastrintestinais
	Problema com anestesia	Problemas respiratórios
	Hemorragia	Problemas articulares
	Febre reumática	Diabetes
	Problemas cardíacos	Hipertensão arterial
	Problemas renais	Hipotensão arterial
	Hábitos parafuncionais (ex.: morder objetos)	Onicofagia (roer unhas)

Hábitos (tabagismo, etilismo, drogas ilícitas etc.): _____

Antecedentes familiares (das condições acima): _____

Outras observações importantes: _____

Declaro que as informações acima prestadas são totalmente verdadeiras.

_____   _____
Local, Data   Assinatura do Paciente ou seu Responsável Legal

Exame físico extrabucal: (anotar alguma alteração ou NDN)

Assimetria facial ( ) Ausente ( ) Presente Obs.: _____
Lesões cutâneas ( ) Não ( ) Sim
Qual (is) _____

Exame articular

Palpação de gânglios

Palpação muscular (N = normal; D = dor)
( ) sem alteração

	Direita		Esquerda	
Temporal anterior	( ) N	( ) D	( ) N	( ) D
Temporal médio	( ) N	( ) D	( ) N	( ) D
Temporal posterior	( ) N	( ) D	( ) N	( ) D
Masseter	( ) N	( ) D	( ) N	( ) D
ECM	( ) N	( ) D	( ) N	( ) D
Trapézio	( ) N	( ) D	( ) N	( ) D

	Direita		Esquerda	
Dor à palpação lateral	( ) Não	( ) Sim	( ) Não	( ) Sim
Dor à palpação posterior	( ) Não	( ) Sim	( ) Não	( ) Sim
Estalo	( ) Não	( ) Sim	( ) Não	( ) Sim
Crepitação	( ) Não	( ) Sim	( ) Não	( ) Sim
Desvio no movimento	( ) Não	( ) Sim	( ) Não	( ) Sim

Submentoniano	Dir.	Esq.	Dolorido	Indolor	Fixo	Móvel	Regular	Irregular
Submentoniano	Dir.	Esq.	Dolorido	Indolor	Fixo	Móvel	Regular	Irregular
Cervical lateral	Dir.	Esq.	Dolorido	Indolor	Fixo	Móvel	Regular	Irregular
Occipital	Dir.	Esq.	Dolorido	Indolor	Fixo	Móvel	Regular	Irregular

Exame físico intrabucal: (anotar alguma alteração ou NDN)

Língua _____ Assoalho _____ Palato _____
Lábio _____ Vestíbulos _____

Higiene	Biofilme dental	Condição gengival
( ) Boa ( ) Regular ( ) Ruim	( ) Ausen. ( ) Moder. ( ) Espesso	( ) Normal ( ) Inflam. ( ) Sangr.

Avaliação oclusal

Bruxismo [ ] Cêntrico [ ] Excêntrico

Contatos prematuros_____

Interferência		
Lateralidade esquerda	Protrusão	Lateralidade direita

Chaves de oclusão	
Canino esquerdo	Canino direito
1º molar esquerdo	1º molar direito

Avaliação periodontal

Margem gengival	[ ] Regular		[ ] Irregular
Papila interdental	[ ] Piramidal	[ ] Inversão	[ ] COL
Faixa de gengiva inserida	[ ] Presente		[ ] Ausente

Índice PSR

Uso de aparelho ortodôntico [ ] Utiliza [ ] Não utiliza
Uso de protetor bucal/nasal [ ] Bucal [ ] Nasal

Avaliação dos protetores

Frequência de uso (marque na escala)   0% 25% 50% 75% 100%

Obs.:_____

1. CONFORTO: 0 1 2 3 4 5 6 7 8 9 10
2. VISÃO PERIFÉRICA (somente para protetor nasal/facial): 0 1 2 3 4 5 6 7 8 9 10
3. FACILIDADE DE COMUNICAÇÃO: 0 1 2 3 4 5 6 7 8 9 10
4. SEGURANÇA DURANTE O USO: 0 1 2 3 4 5 6 7 8 9 10

Capítulo 14 Prontuário Clínico para Odontologia do Esporte

Exame dental

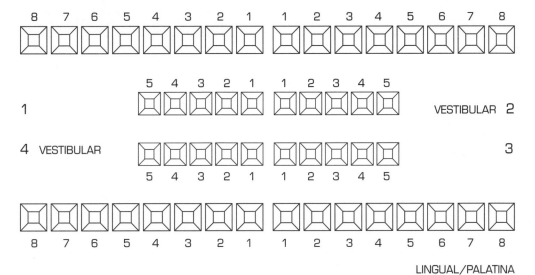

| Azul | Boa condição | | Vermelho | Tratamento insatisfatório |

Dente	Observação	Dente	Observação
18		28	
17		27	
16		26	
15		25	
14		24	
13		23	
12		22	
11		21	
41		31	
42		32	
43		33	
44		34	
45		35	
46		36	
47		37	
48		38	

Data do exame: ____/____/_____   Assinatura CD: _____

Procedimentos

Data	Procedimento	Visto aluno	Visto prof.
/ /			
/ /			
/ /			
/ /			
/ /			
/ /			
/ /			
/ /			
/ /			
/ /			

▶ DECLARAÇÃO DE CONFORMIDADE E AUTORIZAÇÃO PARA DIAGNÓSTICO

Por este instrumento de AUTORIZAÇÃO, dou consentimento à Faculdade de Odontologia da Universidade de São Paulo, por intermédio de seus professores, estagiários, monitores e alunos devidamente autorizados, a realizar diagnóstico, cabendo à instituição me informar e esclarecer quanto a mudanças, aos propósitos e finalidades de cada nova etapa. Fui também informado de que, a qualquer momento, tenho o direito de solicitar informações adicionais sobre o meu atendimento.

Tenho pleno conhecimento de que a clínica a que me submeto tem como principal objetivo o aprendizado e demonstração para os alunos do curso, havendo, portanto, concordância de minha parte com toda a orientação que deverá ser seguida e que foi, previamente, informada.

Concordo com a programação de atendimento informada pela entidade, e declaro, ainda, que as radiografias, fotografias, modelos, desenhos, históricos de laboratório, bem como quaisquer outras informações relacionadas ao diagnóstico e planejamento, podem ser utilizados pela Faculdade de Odontologia da Universidade de São Paulo, para fins de ensino respeitando os princípios éticos e legais vigentes.

Para eventual uso dessas informações para fins de pesquisa científica e de divulgação em jornais e/ou revistas científicas do Brasil e do exterior, a instituição se compromete que a proposta será analisada pelo Comitê de Ética em Pesquisa.

Eu, _____, RG_____, declaro que respondi corretamente as questões acima sobre meu estado de saúde, não omitindo nenhuma informação e que me foi lida e explicada a presente Declaração e que entendi seu conteúdo.

São Paulo _____ de _____ de _____.

Assinatura do Paciente   Ass. Pai, tutor ou responsável
CPF: CPF:

Assinatura do aluno   Ass. Docente
Responsável

OBS.: Para pacientes crianças ou adolescentes, é exigida a assinatura de uma pessoa responsável, acima de 18 anos.
O Texto desta Declaração está disponível no site da Faculdade: http://www.fo.usp.br.

Eu, _____, RG_____, declaro que recebi todas as informações pertinentes para utilização e conservação do protetor.

São Paulo ___de_____ de _____.

Assinatura do Paciente
RG:

Referências Bibliográficas

1. Conselho Federal de Odontologia. *Código de Ética Odontológica:* aprovado pela Resolução 179 de 19/12/1991, que revogou a Resolução CFO 151/1983. Rio de Janeiro: CFO, 1992.
2. Brasil. Lei 8.078, de 11 de setembro de 1990. *Código de Proteção e Defesa do Consumidor.* Disponível em: http://www.ibemol.com.br/L8078_consumidor> [2001 Dez 12].
3. Calvielli I, Romano AR, Costa LRRS, Ribeiro AR. Análise, sob o aspecto clínico e legal, de fichas clínicas odontopediátricas utilizadas em faculdades de odontologia brasileiras. *RPG-USP*, 1995; 2(4):210-6.
4. Galvão MF. *Prontuário Odontológico.* Disponível em: <http://www.ibemol.com.br> [2003a Fev 7].
5. Galvão MF. *Composição Esquemática do Prontuário Odontológico.* Disponível em: URL: <http://www.malthus.com.br/artigos>. [2003b Fev 7].
6. Galvão MF. *Tempo de Guarda do Prontuário Odontológico.* Disponível em: URL: <http://wwwsaude.gov.br/sps.htm>. [2002 Ago 29].
7. Madeira MMMF. *Prontuário Clínico Odontológico.* [Monografia apresentada à Faculdade de Odontologia de Piracicaba da Universidade Estadual de Campinas como requisito para obtenção ao título de Especialista em Saúde Coletiva, 2004.]
8. Meneghim Z, Pereira AC, Meneghim MC, Merotti FM. Prontuário odontológico no serviço público: aspectos legais. *Rev Odonto Cienc*, 2007; 22(56):118-23.
9. Ramos D, Crosato E, Mailart D. Aspecto éticos e legais da documentação radiográfica. *RPG-USP*, 1994; 1(2):41-3.
10. Sales Peres A, Franco JB, Oltramari PVP, Albiero ALL, Sales Peres SHC. Prontuário odontológico: o meio mais adequado para o cirurgião-dentista armazenar as informações dos seus pacientes. *Rev Odontol UNICID*, 2001; 13(3):215-20.
11. Samico AHR. O código de ética odontológico. *Conselho Federal de Odontologia Aspectos éticos e legais do exercício da Odontologia.* Rio de Janeiro: CFO, 1994: 14-23.
12. Saraiva AS. A importância do prontuário odontológico – com ênfase nos documentos digitais. *Rev Bras Odontol*, 2011; 68(2):157-60.
13. Silva M. Os dez mandamentos da documentação a ser realizada num consultório odontológico. *Rev ABO Nac*, 2000; 8(1):42-4.
14. Silva M, Moucdcy A, Reis D, Crosato E. Um novo conceito em ficha odonto-legal. *Rev Assoc Paul Cir Dent*, 1977; 31(5):295-300.

Índice Remissivo

A

Acidez, 209
Actinomyces, 93
Áditos dos bulbos dos olhos, 55
Afundamento de malar, 43
Agentes
- anabólicos, 191
- atividade antiestrogênica, 194
Álcool, lesões faciais, 12
Alimentação e saúde bucal do atleta, 207-215
- acidez, 209
- dentes, 207
- dieta e nutrição, 209
- quando e como comer, 212
- saliva, 208
Alimento, 209
- composição, 210
- consistência, 212
- resistência, 212
Alvéolos dentais, 53
Ângulo da mandíbula, 48
Anfetaminas, 197
Aparelho de Ilizarov, 27
Arco
- branquial, 20
- hioide, 20
- mandibular, 20, 35
- zigomático, fratura, 123
Aromatase, 194
Artéria, 57
- alveolar, 57
- angular, 57
- auricular, 57
- basilar, 57
- bucal, 57
- carótida, 57
- facial, 21, 57
- infraorbital, 57
- labial, 57
- labirinto, 57
- lingual, 57
- meníngea, 57
- occipital, 57
- oftálmica, 57
- palatina, 57
- submentual, 57
- supraorbital, 57
- temporal, 57
- tireóidea, 57
- troclear, 57
- vertebral, 57
Articulação temporomandibular, 29
Artrite reumatoide, 101
Aterosclerose, 98
Atleta, saúde geral, 75-89
- aparelho locomotor, 75
- bucal, 78, 93
- cardiovascular, 79
- função imune e exercício, 84
- infecções, 83
- - prevenção, 87
- - respiratórias, 84
- - vírus da imunodeficiência adquirida, 86
- respiratória, 82
Avaliação pré-participação (APP), 79

B

Base da mandíbula, 48
Base jump, 16
Basquete, 242
Beta-2 agonistas, 194
Bifurcação da carótida, 57
Big wave surf, 16
Bloqueadores beta-adrenérgicos, 201
Boca, saúde bucal do atleta, 93
- cárie, 95
- diabetes, 98
- doenças periodontais e endodônticas, 96
- drogas ilícitas, uso, 103
- estresse, 103
- etilismo, 102
- gestação, 103
- obesidade, 102
- parafunções temporomandibulares, 103
- problemas, 96-103
- - articulares, 101
- - cardiovasculares, 97
- - - aterosclerose, 98
- - - endocardite bacteriana, 97
- - musculares, 101
- - pulmonares, 100
- - tabagismo, 102
Boxe, 13
Bregma, 53
Bronquite, 85

C

Cadeias musculares, 230, 233
Cafeína, 196
Canabinoides, 199
Canal nasolacrimal, 57
Capacete de boxe, 38
Capnocytophaga, 95
Cárie, 95
Cartilagens, 16, 43
Cavidade óssea orbital, 46
Chin strap, 39
Chuteira, 42
Ciclismo, 242
Cinesioterapia, 229
Circuito arterial do cérebro, 57
Cocaína, 103, 187
Codeína, 200
Complexo maxilar, 33
Concha nasal, 48
Confecção de protetor(es) esportivo(s)
- bucais, 134
- faciais, 154
- nasal, 156
Corrida, 241
Cortisol, 164
- respostas imunológicas, 171
Crack, 103

Crânio
- afundamento de malar, 43
- referências anatômicas da face, 47
- serrado no plano sagital, 43
Crescimento da mandíbula, 31
Crioterapia, 230

D

Dentes
- alimentação e saúde bucal, 207
- maxilares, 25
- traumas dentoalveolares, 111
- - avulsão, 114
- - concussão, 113
- - fratura(s)
- - - coronárias, 112
- - - coronorradiculares, 112
- - - processo alveolar, 116
- - - radicular, 113
- - luxação, 114
- - subluxação, 114
Desmopressina, 195
Diabetes, 97
Dieta e saúde bucal, 209
Disfunção temporomandibular, 235
Disjunção, 25
- zigomaticomalar, 44
Distância interpupilar, 10
Diuréticos e agentes mascarantes, 194
Doenças periodontais e endodônticas, 96
Dopagem no esporte, 187-205
- agentes
- - anabólicos, 191
- - atividade antiestrogênica, 194
- - beta-2 agonistas, 194
- - diuréticos e agentes mascarantes, 194
- - genética, 203
- - hormônios como agentes dopantes, 192
- - manipulação química e física, 203
- - métodos, 202
- - dopagem sanguínea, 202
- - transportadores de oxigênio, 202
- principais acontecimentos, 189
- substâncias proibidas durante a competição, 196
- - canabinoides, 199

- - estimulantes, 196
- - glicocorticoides, 196
- - narcoanalgésicos, 200
- substâncias proibidas em determinados esportes, 201
- - bloqueadores beta-adrenérgicos, 201
- - etanol, 201
Doping, 187
Drogas ilícitas, uso, 103

E

Ecstasy, 103
Efedrinas, 197
Eletroterapia, 229
Endocardite bacteriana, 97
Equoterapia, 230
Espinha nasal, 48
Esporte, 9
- fisioterapia, 239
- radical, 12
- saúde do atleta, 75-91
- - aparelho locomotor, 75
- - bucal, 78, 93
- - cardiovascular, 78
- - função imune e exercícios, 84
- - infecção(ões), 83
- - - vírus da imunodeficiência adquirida, 86
- - - prevenção, 87
- - - respiratórias, 84
- - respiratória, 82
- trauma(s) facial(is), 109-126
- - dentoalveolares, 111
- - fraturas
- - - arco zigomático, 123
- - - mandíbula, 116
- - - nariz, 119
- - - órbita, 124
- - - osso zigomático, 120
- - produção, 110
Esqueleto fixo da face, 17, 48
Estimulantes, 196
Estresse, 102
- psicofisiológico, 169
Etanol, 201
Etilismo, 102
Exame físico, 79

F

Face, 9-74
- anatomia, 16
- artérias, 21
- divisão, 10
- - cerebral, 40

- - intermediário, 40
- - respiratório, 40
- - esqueleto fixo, 17
- - fragilidade, 9
- - fraturas, 9
- - *base jump*, 16
- - *big wave surf*, 16
- - boxe, 13
- - classificação segundo Kazanjian, 26
- - *free style motocross*, 16
- - futebol, 12
- - - americano, 15
- - - irlandês, 15
- - handebol, 12
- - *hell-skiing*, 16
- - hóquei no gelo, 15
- - jiu-jítsu, 13
- - judô, 14
- - montaria em touro, 16
- - nariz, 27
- - paraquedismo, 16
- - polo aquático, 15
- - *rafting*, 16
- - rúgbi, 14
- - *sky surfing*, 16
- - *street luge*, 16
- - *taekwondo*, 15
- - *wing walking*, 16
- - zigoma, 33
- harmoniosa, 9
- inervação, 21
- limites anatômicos atuais, 23
- mandíbula, 26, 28
- - fraturas, 31, 36
- - inserção muscular, 30
- - tipos e distâncias bigoníacas, 30
- maxila, 17, 25
- - fratura, 32
- - músculos, 19
- - expressão, 32
- ossos, 23
- protetores, dispositivos, 38
- - bucais, 39
- referências anatômicas, 46
- resistência, 9
- trauma nos esportes, 109-112
- - dentoalveolares, 111
- - fraturas
- - - arco zigomático, 123
- - - mandíbula, 116
- - - nariz, 119
- - - órbita, 124
- - - osso zigomático, 120
- - produção, 110
- veias, 21

- zona
- - debilidade, 24
- - resistência, 24
Facemask, 39
Faringite, 84
Ferro, 89
Fisioterapia na Odontologia do Esporte, 229-247
- disfunção temporomandibular, 235
- globalidade e cadeias musculares, 230
- maloclusão e mordida cruzada, 238
- onicofagia, 238
- pilates, 246
- reeducação postural global (RPG®), 244
- respiração bucal, 237
- *stretching* global ativo (SGA), 245
- tratamento, 244
Fonoaudiologia na Odontologia do Esporte, 217-226
- respiração oral, 218
Forame
- infraorbital, 46
- intraorbital, 47
- mentual, 47
- supraorbital, 47
Fragilidade da face, 9
Fratura(s) facial(is), 9
- arco zigomático, 123
- classificação segundo azanjian, 26
- cominutiva, 45
- dentes, 111
- - coronárias, 112
- - coronorradiculares, 112
- - radicular, 113
- Le Fort, 25
- malar, 19, 44
- mandíbula, 31, 116
- maxila, 32
- - destruição do soalho da cavidade nasal, 45
- nariz, 27, 45, 119
- órbita, 124
- osso zigomático, 120
- zigoma, 33
Free style motocross, 16
Fulvestranto, 194
Fusobacterium nucleatum, 95
Função imune e exercícios, 84
Futebol
- americano, 15
- fisioterapia, 240
- irlandês, 15

G

Gestação, 102
Glicocorticoides, 199
Gnátio, 47, 48
Gônio, 47

H

Handebol, 12
Hell-skling, 16
Helmet, 39
Hemimandíbula, 34
Hidratação, 89
Hidroterapia, 230
Hipertelorismo orbital, 10
HIV, infecção, 84
Hóquei no gelo, 15
Hormônios
- agentes dopantes, 192
- esteroides, resposta ao estresse psicofisiológico, 163
- - cortisol, 164
- - efeito de curto prazo, 167
- - testosterona, 165

I

Impacto, 149
Imunidade da mucosa oral no esporte, 169
Incisura nasal, 48
Infecção(ões) no esporte, 83
- prevenção, 87
- respiratórias, 84
- vírus da imunodeficiência adquirida, 86
Influenza, 85
Insulina, 97

J

Jiu-jítsu, 13
Judô, 14

K

Kazanjian, classificação de fraturas faciais, 26
Keviar, 15

L

Leis da harmonia facial de Leonardo da Vinci, 10
Lesões dos dentes, 113
- avulsão, 114

- concussão, 113
- luxação, 114
- subluxação, 114
Linfonodos, 21
Língua, 94
Linha
- oblíqua, 48
- temporal, 53
LSD, 101
Luvas de boxeador, 42

M

Maconha, 103, 199
Maloclusão, 238
Mandíbula, 26, 28
- ângulo, 48, 76
- base, 48
- cabeça, 29, 53
- colo, 29
- corpo, 48
- crescimento, 31, 77
- dentes, 62
- fratura(s), 31, 116
- - bilateral, 36
- - cominutivas, 37
- - unilateral, 36
- inserções musculares, 30
- ramo, 29, 48
- sínfise, 48
- tipos e distâncias bigoníacas, 30
- variações morfológicas da distância gônio-gônio, 35
Margem
- infraorbital, 48
- supraorbital, 47
Massoterapia, 230
Mastigação, 207
Maxila, 17, 25
- corpo, 48
- face orbital, 48
- fraturas, 32
Menopausa, 103
Moduladores seletivos de receptores estrogênicos (MSRE), 194
Moldagem de protetores bucais esportivos, 134
Mononucleose infecciosa, 85
Montaria em touro, 16
Mordida cruzada, 238
Músculo(s)
- cadeia muscular, 230, 233
- dinâmicos, 232
- estáticos, 232
- face, 19
- - abaixador

- - - ângulo da boca, 54
- - - lábio inferior, 20, 54
- - bucinador, 20, 54
- - corrugador dos supercílios, 20
- - epicrânico, 20, 54
- - esternocleidomastóideo, 54
- - expressão, 32
- - frontal, 20
- - levantador
- - - ângulo da boca, 20
- - - lábio superior, 20
- - masseter, 20
- - mentual, 20, 54
- - nasal, 20
- - occipitofrontal, 54
- - orbicular
- - - boca, 20
- - - olho, 20
- - platisma, 20
- - pterigóideo medial, 20
- - risório, 20, 54
- - temporal, 20, 54
- - zigomático, 20

N

Narcoanalgésicos, 200
Nariz, 17
- fraturas, 27, 45, 119
Natação, 241
Nervo facial, 19, 21
Neurocrânio, 23
Nutrição, 78
- desempenho, 87
- pré-exercício, 87

O

Obesidade, 102
Odontologia do esporte
- história e evolução, 1
Onicofagia, 238
Órbita ocular, fratura, 126
Osso, 17
- etmoide, 46
- frontal, 47, 51
- nasal, 47
- parietal, 51
- temporal, 47, 51
- vômer, 25
- zigomático, 18, 46, 47
- - fraturas, 120

P

Parafunções temporomandibulares, 103

Paraquedismo, 16
Pilares de resistência de Ombrédanne, 61
Pilates, 246
Platisma, 54
Poliúria, 99
Polo aquático, 15
Porphyromonas gingivalis, 95
Probenecida, 195
Processo
- condilar, 47
- coronoide, 47
- zigomático, 48, 49
Prontuário clínico para Odontologia do Esporte, 273
- acompanhamento clínico, 278
- autorizações e orientações, 278
- coleta de dados e preenchimento, 275
- dados obtidos no exame clínico e anamnese, 274
- declaração de conformidade e autorização para diagnóstico, 285
- diagnóstico, 278
- documentação fotográfica, 279
- guarda, 278
- histórico de procedimentos, 278
- importância, 273
- plano de tratamento, 278
- prognóstico, 278
Protetor
- bucal, 1, 39, 129-145
- - ajuste oclusal laboratorial e clínico, 139
- - aquece e morde, 131
- - caracterítscas e métodos de confecção, 134
- - com alívio, 141
- - confecção, 134
- - - acabamento e polimento, 138
- - - conceitos de pressão positiva e negativa, 137
- - - limites do protetor, 135
- - - manipulação do modelo de gesso, 135
- - - moldagem e obtenção de modelos de gesso, 134
- - - plastificação e conformação do material, 136
- - duas lâminas, 143

- - estoque, 131
- - individualizado, 131
- - instalação, 140
- - lâmina e *vaccum forming*, 141
- - lâmina para paciente ortodôntico, 142
- - materiais, 132
- facial, 38, 147-163
- nasal para esportes, 150
Protuberância mental, 48
Prevotella intermedia, 93
Psicologia na Odontologia do Esporte, 249-270
- áreas de atuação, 253
- aspectos psicológicos das lesões, 261
- - dor, 261
- - impacto, 264
- - mecanismos e vulnerabilidade à lesão, 262
- - reabilitação, 265
- considerações pela ótica
- - comportalista, 256
- - psicanálise, 257
- - psicologia social, 260

Q

Queixo, protetores, 72, 73

R

Rafting, 16
Ramo da mandíbula, 29, 47, 53
Requerimento calórico, 89
Resistência da face, 9
Respiração oral, 218-226
- alterações
- - funções orais, 222
- - órgãos fonoarticulatórios, 221
- apneia noturna, 221
- assimetria facial, 220
- audição comprometida, 220
- cárie, 221
- dificuldades escolares, 223
- disfunção da articulação temporomandibular, 223
- fácies, 219
- fisioterapia, 237
- hipertrofia gengival, 221
- maloclusão dental, 221
- mastigação de boca aberta, 221
- olfato prejudicado, 220
- posturas alteradas
- - corporal, 220
- - orolabial, 220

- problemas
- - estomacais, 223
- - intestinais, 223
- redução do apetite, 222
- ronco, 222
- ruídos, 222
- sialorreia noturna, 222
Respostas no esporte
- hormônios, 161
- - esteroides ao estresse psicofisiológico do exercício e treinamento, 163
- imunológicas, 161, 169, 171
Reeducação postural global (RPG®), 244
Rúgbi, 14

S

Saliência
- mandibular, 35
- maxilar, 35
Saliva
- alimentação e saúde bucal, 208
- meio para o monitoramento de marcadores fisiológicos, 161-180
- - preparação do esportista, 162
Saúde do atleta, 75-92
- aparelho locomotor, 75
- bucal, 78, 93-104
- - adolescentes, 78
- - alimentação, 207-215
- - cárie, 95
- - diabetes, 98
- - doenças periodontais e endodônticas, 96
- - estresse, 103
- - etilismo, 102
- - gestação, 103
- - jovens, 78
- - parafunções temporomandibulares, 103
- - obesidade, 102
- - problemas
- - - articulares, 101
- - - cardiovasculares, 97
- - - musculares, 101
- - - pulmonares, 100
- - tabagismo, 102
- - uso de drogas ilícitas, 103

- cardiovascular, 79
- função imune e exercícios, 84
- infecções, 83
- - prevenção, 87
- - respiratórias, 84
- - vírus da imunodeficiência adquirida, 86
- respiratória, 82
Sinusite, 84
Sínfise da mandíbula, 48
Sky surfing, 16
Street luge, 16
Streptococcus
- *gordoni*, 95
- *mutans*, 95
Stretching global ativo, 245
Substâncias proibidas
- competição, 196
- esportes, 201
Sutura
- coronal, 51
- escamomastóidea, 53
- escamosa, 53
- esfenofrontal, 51, 53
- esfenozigomática, 48, 51
- - frontozigomática, esquerda, 47, 48, 51
- intermaxilar, 48
- internasal, 48
- nasomaxilar, 48
- occipitomastóidea, 53
- zigomaticomaxilar, 47, 48, 53

T

Tabagismo, 102
Taekwondo, 15
Tênis, 242
Termoterapia, 230
Testosterona, 165
- desempenho físico e esportivo, 165
- salivar, associações com o comportamento e desempenho dos atletas, 168
Trauma(s) facial(is) nos esportes, 109-126
- arco zigomático, fratura, 123
- causas, 110
- dentoalveolares, 111
- - avulsão, 114

- - concussão, 113
- - fraturas, 112
- - luxação, 114
- - subluxação, 114
- fratura(s)
- - coronárias, 112
- - coronorradiculares, 112
- - radicular, 113
- - mandíbula, fratura, 116
- - nariz, fraturas, 119
- - órbita, fratura, 124
- - osso zigomático, fratura, 120
Trichion, 10
Trígono retromolar, 53
Trombose do seio cavernoso, 23
Tuberosidade massetérica, 48, 53

U

Unilaminado, protetor, 141

V

Veia(s) da face, 21
- cava superior, 22
- jugular, 23, 53
- lingual, 23
- profundas, 23
- retromandibular, 22
- subclávia, 23
- submentual, 22
- tireoidea, 22
Veillonella, 95
Vibriças, 28
Viscerocrânio, 23
Vôlei, 242
Vômer, 25, 48

W

World Anti-Doping Agency's (WADA), 84, 190
Wing walking, 16

Z

Zigoma, fraturas, 33
Zonas da face
- debilidade, 24
- resistência, 24

Esta obra foi produzida nas
oficinas da Imos Gráfica e Editora na
cidade do Rio de Janeiro